知りたかった！
PT・OTのための
発達障害ガイド

編集　**新田　收**　首都大学東京健康福祉学部理学療法学科教授
　　　笹田　哲　神奈川県立保健福祉大学保健福祉学部リハビリテーション学科准教授
　　　内　昌之　東邦大学医療センター大森病院リハビリテーション科

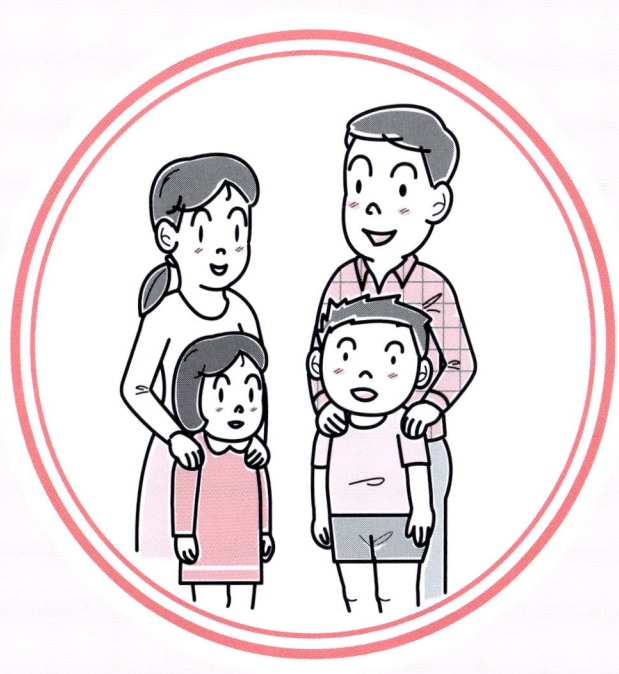

金原出版株式会社

序 文

　本書は，理学療法士・作業療法士をはじめ，発達障害領域に関わる方々にもお役立ていただくことを目的としています。

　ページをめくり内容をご確認ください。わかりやすいイラストや臨床で役立つ評価表などをできるだけ豊富に収載することを特に心がけました。読みやすく，長くご利用いただけるものと信じております。

　企画の発端は臨床現場にありました。理学療法士・作業療法士は臨床において，ともに広義の発達障害を対象とします。しかし，発達障害領域の対象児を理学療法士と作業療法士のどちらが担当するか明確な基準がありません。理学療法士と作業療法士の双方が配置されていない施設も多く，こうした場合，単独の対応を迫られます。地域の通所施設などの小規模施設でこうした傾向は顕著ですが，小児専門病院以外の，総合病院などでも起こり得ることです。

　もちろん養成課程において発達障害に関するカリキュラムは，理学療法士・作業療法士ともに組み込まれております。ただ双方の授業内容は大きく異なっております。たとえば理学療法における対象疾患は脳性麻痺の比重が大きく，続いて筋ジストロフィー，二分脊椎などです。作業療法では広汎性発達障害，自閉症，注意障害などの比重が大きくなります。このような養成課程における相違は，臨床現場では十分に配慮されないことが多く，理学療法士・作業療法士にはどちらにも，広義の発達障害領域への対応が求められます。

　こうした状況が背景にありながら発達障害に関する情報が1冊にまとめられており，理学療法士・作業療法士が臨床現場で直ちに実践できるテキストが，これまで存在していませんでした。本書は幅広く発達障害について解説することで，理学療法士・作業療法士に共通したテキストとなっております。

　本書は狭義の「発達障害」として紹介される「自閉症，アスペルガー症候群とその他の広汎性発達障害，学習障害，注意欠陥多動性障害」のみに焦点を絞ったものではありません。より広義に「発達障害」を捉え，脳性麻痺や筋ジストロフィーなどの運動発達の領域に含まれる障害も取り上げました。その結果，より臨床現場に即した実践書となり得たと考えております。

　小児領域を専門にする施設はもちろん，遭遇する機会が比較的少ない臨床現場においても，発達障害への対応は重要です。今後，さまざまな臨床現場，また教育場面で本書が活用されることを祈っております。

2012年2月

編者一同

執筆者

新田　　收	首都大学東京健康福祉学部理学療法学科教授・理学療法士	
笹田　　哲	神奈川県立保健福祉大学保健福祉学部 リハビリテーション学科准教授・作業療法士	
有川　真弓	神奈川県立保健福祉大学保健福祉学部 リハビリテーション学科助教・作業療法士	
北風　祐子	日本福祉リハビリテーション学院言語聴覚学科・言語聴覚士	
野藤　弘幸	浜松大学保健医療学部作業療法学科講師・作業療法士	
横山美佐子	北里大学医療衛生学部 リハビリテーション学科理学療法学専攻講師・理学療法士	
中村　綾子	東邦大学医療センター大森病院リハビリテーション科・理学療法士	
内　　昌之	東邦大学医療センター大森病院リハビリテーション科・理学療法士	
大国　生幸	東邦大学医療センター大森病院リハビリテーション科・医師	
米津　　亮	大阪府立大学総合リハビリテーション学部 理学療法学科准教授・理学療法士	
鴨下　賢一	静岡県立こども病院・主任作業療法士	
長谷川三希子	東京女子医科大学病院リハビリテーション部・主任理学療法士	
福山　英明	帝京平成大学地域医療学部作業療法学科教授・作業療法士	
松田　雅弘	了德寺大学健康科学部理学療法学科助教・理学療法士	
原田　光明	茨城県立あすなろの郷・理学療法士	
長友　昌子	埼玉医科大学総合医療センターリハビリテーション科・理学療法士	
栗田　英明	日本工学院専門学校理学療法学科・理学療法士	
真寿田三葉	東京工科大学医療保健学部理学療法学科講師・理学療法士	
田中　栄一	独立行政法人国立病院機構八雲病院リハビリテーション室・作業療法士	
信太　奈美	首都大学東京健康福祉学部理学療法学科助教・理学療法士	

（執筆順）

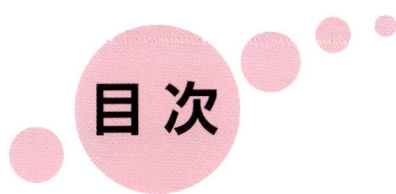

目次

1章　発達の過程とそのみかた

- 1. 発達の定義 ……………………………………………………………… 10
- 2. 人間の発達とは ………………………………………………………… 12
- 3. 運動発達
  - 3-1. 粗大運動の発達 …………………………………………………… 15
  - 3-2. 巧緻運動の発達 …………………………………………………… 19
- 4. 認知発達 ………………………………………………………………… 23
- 5. 感覚発達 ………………………………………………………………… 27
- 6. 言語発達 ………………………………………………………………… 32
- 7. 日常生活活動（ADL）発達 …………………………………………… 37
- 8. 遊びの発達 ……………………………………………………………… 41
- 9. 社会適応 ………………………………………………………………… 45

- キーワード解説 ……………………………………………………………… 49

2章　知っておくべき治療

- 1. ファシリテーションテクニック ─神経生理学的アプローチ ……… 52
- 2. 感覚統合モデル ………………………………………………………… 56
- 3. 人間作業モデル ………………………………………………………… 62
- 4. 摂食・嚥下 ……………………………………………………………… 66
- 5. 呼　吸 …………………………………………………………………… 71
- 6. 循　環 …………………………………………………………………… 76
- 7. 整形外科 ………………………………………………………………… 81
- 8. 発達障害で使われる薬物 ……………………………………………… 86

- 9. 発達障害で用いられる福祉用具，自助具，遊具
  - 9-1. 概　説 ... 91
  - 9-2. 姿勢保持 ... 95
  - 9-3. 日常生活活動（ADL） ... 96
  - 9-4. 移　動 ... 101
  - 9-5. コミュニケーション・学習 ... 103
  - 9-6. 遊　び ... 106
- 10. 新生児集中治療室（NICU） ... 113

3章　それぞれの疾患における理学療法・作業療法

- 1. 中枢神経に起因する疾患 ― 周産期
  - 1-1. 痙直型脳性麻痺（概説） ... 122
    - ◆痙直型脳性麻痺に対する理学療法介入 ... 124
  - 1-2. アテトーゼ型脳性麻痺（概説） ... 129
    - ◆アテトーゼ型脳性麻痺に対する理学療法介入 ... 131
  - 1-3. 痙直型・アテトーゼ型脳性麻痺
    - ◆痙直型・アテトーゼ型脳性麻痺に対する作業療法介入 ... 134
  - 1-4. 精神遅滞（概説） ... 142
    - ◆精神遅滞に対する理学療法介入 ... 145
    - ◆精神遅滞に対する作業療法介入 ... 150
  - 1-5. 重症心身障害（概説） ... 155
    - ◆重症心身障害に対する理学療法介入 ... 158
    - ◆重症心身障害に対する作業療法介入 ... 162
  - 1-6. 自閉症（概説） ... 166
    - ◆自閉症に対する理学療法介入 ... 169
    - ◆自閉症に対する作業療法介入 ... 172
  - 1-7. アスペルガー症候群（概説） ... 178
    - ◆アスペルガー症候群に対する作業療法介入 ... 180
  - 1-8. 学習障害（概説） ... 184
    - ◆学習障害に対する作業療法介入 ... 186

- 1-9. 注意欠陥多動性障害（概説） ……………………………………………… 191
  - ◆注意欠陥多動性障害に対する作業療法介入 …………………………… 195
- 1-10. アスペルガー・学習障害・注意欠陥多動性障害
  - ◆アスペルガー・学習障害・注意欠陥多動性障害に対する理学療法介入 ……… 199

2. 中枢神経に起因する疾患 ―周産期後
- 2-1. 頭部外傷・脳症・脳炎（概説） ……………………………………………… 204
  - ◆頭部外傷・脳症・脳炎に対する理学療法介入 …………………………… 206
  - ◆頭部外傷・脳症・脳炎に対する作業療法介入 …………………………… 210

3. 染色体に起因する疾患
- 3-1. Duchenne型筋ジストロフィー（概説） ………………………………… 216
  - ◆Duchenne型筋ジストロフィーに対する理学療法介入 ………………… 218
  - ◆Duchenne型筋ジストロフィーに対する作業療法介入 ………………… 225
- 3-2. ダウン症候群（概説） ………………………………………………………… 230
  - ◆ダウン症候群に対する理学療法介入 …………………………………… 232
  - ◆ダウン症候群に対する作業療法介入 …………………………………… 237

4. 先天奇形に起因する疾患
- 4-1. 二分脊椎（概説） ……………………………………………………………… 242
  - ◆二分脊椎に対する理学療法介入 ………………………………………… 244
  - ◆二分脊椎に対する作業療法介入 ………………………………………… 250

付録：発達障害の評価 ……………………………………………………………… 255
索引 …………………………………………………………………………………… 297

発達の過程とそのみかた

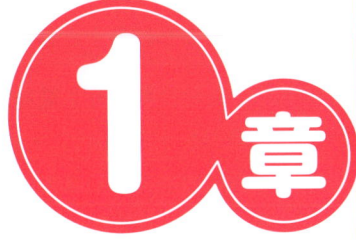

1. 発達の定義

　本書で取り上げる「発達障害」をどのように定義するかについて確認する。最近では発達障害という言葉は、一般のマスコミに取り上げられることも多い。わが国において発達障害が広く認識されたのは、平成17年4月1日に施行された「発達障害者支援法」の影響が大きい。ここでは発達障害の定義を以下のように示している。

◎発達障害の定義
「自閉症、アスペルガー症候群とその他の広汎性発達障害、学習障害、注意欠陥・多動性障害、その他これに類する脳機能障害であって、その症状が通常低年齢において発現するもの」

　一般的に扱われる発達障害はこの定義に基づくことが多い。「自閉症」と「アスペルガー症候群」は、1940年代にKannerとアスペルガーが報告して以来、多くの研究が行われているが、原因についてはいまだ不明な点が多い[1]。どちらも社会関係の質的障害、および限局した興味や関心、反復的・常同的な行動という特徴を有している。自閉症ではさらに言語発達の遅れがみられる[2]。

　一般に、自閉症とアスペルガー症候群の違いを知的能力の差によって分ける傾向があるが、もともとKannerが示した自閉症はコミュニケーション障害を有する症例を指しており、知的能力には言及していない。最近では、自閉症スペクトラム障害 (autistic spectrum disorder；ASD) のなかで自閉症とアスペルガー症候群は説明されることが多い[2]。自閉傾向のある症例のなかでの知的能力のばらつきが大きいことから、自閉症スペクトラム障害という枠組みが構築されたものである。米国精神医学協会の診断基準 (DSM-Ⅳ) や疾病、および関連保健問題の国際統計分類 (ICD-10) では、自閉症とアスペルガー症候群は広汎性発達障害 (pervasive development disorder；PDD) として、さらに大きな枠組みに含まれている。また、学習障害 (learning disorder；LD)、注意欠陥多動性障害 (attention deficit hyperactivity disorder；ADHD) は、広汎性発達障害に隣接する障害と考えられ、自閉症を合併する例も多い[3]。

　このように発達障害者支援法で取り上げられている発達障害は、自閉的傾向と学習上の障害を主症状としており、その原因は脳機能にある。

　一方、脳機能の障害であり、発達に大きく影響する疾患として「脳性麻痺」がある。2004年に、米国のMaryland州で開催された国際会議、Workshop in Bethesdaにおいて設定された脳性麻痺の定義を以下に示す[4]。

◎脳性麻痺の定義
「脳性麻痺の言葉の意味するところは、運動と姿勢の発達の異常の一つの集まりを説明するものであり、活動の制限を引き起こすが、それは発生・発達しつつある胎児または乳児の脳の

中で起こった非進行性の障害に起因すると考えられる。脳性麻痺の運動障害には，感覚，認知，コミュニケーション，認識，それと／または行動，さらに／または発作性疾患が付け加わる」

　脳性麻痺は姿勢と運動の異常であり，前述の発達障害に比較して，より発達初期に確認される障害である。ヒトが歩行を獲得するのは1歳前後であり，生後1年間に運動発達の大きな変化が凝縮しているが，脳性麻痺ではこの時期に障害が認知される。脳性麻痺以外であっても運動発達の遅れを主症状とした疾患では，障害が顕在化する時期は乳幼児期に集中している。乳幼児期はヒトとしての基礎を構築する時期であり，この時期に発現した運動機能障害はその後の生活に大きく影響を与える。

　コミュニケーションや学習の問題が表面化するのは1歳を過ぎてからである。ヒトの発達を捉えようとするならば，出生後1年は基本的な姿勢と運動発達の要素が大きく，その後にコミュニケーション，学習へと発展する。ただし，この発達の流れは，切り離すことはできない。運動発達と精神発達，さらにコミュニケーション，学習といった一連の発達は，それぞれ関連し合い相互に影響しながら変化していく。この意味からすると発達障害という言葉をより広く捉え，発達領域全般，すなわち初期の姿勢と運動の障害から，コミュニケーション，学習の障害まで含めることで，対象児を総合的に把握することができる。臨床現場では乳幼児期に何らかの発達障害を抱えているさまざまな疾患に出会う。一症例が複数の診断名をもつことも多い。このように発達障害の枠組みを，広く捉えることが重要である。

　また，理学療法士・作業療法士の専門教育では，「発達障害者支援法」で示される狭義の「発達障害」を以前から広義に捉え，脳性麻痺・二分脊椎などの疾患も含んできた歴史がある。本書ではこうした考えから，乳幼児期の特徴的な疾患をできるだけ多く網羅することとする。

〔新田　收〕

文　献

1) 中野珠美，北澤　茂，他：自閉症の脳―接続異常説を越えて．臨床神経医学 40：459-468，2011
2) 川久　保，岡崎慎治，他：注意欠陥多動障害および自閉症スペクトラム障害の遂行機能障害．臨床精神医学 35：1559-1565，2006
3) 平岩幹夫：みんなに知ってもらいたい発達障害．診断と治療社，2007
4) 日本リハビリテーション医学会 監：脳性麻痺リハビリテーションガイドライン．医学書院，p34-36，2009

2. 人間の発達とは

1 成長と発達

　子どもが「大きく成長してきた」という言葉や「よく発達している」などという言葉をよく耳にする。「成長」と「発達」という言葉は，普段同じ意味で使われていることが多い。しかし，小児神経学や発達心理学などの学問の領域では，両者には大きな違いがある。

　成長（growth）とは，形態や重量などの大きさの増大で量的な変化である。身長や体重などがあてはまる。成長の類似語に発育がある。各臓器の成長は同じではなく異なるということを，Scammonは神経型，リンパ型，一般型，生殖型に分けて発育曲線で示している（図1）。発育曲線では20歳の発育レベルを100％としている。この曲線によると神経型（脳や脊髄など）は2歳頃に著しく伸びていることが分かる。一般型（肝臓，腎臓，筋，身長，体重など）は4歳頃までに著しく伸び，その後は次第に緩やかな伸びになり，思春期に再び伸びている。リンパ系型（リンパ節など）は生後から12歳までにかけて著しく伸びて20歳の発育レベルを超え，思春期以降から20歳の発育レベルに戻る。生殖器系（睾丸，子宮など）は，学齢期までは緩やかな伸びであるが，思春期以降から著しく伸びていることが分かる。

　一方，発達（development）とは，累積加算的変化ではなく，内的心理傾向（能力，性格など）がどのように変化するかという質的な変化を指す。人間の精神的な変化である質的変化は青年以降も継続し，発達は生涯にわたる（図1）。

　多くの子どもがたどる標準的な発達の過程を，正常発達（normal development）といっていたが，近年では定型発達（typical development）と呼ぶことがある。

2 発達の原則

　子どもの発達には，以下のような共通する一般的な原則がみられる。

1）連続性がある

　たとえば，新生児が，突然会話ができるようになることはなく，喃語，発話，1語文など一つひとつ段階を踏んで，言語を獲得していく。発達には突然の停止や飛躍はなく，発達の各段階は連続している。

2）順序性がある

　たとえば，1歳前後になると，一人で歩けるようになる。立って歩けるようになるまでには，以下の発達過程を経験する。まず首がすわる。それから座れるようになり，壁や台につかまりながら立つ，あるいは，つかまり立ちができるようになる。そうしてようやく自力で歩けるようになる。このように，首のすわり→座位→立位→歩行へと一定の順序で発達が進行する。

3）方向性がある

　発達の方向性には，①頭から尾部への方向，②中枢から末梢への方向がある。頭から尾側への方向の例は，粗大運動の発達にみられる。新生児が歩行を獲得するまでの過程は，首が

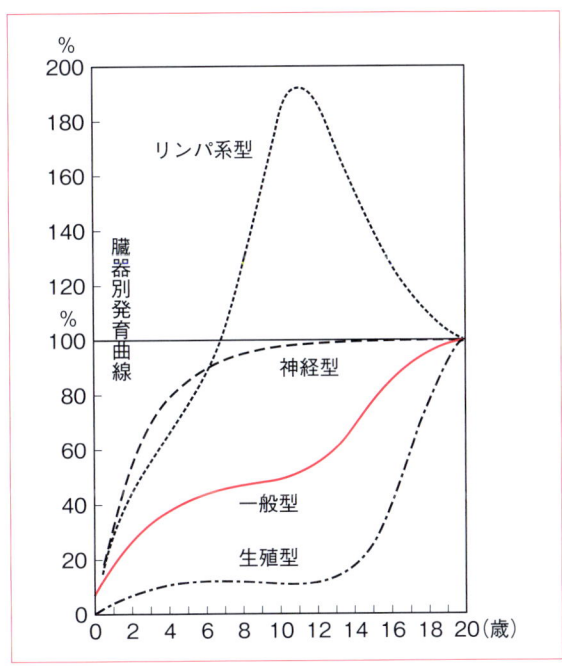

図1 Scammonの発育曲線

すわり，座位ができ，歩けるようになるという，頭部から尾側への発達の方向となる。中枢から末梢への方向の例は，巧緻運動の発達にみられる。ボールを握って投げるには，最初は，肩を中心に使って投げるが，徐々に肘，そして手首も使って投げるようになり，運動の方向が身体の中心から末梢へ向かう。

4）発達の速度は一定ではない

　Scammonの発育曲線（図1）をみると，神経系，リンパ系，生殖器系などの部位によって発達の速度が異なる。神経系は幼児期に，生殖器系は思春期に発達する。

5）臨界期がある

　子どもの言葉の獲得の様子をみると，言葉の獲得時期が幼児期から12歳くらいまでの時期に飛躍的に伸びる。ある時期を過ぎてから獲得しようとしても，急速に促進されない。この時期のことを発達の臨界期と呼んでいる。絶対音感，ピアノなどの芸術的な能力も含まれる。

6）相互作用に影響される

　運動領域，認知領域，言語領域など，発達の各領域は相互に影響を及ぼしている。たとえば座位の獲得に伴って，両手が自由になることにより，おもちゃを操作する機会が増え，物の性質を理解する。このように，運動機能の獲得が認知にも影響を与えることになる。

7）個人差がある

　個々の子どもによって発達には個人差がある。1歳で歩き始める子もいれば，11カ月，あるいは1歳2カ月で歩き始める子どももいる。遺伝要因，環境要因によって，差異が生じることも念頭に置くことが重要である。

13

3 発達諸説

発達に関する諸説は数多くある。ここでは代表的な説を紹介する。

1) 環境（経験）説

Watsonによって唱えられた説である。行動主義的な立場から，Watsonはすべての行動が条件づけによって形成されると主張した。発達は遺伝的な要因よりも経験による学習が重要であるとする。Watsonは，発達は環境からの外因によって生じると考えた。たとえば，言語の発達は，環境からの刺激（教える人，教え方，教材など）によって生じるといわれている。

2) 遺伝（成熟）説

Gesellによって唱えられた説である。発達は遺伝子の働きの結果であり，学習などの環境要因は影響しない。つまり，生物学的要因が決め手であるとする。たとえば，Gesellは言語の発達は，生得的な性質よって生じると考えた。

3) 輻輳説

Sternによって唱えられた説である。環境説と遺伝説の要因の加算的な結果が発達であると主張した。上記の環境説や遺伝説のように，どちらかのみではなく，発達は環境要因と遺伝要因が相互補完的に作用する，とする相互作用説の立場である。Sternの輻輳説は遺伝要因と環境要因の二つの要素の単純な和で発達が決まると考えた。

たとえば，言語の発達は，生得的な性質と環境からの刺激によって生じると考えた。

4) 環境閾値説

Jensenによって唱えられた説である。輻輳説と同じ相互作用説の立場であるが，輻輳説は単純な和で捉えているのに対し，環境閾値説は，環境からの刺激がある水準（閾値）を超えると「遺伝的可能性」が発現するという立場にある。環境要因と遺伝要因の働き方をより詳細に規定した。たとえば，言語や成績，絶対音感などに関する先天的な特性は，環境条件が劣悪であれば阻害されるが，習得するのに最適な環境条件下で，必要な一定の閾値を超えれば，各特性が顕在化してくるという。

以前から，発達は遺伝によって影響されるのか，それとも，環境によって規定されるのか，二者択一的な議論がされてきた。しかし，現在はどちらか一方に力点を置く見方には限界があり，両者の相互作用によって，発達が生じると捉えられてきている。

（笹田　哲）

文　献
1) 上田礼子：生涯人間発達学改訂（第2版）．三輪書店，p2-11，2005
2) 森川昭廣，内山　聖，原　寿郎 編：標準小児科学（第6版）．医学書院，p1-12，2006

3. 運動発達

3-1 粗大運動の発達

1 粗大運動発達を評価することの意義

　発達障害にはさまざまなものがあるが，いずれも出生時直ちに異常と判断できない場合も多く，対象児の成長に伴う変化のなかで問題として認識される。ヒトが歩行という基本運動を獲得するのは出生後約12カ月である。この時期に大きく変化する全身動作を粗大運動と呼ぶ[1]。これに対して手先の精密な運動は巧緻運動と呼ばれる。粗大運動はヒトの基本的な姿勢保持機能，姿勢変換および移動に関連する運動を示す。巧緻運動が手先の動作であり，基本的に姿勢が安定していることが前提となっている点からすると，粗大運動発達が先行し，その後，粗大運動を基礎に巧緻運動発達が進行するといえる。

　ヒトの体は数十の関節から成り立っている。関節の動きは骨格筋の働きで行われる。重力下で姿勢を保つには数十の骨格筋が活動し関節を安定させる必要がある。立位姿勢は非常に微妙なバランスの上に成り立っている。各関節を固定するだけでは，わずかに四肢を動かすだけでバランスが崩れ，転倒してしまう。姿勢保持とは完全に静止した状態の維持ではなく，変わり続ける状態への連続した対応の結果である。転倒を回避するために，全身の骨格筋が協調して活動している。この協調した筋活動は非常に複雑で，意識的に行っていたのでは反応が追いつかない。この無意識の反応機構が姿勢反射である。このように粗大運動発達は姿勢反射の成熟と密接に関係している。粗大運動発達は無意識に姿勢コントロールが可能となる過程といえる。粗大発達評価は，対象児を同月齢の大多数児と比較した場合，運動発達の状態が平均的であるか，遅れているかによって機能レベルが判断される。同時に治療の効果の判定も行われる。

1）姿勢反射の評価

　生後約1年間は，中枢神経系の成熟過程に伴い，さまざまな反射が出現し統合される。対象児の中枢神経系に異常が存在すると，正常発達における反射の出現，統合の過程が観察されず，特異的に逸脱した状態を示す。反射を観察していくことは成熟状態を知るうえで大きな意味をもつ。しかも反射は意識的な操作が関与しにくい段階での現象なので，乳児，あるいは重度の精神遅滞児についても評価可能である。

2）姿勢反射の大分類

　姿勢反射はさまざまな反射・反応を含む広い概念である。このなかに原始反射，立ち直り反応，平衡反応が存在する（図1）。姿勢反射はそれぞれ固有名詞をもつが大きくこれら3分類に分類可能である。

a. 原始反射 (primitive reflex)

　出生後早期に出現し，やがて表面的には観察されなくなる反射である。一定の時期が来るとより高いレベルの反射によって統合され，反射は抑制され観察され難くなる。それ自体が

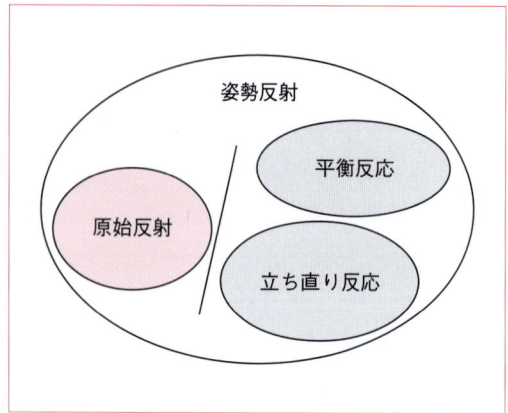

図1 姿勢反射の分類

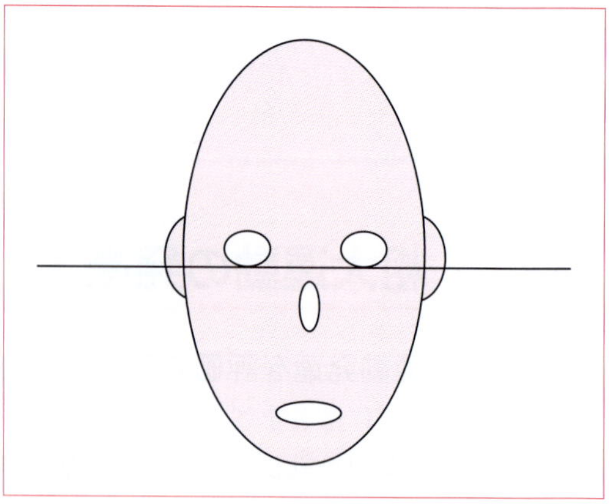

図2 立ち直り反応における頭部の状態

異常を示すものではないが，一定月齢を過ぎてもなお観察される場合は中枢神経系の異常がうかがわれる．陽性支持反応，緊張性迷路反射（TLR），非対称性緊張性頸反射（ATNR），モロー反射，対称性緊張性頸反射（STNR）などがある．

 b．立ち直り反応（righting reaction）

 空間において頭部を正常な位置に保つようにする反応（図2）をいう．ヒトの場合，頭部の正しい位置とは地上では床面に対し垂直となり，口裂が水平となる状態であり，反応は視覚，迷路，固有感覚等さまざまな感覚器官からの刺激により起こる．この反応が欠如すると空間で頭部を垂直に保つことができない．

 c．平衡反応（equilibrium reactions in standing position）

 座位，立位などにおいてバランスが崩れたときに，姿勢保持のためにみられる反応をいう．バランスが崩れたときに，肢位を変化させることで，足底あるいは座面によって構成され，体重を支える底面である基底面の外に重心線が外れることを妨げ，これにより転倒を防ぐ反応と定義される．この反応がなければ姿勢を安定させることができない．

2 運動発達と月齢

▼指標となる運動発達と姿勢反射

 a．定頸（3カ月で可能となる）

 定頸には空間での頭部の立ち直り反応の獲得が必要である．空間での頭部の立ち直り反応は迷路性の頭部の立ち直り反応と視覚性立ち直り反応の2種類に分けられる．骨盤を保持して空間に体幹垂直位とし，左右に体幹を傾ける．反応は，頭部を垂直に保とうとして，頸部が体幹と逆方向に側屈する．背臥位では前屈して頭部垂直位を保とうとする．2～3カ月で出現し生涯継続する．

 b．寝返り（5カ月で可能となる）

 寝返りには巻き戻し反応（立ち直り反応）の獲得が必要である．評価は背臥位で実施し，頭部を一側方向へ回旋させる．陽性反応は，頸部の捻れを戻すために，肩甲帯，腰部，下肢が分節的に頭部と同方向に回転する．陰性反応は，この陽性反応が現れないか，あるいは頭

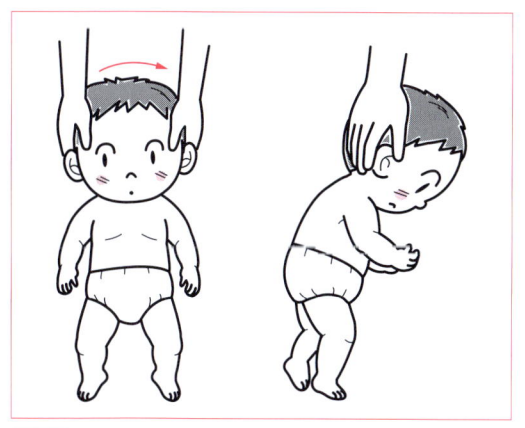

図3 巻き戻し反応

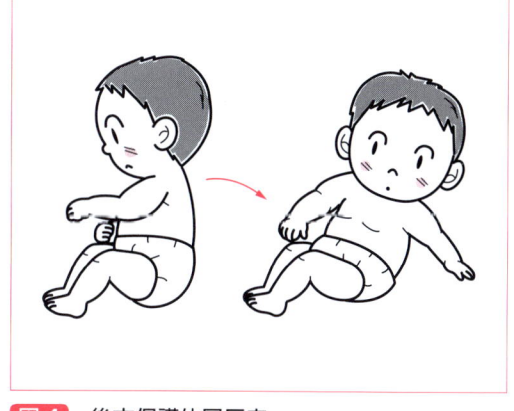

図4 後方保護伸展反応

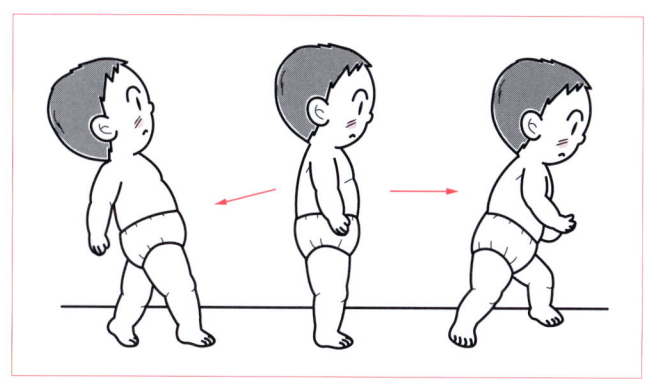

図5 前方・後方立位平衡反応

部の回旋とともに丸太状に体幹が一塊に回旋する。別法として一側下肢を屈曲して体幹を横切って他側へ誘導し骨盤を回旋させる方法がある。反応は体幹，頸部が分節的に回旋する。4カ月で出現し生涯継続する（図3）。

　c．両手を体の前について数秒座る（6カ月で可能となる）

　前方保護伸展反応（平衡反応）の獲得が必要である。座位をとらせ前方に傾けたときの上肢の状態を観察する。反応は前方に上肢が伸展し転倒を避けようとする。検査方法として，水平腹臥位に保持し，上部体幹を急激に下方へ倒すという方法もある。6カ月で出現し生涯継続する。

　d．座位のまま側方の物を取る（8カ月で可能となる）

　側方保護伸展反応（平衡反応）の獲得が必要である。座位をとらせ側方（左右）に傾けたとき傾いた方向の床面に上肢が伸展し転倒を避けようとする。7〜8カ月で出現し生涯継続する。

　e．座位のまま後方の物を取る（10カ月で可能となる）

　後方保護伸展反応（平衡反応）の獲得が必要である。座位で後方に傾けたとき上肢が伸展し転倒を避けようとする。生後9カ月で出現し生涯継続する（図4）。

f. つかまり立ち，伝い歩き（10～11 カ月で可能となる）
   前方立位平衡反応（平衡反応）の獲得が必要である。立位に保持し，前方に傾けたときに下肢を踏み出し転倒を避ける。10 カ月頃出現し，生涯継続する（図5）。
   g. 立位保持，数メートルの独歩（12 カ月で可能となる）
   後方立位平衡反応（平衡反応）の獲得が必要である。立位に保持し，後方に傾けたときに下肢を踏み出し転倒を避ける。生後 12 カ月頃出現し生涯継続する。
   h. 安定した歩行（18 カ月で可能となる）
   i. 走行，両足ジャンプ（2 歳で可能となる）
   j. 片足立ち（3 歳で可能となる）

3 代表的な評価尺度

　粗大運動は出生直後から劇的な変化をたどる。特に 1 歳までの変化は大きいが，その後も変化し続けながら成人に達する。機能変化と月齢の関係はこれまで多くの研究がなされており，この成果として，ある程度の範囲で一般的な道筋が知られている。

　粗大運動の評価は大多数の子どもがたどる機能変化の過程を参考値として，対象児の運動機能と月齢との関係に逸脱がないか分析しようとするものである。出生時に姿勢保持が全く不可能であることは，健常児でも脳性麻痺児も変わりがない。しかし，月齢とともに脳性麻痺児では運動機能の獲得が遅れ始める。そして，対象児の運動機能が，正常発達の範囲を逸脱していることが明らかになった時点で，初めて障害が認識される。このように運動発達の評価は重要な情報をもたらす（図6）。

　以下に代表的な評価尺度を示す。
1) DENVER Ⅱ（デンバー発達判定法）(p256, 参照)
2) Bobath による「乳児の運動発達表」(p256, 参照)
3) Johnson による運動年齢検査表 (p256, 参照)
4) 粗大運動能力尺度（GMFM）(p265, 参照)
5) 粗大運動能力分類システム（GMFCS）(p265, 参照)
6) Milani-Comparetii による姿勢運動発達検査表 (p262, 参照)

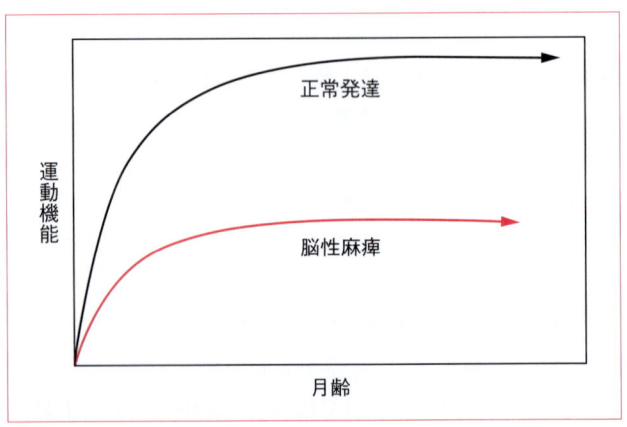

図6　脳性麻痺児の運動機能発達

7）**遠城寺式乳幼児分析的発達検査法**（p262，参照）
8）**津守式乳幼児精神発達診断法**（p262，参照）

　1）DENVER Ⅱ（デンバー発達判定法），2）Bobathによる「乳児の運動発達表」，3）Johnsonによる運動年齢検査表は，健常児の運動機能変化を月齢で整理して示し，対象児の機能が参考月齢から逸脱していないか分析して評価する。

　4）粗大運動能力尺度（GMFM）は比較的新しい尺度であり，運動機能を可・不可ではなく，機能の程度で評価する。

　5）粗大運動能力分類システム（Gross Motor Function Classification System；GMFCS）は，運動機能の状態を簡便に類型化することができる。

　6）Milani-Comparetiiによる姿勢運動発達検査表は，運動発達と姿勢反射の関係を月齢によって整理している。

　7）遠城寺式乳幼児分析的発達検査と8）津守式乳幼児精神発達診断法は，運動機能に限定せず，発達全体を対象児の観察を通して評価する尺度であり，発達のプロフィールを知ることができる。

　なお，これらの評価表の詳細については，巻末の付録を参照されたい。

（新田　收）

文　献

1）中村隆一，他：基礎運動学（第5版）．医歯薬出版，p410，2001

3-2 巧緻運動の発達

1 巧緻運動を評価することの意義

　巧緻運動とは，ヒトの精密な運動を指し，手の機能に関して用いられる。巧緻運動は，手指の分離的・複合的な運動だけで行われるのではなく，上腕の保持性，体幹の固定力が欠かせない。さらに，物体をみる（視覚），触る（触覚），力を加減する（固有受容覚）といった感覚機能も必要となる。

　乳児は最初から物を握ることはできない。Halversonは乳児の積み木の握り方を詳細に調べた。それによると5カ月に入って，ようやく積み木程度の大きさの物を握れるようになり，7カ月で母指を対立させて握れるようになる。そして，9カ月で指先だけでの物の操作ができるようになる。

　Gesellは手指のつまみ機能の段階について分析を行っている。それによると手で握ったものを放す（リリースする）ことは，6〜9カ月で徐々に可能となる。1歳頃には巧みになる。

　握りやつまみの巧緻動作は，まず粗大運動がしっかり育って，その土台の上に成り立っている。巧緻運動の発達は粗大運動の発達と対比しながらみていく。握り・つまみの発達が，子どもの遊びやADLの発達にも影響してくるので，遊び・ADLとも並行しながら評価しなければならない。

1章. 発達の過程とそのみかた

2 巧緻運動の発達と月齢

1) 握り・つまみの発達

握り・つまみの発達を対比させて表1にまとめた。図1にHalversonの把握の発達を示す。

2) クレヨン，鉛筆の握りの発達

鉛筆をどのように握るかについても，月齢による変化をみることができる。以下にその概略を示す。

表1 把握とつまみの発達

月 齢	把握 （Halverson）	つまみ（Gesellら）
4カ月 (16週)	積み木など物に関心を示すが，物体に触れることができない。この時期はまだ把握は観察されない。（図1a）	つまみはまだみられない。
5カ月 (20週)	把握が始まる。握り方はぎこちなく，原始的握りである。（図1b，図2c）	
6カ月 (24週)	肘，手関節を屈曲させ囲うように握る。あるいはかき集めるように握る。（図1d）	小球に触わる程度である。
7カ月 (28週)	手掌把握ができるようになる。手指のみでなく手掌の中で積み木を握る。母指は対立位となる。積み木を手から手へもちかえる。（図1e，f）	5本指で手掌の橈側で小球をつかむ。
8カ月 (32週)	積み木を母指と他指を使って，手掌の母指側のみで握るようになる。（図1g）	さらに母指の動きが活発になる。
9カ月 (36週)	母指と他指の手指だけを使用する。（図1h）	5本指を同時に屈曲して母指と示指を対立させて小球をつまむ。
13カ月 (52週)	意図的に手指の操作が可能となる。母指と示指をともに使用する。把握が完成する。（図1i，図1j）	指先で巧みにピンセット様につまむ。

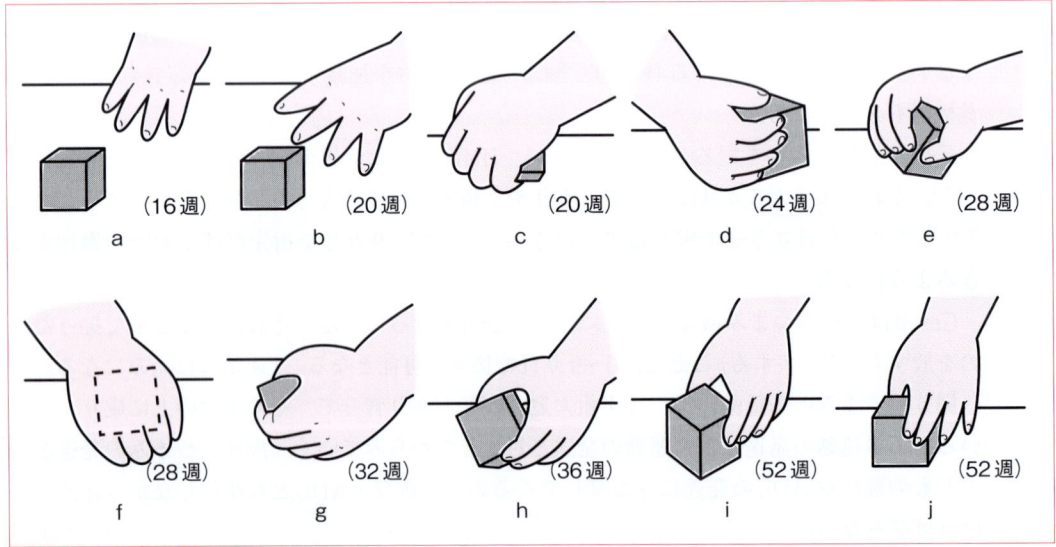

図1 Halversonの把握の発達

20

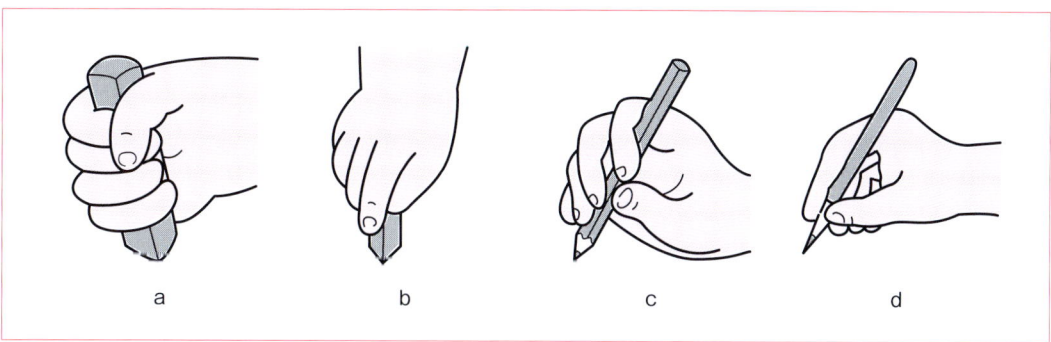

図2 クレヨン，鉛筆の握りの発達

　a．手掌握り

1〜1歳半くらい。クレヨンを手掌全体で握り，上肢を動かして描く（図2a）。

　b．手指握り

2〜3歳くらい。クレヨンや鉛筆を指先でもち，前腕をやや回内位で前腕も動かして書く（図2b）。

　c．静的3指握り（static tripod）

1歳半〜4歳くらい。母指，示指，中指で鉛筆を把持する。肘関節や手関節を動かして書く（図2c）。

　d．動的3指握り（dynamic tripod）

4歳半〜6歳くらい。母指，示指，中指でしっかりと握る。環指，小指は屈曲。母指は対立するようになる（図2d）。

3）手内操作

　手内操作とは，手指で物体を把握してから，手掌面内で物体を調節するプロセスを指す。作業療法士のExnerは，手内操作を移動，シフト，回転の三つに分類している。

　a．移　動

　移動とは，物体が手掌面内を直線的に動くことである。移動には，動く方向によって二つのタイプがある。一つは，物体が指先から手掌面へ向かう直線的な動きである。たとえば，紙にはさんだクリップを指先ではずし，そのクリップを手掌に向かって動かすような動きである。

　もう一つは，逆に，物体が手掌面から指先へ向かう直線的な動きである。たとえば，ズボンのポケットからコインを握って取り出し，掌面から指先へと動かすような動きである。

　b．シフト

　物体を把握し母指と手指の指腹上で，最終的に微調整するときにみられる動きである。たとえば，切符をカバンから取り出し，自動改札機の入口面に切符を合わせて入れる動きや片手で，本のページを母指と手指の指腹上を使ってめくるような動きである。

　c．回　転

　回転とは，物体が回転的に動くことである。例としては，水筒の蓋を開けようと，母指と複数の指を交互に使って蓋を回す動き，スティック糊を左手で握り，キャップを右手で開け，

右手に持ちかえて，母指と複数の指で逆さまに傾け，紙に糊を塗るような動きがある。

■3 代表的な評価法

以下に代表的な評価法について列挙する．各評価法の詳細については，巻末の付録を参照されたい．

1）DENVER Ⅱ─デンバー発達判定法─（p256，参照）

DENVER Ⅱ─デンバー発達判定法─は①個人-社会（他者と折り合っていくことや，子ども自身のケアをする能力），②微細運動-適応（対象物をみて手で拾い上げることや，書く能力），③言語（言語に耳を傾け，理解し，使用する能力），④粗大運動（座り，歩き，飛び上がる能力）の4領域から構成されている．そのなかの「微細運動-適応」領域で巧緻運動の評価が可能である．

2）新版 K 式発達検査 2001（p288，参照）

新版 K 式発達検査は，①姿勢・運動領域，②認知・適応領域，③言語・社会領域
3領域に分かれ，領域別と全領域に発達年齢と発達指数を算出する．「姿勢・運動領域」で巧緻運動の評価が可能である．

3）遠城寺式乳幼児分析的発達検査法（p262，参照）

遠城寺式乳幼児分析的発達検査法は運動，社会性，言語に関する6領域からなる．6領域とは，①移動運動（26項目），②手の運動（26項目），③基本的習慣（26項目），④対人関係（26項目），⑤発語（26項目），⑥言語理解（26項目）である．「手の運動」で巧緻運動の評価が可能である．

4）KIDS 乳幼児発達スケール（p265，参照）

KIDS 乳幼児発達スケールは保護者など，対象児の日頃の行動をよく観察している者が，約130項目からなる質問に，日頃の行動と照らし合わせて○×で回答する形式になっている．「操作/手指などの意図的な動き」の項目で巧緻運動の評価が可能である．

（笹田　哲）

文　献

1) Halverson HM：An experimental study of prehension in infants by means of systematic cinema records. Genetic Psychological Monograph 10：107-285, 1931
2) Frankenburg WK：上田礼子 訳：日本版デンバー式発達スクリーニング検査─ JDDST と JPDQ（増補版）．医歯薬出版，1983
3) 島津峯眞 監：生澤雅夫 編：新版 K 式発達検査─発達検査の考え方と使い方．ナカニシヤ出版，1985
4) 遠城寺宗徳：遠城寺式乳幼児分析的発達検査法．九大小児科（改訂版）．慶應義塾大学出版会，1977
5) 三宅和夫：KIDS手引．発達科学研究教育センター，1991

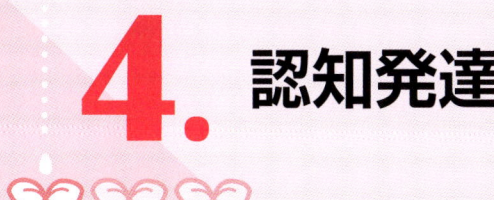

4. 認知発達

1 認知発達を評価することの意義

　認知とは，広辞苑によると「事象について知ること，ないし知識をもつことであり，広義には知覚を含めるが，狭義には感性に頼らずに推理・思考などに基づいて事象の高次の性質を知る過程」と定義されている。また，認知過程（cognitive processes）とは，外界からの刺激を取捨選択して取り入れ，知覚，記憶，情報処理にかかわる心的過程で，これによって人間は情報を獲得し，計画を立て，問題を解決するといわれている。一方，知能とは，米国精神遅滞協会（AAMR）の定義によると，「全般的な精神的能力であり，推論，計画，問題解決，抽象的思考，複雑な考えを理解すること，速やかに学習すること，および経験から学ぶこと」である。

　知能と認知機能とは必ずしもはっきりと区分けされるものではないが，認知発達は，知能検査で測定された知能指数で示されるもののみではないことに注意したい。認知発達の評価には，知能検査で数値化できる部分の評価とできない部分の評価とがあるが，いずれにしてもできる・できないだけに捉われず，個人がもつ認知的特性や今現在できること，もう少しでできること，どのような援助があればできそうかなどを把握することが重要である。なぜならば，個人の認知発達を援助するためには，今できないことを知るだけでは不十分であり，何をどのように援助すればできるようになるかを知ることが必要だからである。認知発達の評価に発達検査を用いる場合には，その発達検査がどのような能力を測定しているのかということ，発達検査の結果の解釈，および検査時の行動観察が重要な意味をもつ。保護者から日常の様子を聞き取ったり，自由に遊ぶ場面を観察したり，遊びにかかわってみるなかでの反応をよく観察することで，多くの情報が得られる。発達検査の結果だけに頼るのではなく，なるべくこのような方法も併用したい。

2 認知発達と月齢

　スイスの心理学者Piagetは，人間の認知発達を4つの段階に区分した（表1）[1]。Piagetは環境との相互作用のなかで，同化と調整の機能が働き，シェマが形成されていくことが認知の発達であると考えた。シェマとは行動を生み出すことを可能にしている基礎的な構造のことである。同化とは，既存のシェマを適用して外界の事象を自分に取り入れることであり，調整とは，既存のシェマで外界を同化できない場合に，外界の事象に合うようにシェマを変化させることである。Piagetが主張した4つの段階は以下のとおりである。

1）感覚運動期（0〜2歳）

　対象の認識を感覚と運動を通じて行う時期で，行為の対象への働きかけの効果に気づくようになり，意図的に対象に働きかけるようになる時期である。つまり，この時期の子どもは自らの身体を通して外界を知る。単純な運動と感覚を協応し，組織して適応行動をとることを学んでいくのである。

1章. 発達の過程とそのみかた

表1 Piagetによる認知発達の区分

段階	内容
感覚運動期 （誕生～2歳）	感覚と運動的活動を通して外界の事物を認知。物の永続性の獲得
前操作期 （2歳～6, 7歳）	身振り動作や言語を用いた象徴的な思考ができるが，まだ非論理的である。他者視点をとることが困難なこの時期の性質を，自己中心性という
具体的操作期 （6, 7歳～11歳くらい）	知覚的な特徴に左右されず事物の等価性を判断できる保存の概念が成立。具体物に即していれば，論理的な思考が可能になる
形式的操作期 （11歳くらい以降）	抽象的な思考が可能になる。具体物がなくとも，倫理関係だけを思考の対象として推論できる

（文献1より）

表2 Piagetによる感覚運動期の段階

段　階	行　動
生得的な反射的行動を行う時期 （0～1カ月）	新生児は反射による行動が認められ，この反射的行動は環境とのかかわりのなかで適応的に修正される。この適応は知能の構成の始まりといえる
第1次循環反応の成立 （1～4カ月）	子どもが何かをしたとき，たまたま興味を引く結果が得られると，今度はその結果を再び得ようとしていろいろと試みる。そのうちに成功する。そしてその反応が強固なものになる。たとえば，腕をでたらめに動かしているとき，たまたまその手が唇に触れ，指を吸った。手が唇から離れてしまうとすぐ手を口にやろうとする。何度かの試みの後に成功する。この繰り返しによって安定して指を吸うことができるようになる
第2次循環反応の成立 （4～8カ月）	第1次循環反応は吸うとかつかむといった動作自体の興味で生じるが，活動が引き起こした環境の変化に興味をもち，活動を繰り返す段階を第2次循環反応と呼んだ。たとえば手にもったおもちゃを振ったときにベッド柵にあたって音が出たとする。するとまたその音を出そうと腕を振るが，柵にあたると音が出るという因果関係は理解していないので，偶然にしか成功しない。似たようなことを繰り返し，しだいに規則的に繰り返すことができるようになる
2次的シェマの協調と 新しい事態への適用の時期 （8～12カ月）	ばらばらに存在したシェマが協調して新しいシェマが形成され，新しい適応的行動がもたらされる。この時期には目的が先行し，手段が選ばれて試みられる。たとえば，求める対象物を手に入れるために障害物を取り除く行動がこれに当たる
第3次循環反応の成立 （12～18カ月）	自分のもっている2次的シェマの適用の仕方を変化させ，やり方を変えたときに対象はどういう影響を受けるのかをみて，対象の性質を探索する。物を落とすという活動を例にとると，この時期では，手を放す位置をいろいろと変えて，物の落ちる位置に興味をもって繰り返すようになる。目標に対して，すぐに適用できる手段をもっていない場合に，このような能動的実験を通して新しい手段を発見する
頭のなかでのシェマの協調による新たな手段の発明 （18～24カ月）	この段階では，試行錯誤しなくても，それ以前に獲得しているシェマを頭のなかで思い浮かべ（表象），協調させることで新しい手段を作り出すことができるようになる。表象できるようになると，感覚運動の時期から次の表象的思考の時期へと移行することとなる

（文献2より）

　感覚運動期は，さらに6つの段階に分けられる（表2）[2]。第1段階は0～1カ月の新生児期であり，生得的な反射によって行動する時期である。第2段階は1～4カ月の時期であり，感覚と運動の成熟によりシェマが増えていく時期である。第3段階は4～8カ月の時期であり，偶発的に起こった事柄に興味をもち，その後意図的に同じ事象を繰り返すことにより複数の

ピアジェの課題	直観的思考段階	具体的操作段階
数の保存	子どもは二つの列の長さや密度の違いに惑わされて、並べ方しだいで数が多くも少なくもなると判断する	子どもは、二つの列は長さと密度が異なるが、ともに同じ数であることを理解する
液量の保存	子どもはA、Bの容器に等量の液体が入っていることを認める。それからBをCに移しかえると液面の高さに惑わされCの方を「たくさん」と答えたり、容器の太さに惑わされCの方が「少しになった」と答える	子どもはA、Bの容器に等量の液体が入っていることを認める。それからBをCに移しかえると、液面の高さは変わるが、CにはAと等しい液体が入っていることを理解する
物理量と重さの保存	子どもはA、Bの粘土のボールが等しい量で、同じ重さであることをまず認める。それからBをつぶしてCのソーセージ型にすると、大きさの違いや長さの違いに着目して、量は変化し、重さも変わると答える	子どもはA、Bの粘土ボールが等しい量で、同じ重さであることをまず認める。それからBをつぶしてCのようにしても、それはBのときと等しい量でしかも同じ重さであることを理解する
長さの保存	子どもは個数の異なった積木を使って、Aと同じ高さの塔を作ることができない	子どもは個数の異なった積木を使って、Aと同じ高さの塔を作ることができる
客観的空間の保存	子どもはテーブルの上の山がもう一人の子どもにどのようにみえるか表象できない。自分に家がみえていると、もう一人の子どももみえていると思っている	子どもはテーブルの上の山がもう一人の子どもにどのようにみえるか表象できる。すなわち、自分にみえている家が相手の子どもにはみえないことが理解できる

図1 直観的思考段階と具体的操作段階での子どもの思考の特徴：数、量、空間の保存
（文献3より）

シェマを獲得していく時期である。第4段階は8～12カ月の時期であり、これまでに獲得した複数のシェマを組み合わせて目的的な行動に組み込んで使うようになる時期である。第5段階は12～18カ月の時期であり、すでにもっているシェマを当てはめるだけではなく、やり方を変え、実験的に繰り返す時期である。第6段階は18～24カ月の時期であり、実際に行動する前に、頭のなかでイメージして内面化してから行うようになる。

2）前操作的思考期（2～7歳）

五感や動きで捉えたことが心に根づき、さまざまな物事のイメージが生み出され、それに基づいた象徴的な行動や言語が急速に発達する。

3）具体的操作期（7～12歳）

具体的な事柄について、筋道を立てて考えられるようになる。物を大小の順に並べる系列化の操作ができ、数や量の保存が成立し、可逆性が可能となる（図1）[3]。

4）形式的操作期（12歳～成人）

形式的、抽象的な論理的思考ができるようになる。仮説を立てて、予想することができる

ようになる。

3 代表的な評価尺度

1）田中ビネー知能検査V
ビネー式知能検査の日本版の一つである。「思考」，「言語」，「記憶」，「数量」，「知覚」など118題の問題から構成されている。

2）日本版WISC-Ⅲ知能検査法（p288，参照）
ウェクスラー式知能検査の日本版の一つである。6つの言語性下位検査と7つの動作性下位検査で構成されている。包括的な一般知能を言語性，動作性，全検査の3種類のIQによって測定し，言語性IQと動作性IQの差や，言語理解，知覚統合，注意記憶，処理速度の群指数のばらつきをみることができる。

3）日本版K-ABC心理・教育アセスメントバッテリー（p289，参照）
知的能力を，認知処理過程と知識・技能の習得度の両面から評価することで，認知処理の特徴を把握できる。認知処理過程尺度は同時処理下位尺度と継次処理下位尺度に分かれており，その差を比較できる。適用年齢は，2歳6カ月～12歳11カ月までである。

4）グッドイナフ人物画知能検査（p289，参照）
描画法の知能検査である。描かれた人物画を身体部位毎に採点し，MA換算表を用いてIQを算出する。発達障害児や知的障害児（精神遅滞），知覚-運動障害児童のスクリーニング検査として利用することができる。

5）DN-CAS認知評価システム
「プランニング」，「注意」，「同時処理」，「継次処理」の4つの認知機能の側面から評価し，学習障害や注意欠陥多動性障害，高機能自閉症等にみられる認知的偏りの傾向を捉えることができる。適用年齢は，5歳0カ月～17歳11カ月までである。

（有川真弓・笹田　哲）

文　献

1) 岡本依子，菅野幸恵，塚田-城みちる：エピソードで学ぶ乳幼児の発達心理学―関係のなかでそだつ子どもたち．新曜社．p135, 2004
2) 波多野完治 編：ピアジェの発達心理学．国土社，1989
3) 内田伸子，臼井　博，藤崎春代：乳幼児の心理学．有斐閣，p135, 1991
4) 桜井茂男，岩立京子：たのしく学べる乳幼児の心理．福村出版，1997
5) 厚東篤生，濱田秀伯 監：よくわかる！脳とこころの図解百科．小学館，2008
6) 藤原喜悦：発達・性格心理学．佼成出版社，1987
7) 上田礼子：生涯人間発達学．三輪書店，1996
8) 岩崎清隆：発達障害と作業療法基礎編．三輪書店，2001

5. 感覚発達

1 感覚を評価することの意義

感覚は，特殊感覚，体性感覚，内臓感覚と三つに分類される。特殊感覚には，視覚，聴覚，味覚，嗅覚，前庭覚が含まれる。体性感覚は，触覚，痛覚，温冷覚，固有受容覚が含まれる。内臓感覚は，自律神経が関与し，内臓痛覚と臓器感覚がある。

ヒトは，外界刺激に対して情報を取り入れ，取り入れた情報を脳で処理し行動を行う。適切な行動を行うためには，外界の刺激を正確にキャッチする必要がある。私たちはさまざまな情報を感覚器官によって対応・処理している。より適切で効率のよい行動をとるためには，感覚器官も十分に発達していなければならない。

2 感覚の発達と月齢

1）視覚の発達

乳児の視力は，すぐに成人の標準視力の1.0とはならない。出生後の視力は0.01くらいであり，眼球（図1）の前の手が動くのが分かる程度である。2カ月になると母親の顔をじっとみつめることができるようになる。また，物を目で追うことができるようになる。3カ月になると視力は0.1となり，180°の追視ができる。3〜5カ月では，他の人と視線を合わせ，みつめることができる。6カ月で視力は0.2，3歳で0.6〜0.9，5歳で1.0以上となる（表1, 2）。二つの目でみたものを一つの像にまとめる機能を両眼視機能という。この機能によってみた物が立体的にみえる。両眼視機能の発達は2〜3カ月から始まり，2歳くらいでほぼ完成する。この時期までに，二つの目で物を同時にみることが重要である。両眼視機能は視力よりも早

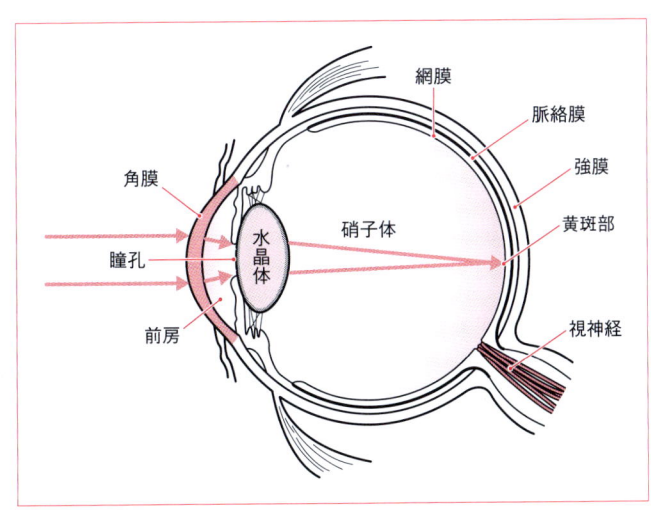

図1 眼球の構造

表1　視力の発達

年齢	視力
生後1カ月	眼の前の手が動くのが分かる
1カ月	0.01
1歳	0.2〜0.25
2歳	0.5〜0.6
3歳	0.6〜0.9
5歳	1.0
6歳	1.0〜1.2

表2　視覚の発達

出生時	目的はなく不随意に眼球を動かす
1カ月	ある程度の固視が可能。おもちゃをみつめるようになる
2カ月	他人や手の動きを目で追うようになり，輻輳，開散が可能
3カ月	180°追視が可能。頭部もその方向に動かす
4カ月	自分の手をじっとみつめる
6カ月	物をみて，リーチや把持したり探索する
9カ月	隠したものを探そうとする
1歳	輻輳，開散を保つ時間が長くなる
2歳	かなりの正確さで他覚的視力の測定が可能。眼球運動は緻密になる
3歳	眼球運動はさらに向上してくるが，眼を使わないと低下する

期に発達する。このような「みる」学習を繰り返すことで少しずつ視力が育っていく。また，視覚は単に物をみるだけではなく，私たちの内面に深く関係するコミュニケーションにも大切な役割を果たしている。

みることは，以下の三つの機能メカニズムから成り立っている。

　a．入力機能

　視力，眼球運動機能，両眼視機能で構成される。みることができるためには，感覚器が正確に作動しなければならない。入力機能はみることの入口の部分にあたる。眼球には6つの筋肉が付着している。これらの筋肉は，上下，左右などに眼球を動かすことにかかわる。両眼視機能とは，二つの眼球で対象物をみて，距離間，奥行きを判断する機能である。

　b．視覚情報処理機能

　ものを認識する機能である。この機能には大脳皮質が関与する。ものの形や位置などを認識する。

　c．出力機能

　手や足を動かしたりする運動機能である。たとえみることができても，実際に指先の筋や関節を的確に動かせないと，たとえばノートに間違って写したり，飛んできたボールを両手で捕球できず落球してしまう。この機能には目と手の協応能力が求められる。

　視覚に関する用語の定義を表3にまとめた。

2）聴覚の発達

　乳児は，二つの耳（図2）で聞いて（両耳聴取）音が聞こえるたびに目を動かし，音源の位置を知る能力を発達させていく。1カ月では突然の音に対して全身でびっくりする（全身を使って驚く）モロー反射が現れる。また，突然の音に眼瞼がギュッと閉じる（眼瞼反射），眼瞼が開く反射（覚醒反射）もみられる。非常に大きい音に驚くのを観察する一方で，小さい音にどのくらいよく反応するかをみることも非常に重要である。4カ月になると，特に母親の声に振り向く。5カ月から6カ月では，乳児の背後から小さな音をたてると，音の方向に顔を向ける本来の音源定位反応が観察される。9カ月では，音楽や歌に合わせて手足を動かし，音に関心を示す（表4）[1]。

　先天性の難聴は1,000出生中1〜2人の割合である。先天性の難聴は，2歳から3歳頃，言葉の発達の遅れで発見される場合が多く，早期発見が重要である。

表3 視覚に関する用語の定義

用語	意味
裸眼視力	メガネやコンタクトで矯正しない視力
矯正視力	メガネやコンタクトで矯正した視力
片眼視力	片方の目で測った視力
両眼視力	両方の目で測った視力
弱視	ものがくっきりとみえず視力が上がらない状態である。弱視の原因の一つに斜視がある
斜視	両目でみているときに、片目が違う方向を向いている状態。無意識のうちに目を使わなくなり視力の発達の妨げとなる
内斜視	片目が内側に向いてしまっている状態
外斜視	片目が外側に向いてしまっている状態
上斜視	片目が上側に向いてしまっている状態
下斜視	片目が下側に向いてしまっている状態

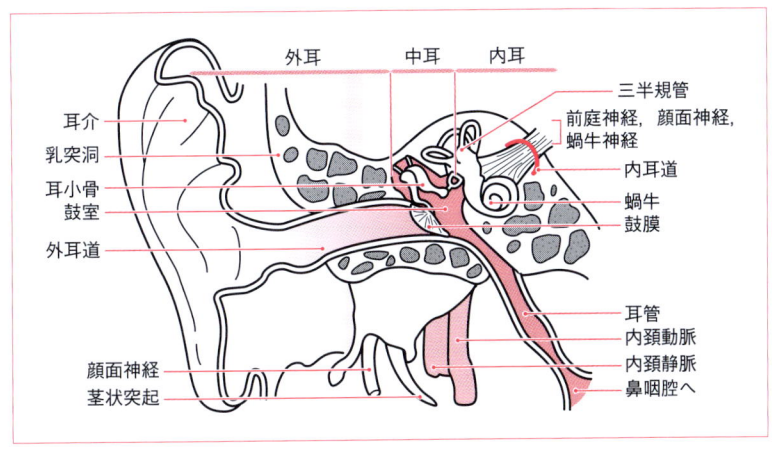

図2 耳の構造

3) 体性感覚の発達

痛覚は出生数日後から敏感に反応する。触覚は特に口唇部に触覚刺激を与えると敏感に反応する。3カ月になると不快刺激に対して回避的反応がみられる。6カ月になると皮膚に刺激を与えると、その部位に腕を伸ばそうとする。

表4 聴覚発達質問紙

月　齢	番号	項　目	月　齢	番号	項　目
0カ月	1	突然の音にピクッとする(Moro反射)		23	声をかけると意図的にサッと振り向く
	2	突然の音に眼瞼がギュッと閉じる(眼瞼反射)		24	テレビやラジオの音に敏感に振り向く
	3	眠っているときに突然大きな音がすると眼瞼が開く(覚醒反射)	7カ月児	25	隣の部屋のもの音や,外の動物のなき声などに振り向く
1カ月児	4	突然の音にピクッとして手足を伸ばす		26	話しかけたり,歌をうたってやると,じっと口もとをみつめ,ときに声を出して答える
	5	眠っていて突然の音に眼をさますか,または泣き出す		27	テレビのコマーシャルや,番組のテーマ音楽の変わり目にハッと向く
	6	眼が開いているときに急に大きな音がすると眼瞼が閉じる		28	叱った声(メッ! コラッ! など)や,近くで鳴る突然の音に驚く(または泣き出す)
	7	泣いているとき,または動いているとき声をかけると,泣き止むかまたは動作を止める	8カ月児	29	動物のなき声をまねるとキャッキャッいってよろこぶ
	8	近くで声をかける(またはガラガラを鳴らす)とゆっくり顔を向けることがある		30	気嫌よく声を出しているとき,まねてやると,またそれをまねて声を出す
2カ月児	9	眠っていて,急に鋭い音がすると,ピクッと手足を動かしたりまばたきをする		31	ダメッ? コラッ! などというと,手を引っ込めたり,泣き出したりする
	10	眠っていて,子どものさわぐ声や,くしゃみ,時計の音,掃除機などの音に眼をさます		32	耳もとに小さな音(時計のコチコチ音など)を近づけると振り向く
	11	話しかけると,アーとかウーと声を出して喜ぶ(またはニコニコする)	9カ月児	33	外のいろいろな音(車の音,雨の音,飛行機の音など)に関心を示す(音の方に這っていく,またはみまわす)
3カ月児	12	眠っていて突然音がすると眼瞼をピクッとさせたり,指を動かすが,全身がピクッとなることはほとんどない		34	「オイデ」,「バイバイ」などの人のことば(身振りを入れずにことばだけで命じて)に応じて行動する
	13	ラジオの音,テレビのスイッチの音,コマーシャルなどに顔(または眼)を向けることがある		35	隣の部屋でもの音をたてたり,遠くから名を呼ぶと這ってくる
	14	怒った声や,やさしい声,歌,音楽などに不安そうな表情をしたり,よろこんだり,またはいやがったりする		36	音楽や,歌をうたってやると,手足を動かしてよろこぶ
4カ月	15	日常のいろいろな音(玩具,テレビの音,楽器音,戸の開閉など)に関心を示す(振り向く)	10カ月児	37	ちょっとしたもの音や,ちょっとでも変わった音がするとハッと向く
	16	名を呼ぶとゆっくりではあるが顔を向ける		38	「ママ」「マンマ」または「ネンネ」などの人のことばをまねていう
	17	人の声(特に聞きなれた母親の声)に振り向く	11カ月児	39	気づかれぬようにして,そっと近づいて,ささやき声で名前を呼ぶと振り向く
	18	不意の音や聞きなれない音,珍しい音に,はっきり顔を向ける		40	音楽のリズムにあわせて身体を動かす
5カ月	19	耳もとに目覚し時計を近づけると,コチコチという音に振り向く		41	「……チョウダイ」というと,そのものを手渡す
	20	父母や人の声,録音された自分の声など,よく聞き分ける		42	「……ドコ?」ときくと,そちらをみる
	21	突然の大きな音や声に,びっくりしてしがみついたり,泣き出したりする	12〜15カ月児	43	となりの部屋でもの音がすると,不思議がって,耳を傾けたりあるいは合図して教える
6カ月児	22	話しかけたり,歌をうたってやるとじっと顔をみている		44	簡単なことばによるいいつけや,要求に応じて行動する
				45	目,耳,口,その他の身体部位をたずねると,指さす

(文献1より)

3 代表的な評価法

1）視覚系検査

視覚系検査には，視力検査，視野検査，眼球運動検査，視覚知覚検査などがある。

2）聴力検査

4～5歳以上の子どもでは，成人に準じた標準純音聴力検査や語音聴力検査が可能であるが，それ以下の年齢，特に新生児では，聴力のスクリーニング方法である自動聴性脳幹反応聴覚検査（AABR），乳幼児では聴性行動反応聴力検査，条件詮索反応聴力検査などを実施する。

a．新生児期から乳幼児：聴性行動反応聴力検査（BOA）

乳幼児が聞こえてきた音にびっくりしたり，目を閉じたり，どこから聞こえてきたか探したりする聴性行動反応を評価し，難聴であるのかどうか，また，その程度に関して調べる。検査に使われる音源は，鈴や紙もみ音を使用する。

b．1～2歳代の幼児：条件詮索反応聴力検査（COR）

音が聞こえてくる方におもちゃなどを置き，音がするのと同時にそのおもちゃが光に照らされるようにする。音源の方を音だけでみるかどうかにより聴力の程度を調べる。

c．3歳児以降：遊戯聴力検査

スピーカー・受話器などから音が聞こえたら子どもがスイッチを押し，それによって光がついた箱の中のおもちゃや動く電車を覗く，あるいは音が聞こえる度に「おはじき」や「ビー玉」を動かしたり箱の中に入れる遊びを通して，聴力検査ができるように工夫された検査である。

（笹田　哲）

文　献

1) 田中美郷，小林はるよ，進藤美津子，他：乳児の聴覚発達検査とその臨床および難聴児早期スクリーニングへの応用．Audiology Japan 21：52-73, 1978
2) 山口真美：視覚世界の謎に迫る．講談社，2005
3) 堺　章：新訂目で見るからだのメカニズム．医学書院，2006

6. 言語発達

1 言語を評価することの意義

　言語の発達を考えるにあたり，そのメカニズムについて論ずる必要があろう。それは，行動は経験によって学習され，言語はその行動の一つであるとする学習論，生まれつき言語を獲得するための特別な装置が備わっているとする生得論，物事をシンボルと捉え，そのシンボルを記号化していく過程であるとする認知論など，さまざまである。また言語と一口にいっても，発声すること，単語を覚えること，それらを運用することなど，言語学的にさまざまな側面がある。言語の発達は，それらの種々の側面が人間どうしのかかわりのなかで段階を踏んで習得していく過程である。したがって，言語のみに焦点をしぼるのではなく，言語を取り巻く周辺の事柄も関連づけて考察する視点をもつことが大切である。運動発達と同様に言語の発達にも個人差がみられるが，その規則性や順序性はおおよそ共通しているため，言語発達の大筋をつかむことは言語発達に遅れのある子どもの治療介入に有効な情報をもたらす。本項では，言語，特に音声言語（以下，話し言葉）の発達について述べる。

2 言語の発達と月齢

1）産声から喃語まで

　ヒトが生まれてから言葉に習熟するまでの話し言葉の出現過程をみてみよう。まず一番最初に発せられる声は「産声」と呼ばれる。これは胎内から外界に出て初めて行われる自発呼吸であるとともに，初めて発せられる音声である。新生児と呼ばれる時期には，およそ呼吸のリズムに合わせて行われる泣き声を発する程度である。この頃の泣き声は，抑揚などの変化は乏しく単調であり「叫喚音」とも呼ばれるが，およそ2～3カ月頃になると，叫喚音にも変化が表れ，母親は赤ちゃんが何を要求しているか分かるようになる。たとえば，ミルクがほしいと泣けばミルクを与え，おむつが濡れたと泣けばおむつを替えてあげたりする。実は，この赤ちゃんの泣き声は，音響学的には特に大きな変化はなく，状況を理解することでなぜ泣いているのかを母親が判断できるようになる[1]。また要求だけの叫喚音とは異なり，楽しいとき，ご機嫌なときに発せられるプレジャーサインと呼ばれる発声（非叫喚音）がみられるようになるのもこの頃である。さらに，「クーイング」といわれる「アッアッアッ」，「クー」などと喉の奥で鳴くよう音も混じるようになる。

　4～5カ月頃になると，「喃語」（バブリング）と呼ばれる発声が出現し始める。喃語は意味を伴わない発声のことであるが，音声発達の最初の段階と位置づけられる。「アーウー」，「ダァダァ」など最初は不明瞭な発声で，母音を主体とする構造であるが，徐々に「ブーブー」「ママママ」などと明瞭になり，子音と母音の組み合わせやリズミカルな反復がみられるようになる。これは，声帯の使い方や発声方法，協調運動などを学習する過程であり，音声言語の基本的な特徴を含むことから，「基準喃語」と呼ばれる。喃語の使用によって，乳児はより精緻な発声の仕方を覚えていくのである。基準喃語は，およそ7～8カ月までに産生される。

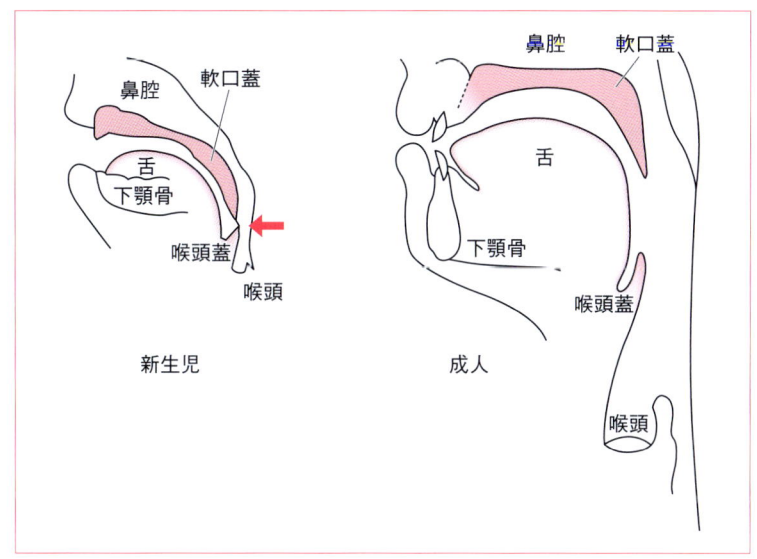

図1 新生児と成人の声道の比較
（文献2より改変）

　話し言葉の出現の順番を，発声からクーイング，喃語という段階で説明したが，これらは発声器官の発達の過程でもある。新生児は，発声器官が未熟であり，声道が短く，口腔や鼻腔といった共鳴腔も狭い（図1）[2]。また，声帯に振動を与える方法も難しく，言語音を発することができない状態である。発声器官は，およそ4カ月頃から変化が起こり，喉頭の位置が下がり声道が長くなる。共鳴腔が広がることでクーイングが可能となり，さらには口腔内が広がることにより舌の運動空間も確保され，子音を操作することが可能となり基準喃語が出現するようになるのである。

　また，音の知覚（話し言葉の弁別・理解）も発達し，9～10カ月にもなると，他者とのやりとりの基礎が芽生え始める。叱られたら泣き出す，名前を呼ばれたら手を挙げる，おもちゃを手に取るなど，それまで「ヒト（主に母親）対自分」，あるいは「モノ対自分」という二項だけの関係（二項関係）だったものが，子どもが母親におもちゃをみせて関心を共有しようとしたり，母親におもちゃを渡してやり取りを楽しんだりと，意図的な行動が出現しはじめるのがこの頃である。このような「モノ対ヒト対自分」の三項が関連づけられることを三項関係といい，モノも含めた他者とのやり取りのなかで，自分の意思を伝えようという意図的な行動が芽生える。これはコミュニケーションの基盤となるものであり，まさに言葉につながる第一歩である。

2) 初語から語い獲得まで

　子どもが初めて発する言葉を「初語」といい，10～15カ月くらいにおよそ出現する。ただし初語の現れが言語獲得（この場合，語い獲得）の兆しということは一概にはいえない。また初語は定着性も低い傾向にあるのが一般的である。初語は，どんなモノにもどんな状況にも一つの言葉で表現され，使用頻度の低いものは消失する。たとえば，犬に対し「ワンワン」，猫にも「ワンワン」，白い犬に「ワンワン」，白い服に「ワンワン」などである。また，犬がこちらに向かってきたときも「ワンワン」，犬をさわりたいときも「ワンワン」といい，「ワン

「ワン」という発語に文章的な意味を含むこともあり，文法上では一語文と呼ばれる．語いは急激には増加せずに徐々に増える傾向にあり，初語の出現から30～50語ほどみられるようになるのは，およそ1歳半である．

3) 語い獲得から二語文まで

急激に語いが獲得されるのは，1歳半以降のことである．初語を話し始める前の準備段階から30～50語程度の獲得までの，「ゆっくりした獲得の時期は語い獲得の第1段階，この爆発的増加が起こる時期は語い獲得の第2段階」[3]といえる．語いの獲得は，名詞が一番早く獲得され，それに対し動詞の獲得が難しい．これは，名詞は具体的概念であり恣意性が強いが，動詞はその示す概念が広くまた自由度が高いからと考えられている．語いの獲得に伴い，言葉を組み合わせて使い始め，二語文が出現するようになる．「ワンワン，イル」，「マンマ，タベル」などであり，やりとりを楽しむために，質問をすることが増えるようになってくる．二語文は文法獲得の現れであり，およそ1歳8カ月～2歳にみられ始める．

4) 多語文から会話まで

さらに語い数が増え，語の連結が増えてくると，2歳半くらいで助詞を用いて語を連結させたり，接続詞を使って文と文をつなげたりできるようになり，三語文，四語文などの多語文がみられるようになる．また，3歳くらいから複文の出現といった文法的な発達もみられるようになる．意味理解の発達も進むため，「なんで」，「どうして」といった質問が多くなったりするのもこの時期である．4歳くらいまでには日常生活には困らない程度の語い数を獲得し，4歳以降で会話のルールも理解できるようになる．しかし，限られた相手や場面での言語運用が多いため，会話や語り（まとまりのある話をすること）といった談話能力，語用能力（社会的文脈において適切に言葉を使用すること）などは，社会の広がりとともに，あるいは教育のなかで徐々に洗練されていく．

二語文が出現する頃には，まだ不十分である発声器官の発達も進み，3歳半から4歳半の間に正しい構音動作が獲得され，その能力はきわめて高い水準に達する．始めは不明瞭で正しく発音できなかった音も，ほとんどこの時期に習得できるとされている．

以上，話し言葉の出現過程（表1）[4]について述べたが，言語の発達は全体的な発達の一部分であるため，それだけを取りたててみていくのは，非常に危険であり難しい．西村[5]は「ことばの発達の三つの条件，脳，言語刺激，臨界期を考慮に」と述べている．言葉を扱うのは一重に"脳"であるから，言語の発達を考えるうえで脳の働きを考えることは必須である．そして，適切なときに適切な言語環境にあることも非常に重要である．さらには，言語の発達とコミュニケーション能力の獲得は別の過程であることを忘れてはならない．

3 代表的な評価法

1) WPPSI知能診断検査と日本版WISC-Ⅲ知能検査法

WPPSI知能診断検査の対象年齢は，3歳10カ月～7歳1カ月，これに対し日本版WISC-Ⅲ知能検査法（p288, 参照）は5～16歳11カ月が対象となり，ともに知能検査である．検査結果は言語性IQと動作性IQ，そして全検査IQによって示される．

2) ITPA言語学習能力診断検査

ITPAはコミュニケーション面の個人内差を明らかにし，学習障害などの子どもの教育的

表1　言語の発達過程

月齢（M）	音声・非音声言語の理解	音声・非音声言語の表出
1	・母親の声に静止する	
2	・話し声に反応する	・話しかけられると発声する
3	・「イナイイナイバアー」に反応する ・音のする方へ振り向く	・声を出して笑う ・泣き声から分化した発声がみられる
4～6	・「イナイイナイバアー」、「オツムテンテン」などを喜ぶ	・喃語の始まり ・意図的に発声して人の注意をひく（交信的発声）
7～8	・ジェスチャーの理解ができる ・「バイバイ」、「ニギニギ」の動作を模倣する	・反復喃語が活発となる ・発達の早い場合指差しを自発的にする
9～11	・名前の理解ができる ・禁止に反応する ・「ママどこ？」を理解し，探す	・反復喃語が減少する ・模倣発語（抑揚や発声）の増加 ・指差しをする ・有意味語が初出する
12～14～16	・命令・要求の理解「○○もってきて」、「こっちへおいで」（手まねきとともに） ・日常生活や絵本のなかで「○○どれ？」に対し簡単なものであれば指差す ・母親の歌を喜んで聞く	・指差し行動が徐々に減少する（11～12カ月を境に） ・有意味語が増加する「いやいや」、「ブーブ」など ・顔をしかめたり，しぐさを伴う感情の表出がみられる
18～24	・〔この時期の言語理解は，すべて先行体験の言語的意味づけを理解する段階である〕 ・上・中・下の位置関係の一つを理解することができる （例：「机の下の本をちょうだい」が分かる）	・「イヤ」と拒否する ・二語文の出現 （例：「ママあっち」、「ほんよんで」と要求する） ・ある歌の一部分を歌える
～36～	・「あした」、「あとで」が分かる ・上・中・下・前・後の位置関係のことばのうち二つが分かる ・男女の区別が分かる	・「これなあに？」とよく質問する ・「これ○○の」を言う ・日常生活で「これがいい．」と選択する ・複文「……だから……する」が出始める
～48～	・「二つ」が分かる ・「きのう」、「いま」、「あした」が分かる ・上・中・下・前・後のうち4つが分かる	・「どうして」と尋ねる ・自分の姓名を言う ・人称代名詞のうち「ぼく」、「わたし」を使用する ・複文「……して，それから……」
～60～	・簡単な指示であれば同時に三つのことを実行できる ・数字やひらがなのひろい読みをする ・かわいそうな話を聞くと涙ぐむ	・電話の応答をする ・経験したことが話せるようになる ・簡単な物語を自分のことばで話す

（文献4より改変）

診断を行い指導に役立てる目的がある。言語学習能力として三つの次元，つまり，「回路」，「過程」，「水準」という次元を仮定している。検査結果は評価点によるプロフィールと言語学習年齢を求める。

3) 絵画語い発達検査（PVT-R）

PVT-Rは4コマの絵を呈示して最もふさわしい絵を選択させることで，子どもの「語いの理解力」を測定する。きわめて簡便な検査法である。2008年に改訂された。

4) DENVER Ⅱ―デンバー発達判定法―（p256, 参照）

DENVER Ⅱ―デンバー発達判定法―は①個人-社会，②微細運動-適応，③言語，④粗大運動の4領域から構成されている。そのなかの言語領域（言語に耳を傾け，理解し，使用する能力）で評価が可能である。

5) 新版K式発達検査2001（p288, 参照）

新版K式発達検査は，①姿勢・運動領域，②認知・適応領域，③言語・社会領域の3領域に分かれ，領域別と全領域に発達年齢と発達指数を算出する。「言語・社会領域」で評価が可能である。

6) 遠城寺式乳幼児分析的発達検査法（p262, 参照）

遠城寺式乳幼児分析的発達検査法は運動，社会性，言語の6領域からなる。6領域とは，①移動運動（26項目），②手の運動（26項目），③基本的習慣（26項目），④対人関係（26項目），⑤発語（26項目），⑥言語理解（26項目）である。「発語」，「言語理解」で評価が可能である。

（北風祐子・笹田　哲）

文献

1) 髙橋泰子：言語運用の評価．大貝　茂 編：言語発達障害Ⅰ．建帛社，p66，2000
2) 江尻桂子：乳児における音声発達の基礎課程．風間書房，2000
3) 小林春美：語意味の発達．秦野悦子 編：ことばの発達入門．大修館書店，p68，2001
4) 飯高京子：言語発達段階に即した指導，訓練．財団法人医療研修推進財団 監：言語聴覚士指定講習会テキスト．医歯薬出版，p184-185，1998
5) 西村辨作：言語発達障害総論．西村辨作 編：ことばの障害入門．大修館書店，p16，2001
6) Wechsler D：日本版WISC-Ⅲ刊行委員会 訳：日本版WISC-Ⅲ知能検査法．日本文化科学社，1998
7) David Wechsler：日本心理適性研究所 訳：WPPSI知能診断検査．日本文化科学社，1969
8) 旭出学園教育研究所 編：ITPAの理論とその活用―学習障害児の教育と指導のために．日本文化科学社，1975
9) Frankenburg WK：上田礼子 訳：日本版デンバー式発達スクリーニング検査― JDDSTとJPDQ（増補版）．医歯薬出版，1983
10) 島津峯眞 監：生澤雅夫 編：新版K式発達検査―発達検査の考え方と使い方．ナカニシヤ出版，1985
11) 遠城寺宗徳：遠城寺式乳幼児分析的発達検査法．九大小児科（改訂版）．慶應義塾大学出版会，1977
12) 小林春美，佐々木正人 編：子どもたちの言語獲得．大修館書店，1997
13) 岩立志津夫，小椋たみ子 編著：言語発達とその支援．ミネルヴァ書房，2002

7. 日常生活活動（ADL）発達

1 ADLの発達を評価することの意義

　日常生活活動（activities of daily living；ADL）評価は日常の身辺動作自立度の把握を目的としている。食事動作，更衣動作，排泄動作，整容動作，入浴動作などに関して，自立の程度またはどの程度介助が必要であるかを評価する。ADL自立度を規定する因子に関する報告は多い。脳性麻痺を例にとるとADL自立度規定因子では，運動機能，知的状態，環境因子などが取り上げられている（図1）。年齢とADL自立度の変化も報告されており，総合的な発達状態を把握するうえで有用である。ADL発達の程度は障害そのものによるのではなく，身体状況および環境因子その他が総合的に影響した結果である。このためADL自立度は理学療法・作業療法治療プログラム立案時，目標設定のための重要な指標となる。

　ADL評価尺度はさまざまに開発されている。しかし，ADL自立が何を意味するかは完全には定義されておらず，各尺度で定められている。一つの評価尺度においてADL自立と評価されたとしても絶対的な評価とはならない。このために，評価に用いた尺度が何であったかも記録する必要がある。

　特に中枢神経系の原因で運動に制限をもつ場合，動作の様式は一定ではなく，単にその動作が可能かどうかといった評価では，状態を十分に捉えられない場合が多い。個々の動作は多様であり，通常自立不可能と考えられる対象者であっても，動作の工夫，機器の利用などによって自立する場合も少なくない。こうした動作のバリエーションを記録することは，対象者が動作を遂行するうえでの障害は何なのか，またどのような方法で動作を自立するのかを知るにあたって，貴重な情報を提供することになる。

　図2は，背臥位での食事動作を示している。本症例は運動機能障害が重篤であり，自力での座位保持ができない。体幹を安定させ，下肢でスプーンを把持し食事を行っている。なおこのとき，スプーンは足で把持しやすいよう改造されたものを使用し，食器も平らで滑りにくいよう配慮されている。

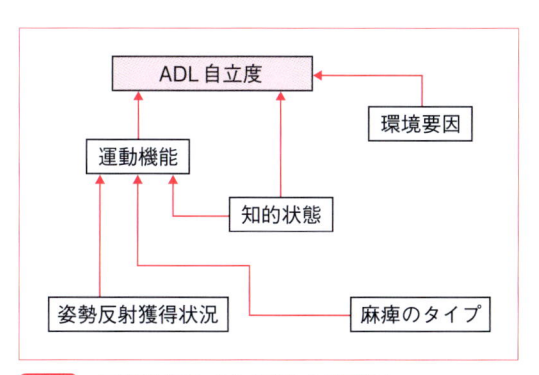

図1　日常生活自立に関連する要因

1章. 発達の過程とそのみかた

図2 背臥位での食事動作

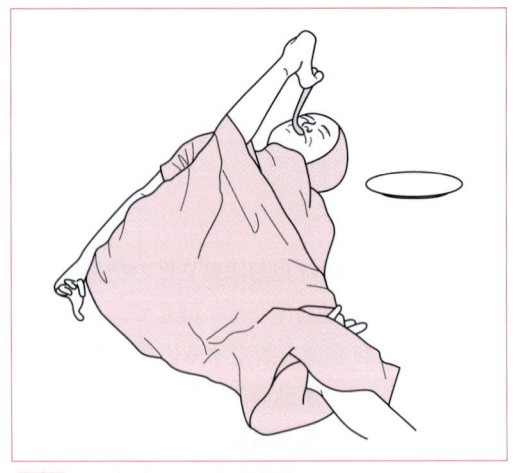

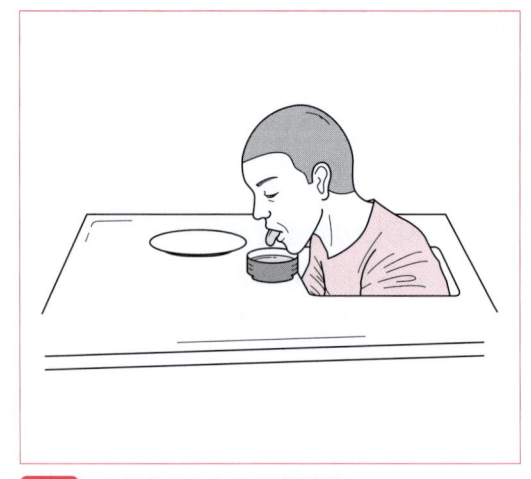

図3 上肢を使わない食事動作

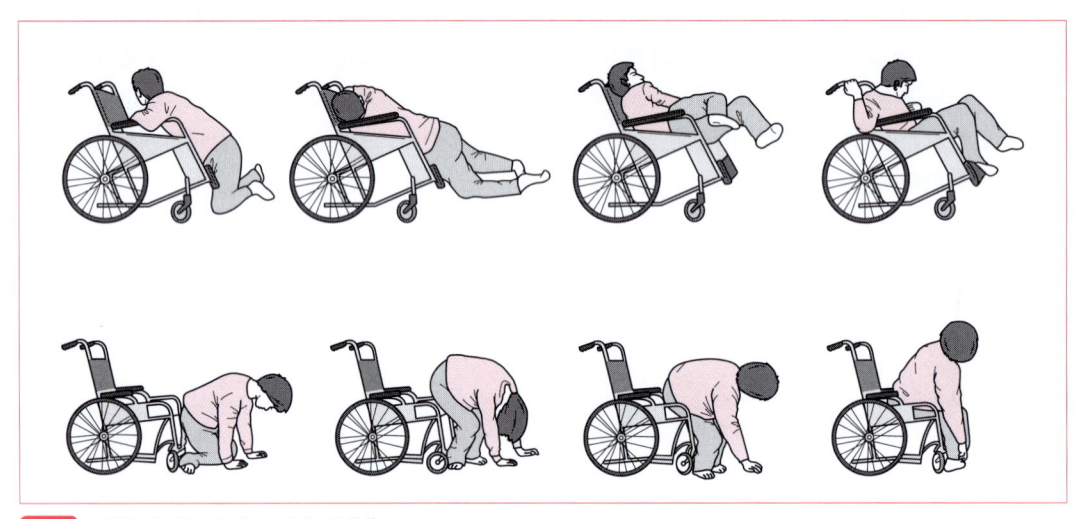

図4 脳性麻痺児の車いす移乗動作

　図3は，上肢を使わない食事動作を示している。重度の運動麻痺から四肢の随意的な運動に大きな制限があり，頸部に比較的随意性が残されている。このため，大きく設計された車いす用テーブルの上に食器を置き，ここから上肢を使わずに食事をとっている。図4は起立動作が不能である脳性麻痺児が獲得した床面から車いすへの移乗動作である。通常車いすへの移乗は起立動作が含まれるが，ここに示す動作では起立を経ず移乗する。

2 ADLと年齢

指標となる ADL[1-3)]

a. スプーンで食べようと試みるがうまくできない（1歳）

　座位の安定，上肢の巧緻性向上と自主性の芽生えから，自立した食事動作が育ち始める。

- b. 排尿を予告する（2歳）
- c. 一人でパンツを脱ぐ（2歳）
  2歳を超えると排泄自立指導が可能となる。
- d. 食事動作自立（2歳）
  一人でこぼさずに食事をすることができるようになる。
- e. 靴を一人で履くことができる（2歳6カ月）
- f. 上着を一人で脱ぐ（3歳）
- g. 夜オムツがいらなくなる（3歳）
- h. 自分でパンツを脱いで用を足す（3歳）
  3歳で排泄がほぼ自立する。
- i. 歯を磨く（4歳）
- j. 一人で体を洗う（4歳）
- k. 一人で衣服のボタンをはずせる（4歳6カ月）
- l. 一人で大便の始末ができる（4歳6カ月）
  4歳前後で身辺自立がほぼ完成する。

3 代表的な評価尺度

　ADL評価は日常生活の自立度によって行われる。ADLはさまざまな作業を含んでおり，その範囲が明確ではない。このためそれぞれの評価尺度が設定するADLの範囲も異なっている。さらに各作業の自立度を点数化する場合，自立を満点とするが，何をもって自立とするかの定義も尺度ごとに異なる。このことを十分理解したうえで評価尺度を用いることが重要である。

　厳密には異なる尺度によって評価された自立度を比較することはできない。まず評価尺度が扱うADLの範囲を十分検討し，さらに自立度の定義が評価の目的に適合しているかを考慮したうえで，使用する評価尺度を決定する。リハビリテーションでは計測された自立度によって効果判定も行われる。このことから，経時的な変化を検討するときや個体間の比較分析を行うときは，いったん決定した尺度を途中で変更すべきではない。

　代表的な評価尺度には次のようなものがある。

1) Barthel Index（p293，参照）
2) 子どものための機能的自立度評価法（WeeFIM）（p291，参照）
3) リハビリテーションのための子どもの能力低下評価法（PEDI）（p291，参照）

　1) Barthel Indexは，ADL評価尺度としては非常に古く，世界的に最初に使用されるようになった最初の尺度の一つである。ADLの範囲を初めて示したともいえる。簡便であり点数化して把握可能である。

　2) WeeFIM（functional independence measure for children）は，米国で開発された機能的自立評価法（functional independence measure）の小児版である。介助の必要度をより詳細に記録することができる。

3）子どもの能力低下評価法（pediatric evaluation of disability inventory；PEDI）は「機能的技能」項目と「複合的活動」項目により評価するものであり，機能障害からADLまで幅広く分析対象としている。

なお，これらの評価表の詳細については，巻末の付録を参照されたい。

（新田　收）

文献

1) 伊藤隆二，松原達哉：心理テスト入門．日本文化科学社，p12-14，1976
2) 遠城寺宗徳：遠城寺式・乳幼児分析的発達検査表（九大小児科 改訂版）．慶應通信
3) 津守　真，稲毛教子：乳幼児精神発達質問紙．大日本図書
4) 土屋弘吉，今田　拓，大川嗣雄：日常生活活動（動作）（第3版），医歯薬出版，p14-18，1994
5) 里宇明元，関　勝，問川博之，道逸和久，千野直一：こどものための機能的自立度評価法（WeeFIM）．総合リハ 21：963-966，1993
6) 里宇明元：小児における能力低下の評価—WeeFIMとPEDI—リハビリテーション医学 41：531-534，2004
7) 里宇明元，近藤和泉，問川勝治：PEDIリハビリテーションのための子どもの能力低下評価法．医歯薬出版，2003

8. 遊びの発達

1 遊びを評価することの意義

ホイジンガ[1]は，「人は遊ぶ存在」であると定義した．また，遊びは，あるはっきり定められた時間，空間の範囲内で行われる自発的な行為もしくは活動であると述べている．その他，さまざまな学者らによって定義づけられているが，遊びは多様な行動を内包しているため，一言で語れない難しさがある．

遊びはいつ始まるのか，そして遊びに終わりはあるか，このような疑問を抱いたことが誰にもあるかもしれない．誰でも子どもの頃，お気に入りの人形，絵本があったであろう．公園での泥ダンゴ遊び，泥警ごっこをしたりと，無我夢中で遊びに没頭した体験が今でも鮮明に記憶に残っているだろう．「遊び」をキーワードに文献検索すると膨大な数の文献がヒットする．遊びは文学，医学，心理学，社会学，人間発達学，工学などさまざまな領域で取り扱われ研究されている．

カイヨワ[2]は，遊びを競争（アゴーン），偶然（アレア），模擬（ミミクリ），めまい（イリンクス）の4つに分類している．

競争（アゴーン）は，かけっこ，野球，将棋などにみられる競う遊びである．偶然（アレア）は，じゃんけん，すごろく，くじなどで運をためす遊びである．模擬（ミミクリ）とは泥警ごっこをして遊んだり，ままごとで親などを演じる遊びである．人形遊びや演劇なども含まれる．めまい（イリンクス）とは急速な回転や落下運動によって，前庭覚に強い刺激を入れ混乱状態を生じさせて遊ぶことである．子どもの「ぐるぐるまい」から始まり，ブランコ，ダンス，ジェットコースター，スキーなどにみられる．

「ごっこ遊び」(symbolic play)は人間特有の遊びである．子どもの遊びはある役割を担ったり，相手に与えたりしながら，道具を使って，あるストーリに沿って展開される特徴がある．このように遊びは自発的な活動である．遊びたいから遊ぶのであり，それによって内的喜びとフロー状態[3]をもたらす．図1[3]の横軸は技能の程度を示す．右にいくほど高い技能となる．縦軸は，チャレンジの程度を示す．上にいくほど，難易度は高くなる．たとえば，技能が未熟で低いのに，チャレンジが高ければ難しくて失敗してしまい，やる気を失うことになる．逆に高い技能をもっているのに，チャレンジが低ければ簡単にできてしまい，飽きたり退屈したりしてしまう．これに対し技能に見合ったチャレンジのときは，無我夢中で行うことができ，楽しさを味わえる．気分も高揚し，やりがいがある．このように，技能とチャレンジの調和がほどよくとれたときにフロー状態となる．夢中になって遊んでいるときこそ，まさに，フロー状態の連続といえる．

作業療法士のライリー(Reilly)[4]は，遊びは，子どもの主な活動であり，仕事に先行する準備状態である．横断的には，成人の仕事を支えるものであると定義づけた．つまり，遊びは成人の仕事と対立し切り離されたものでもなく，「遊びと仕事」は発達の観点からみて連続的であることを示した．遊びをしながら，大人の日常生活に必要な技能やふるまい方を身

1章. 発達の過程とそのみかた

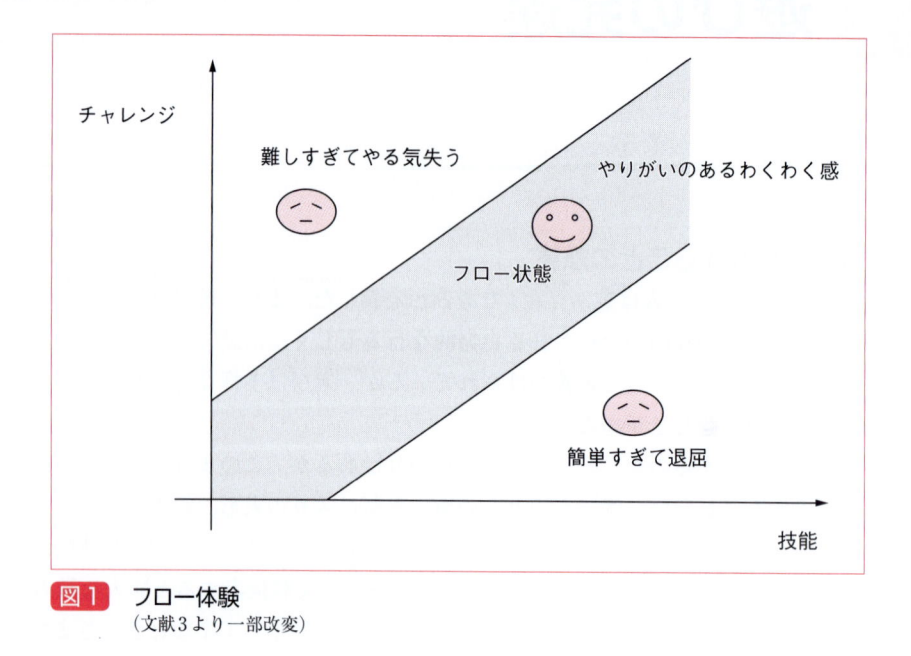

図1 フロー体験
（文献3より一部改変）

につけていく。遊びは役割，技能を育む重要な場となる。

2 遊びの発達の段階

1）遊びの発達段階（Parten）

Parten[5]は，遊びの発達段階を，専念していない行動，傍観，一人遊び，並行遊び，連合遊び，協同遊びと段階づけた。

各段階にみられる特徴を以下に示す。

①専念していない行動：公園や広場，子ども部屋などで，うろうろ歩いたりしている。周囲をみて動き回り，探索したりしている。

②傍観：他の子どもたちが遊んでいても，自分から遊びに加わらない。他の子の遊び場面を近くでじっと眺めている状態である。声をかけても，一緒に遊ばない。

③一人遊び：一人で自分の世界に熱中する。周囲の他の子どもとの接点はみられない。一人で黙々と遊んでいる。

④並行遊び：周囲に子どもがおり，場は共有しているが，子どもどうしの交流はみられない（図2）。たとえば，砂場で各々遊んでいるが，一緒に遊んではいない。

⑤連合遊び：他の子どもとおもちゃの貸し借りがあったり，子どもどうしの接点はみられるが，役割分担や組織化はまだみられない（図3）。3歳頃から始まる。

⑥協同遊び：子どもどうしがある一つの目標に向かってともにかかわる遊びである。それぞれ役割分担がなされ，集団の中に，リーダーの役割を取る子どもが現れ組織化されてくる（図4）。6歳頃から始まる。

2）遊びの発達段階（Piaget）

Piaget[6]は遊びを機能的遊び，象徴的遊び，ルール遊び，構成的遊びと段階づけている。

各段階にみられる特徴を以下に示す。

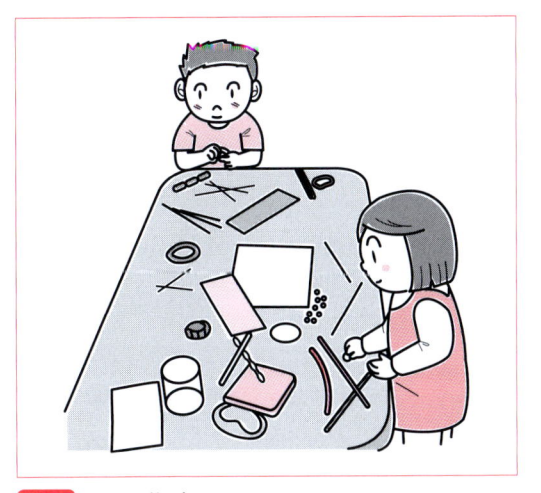

図2 並行遊び
子ども2人がテーブルを共有し，モールで遊んでいるが交流はみられない

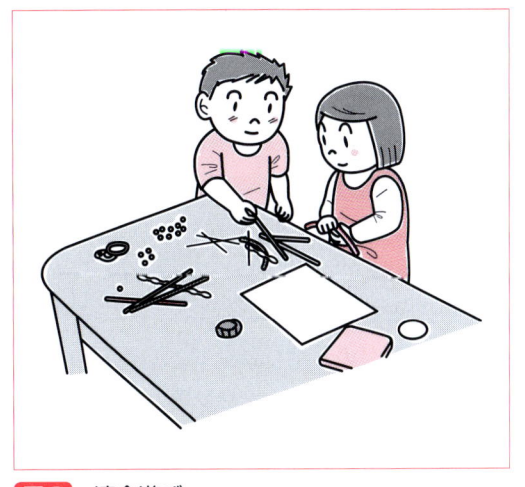

図3 連合遊び
子ども2人が，モールの貸し借りをしている。しかし，一緒に作ることはみられない

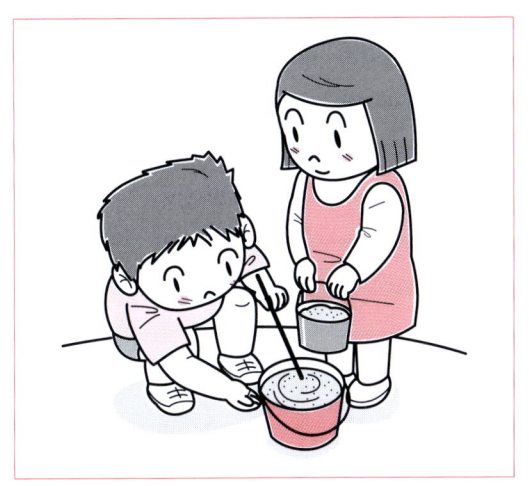

図4 協同遊び
公園の砂場，子ども2人が，砂とおもちゃを使って料理をしている。子ども同士で砂を運ぶ，まぜるなど役割分担している

①機能的遊び：座位，把持，歩行などの運動機能の獲得に伴い，これらの座る，握る，立つといった動きそのもの自体を楽しむ。また，動きに伴って身体に入ってくる感覚，たとえば，さわる（触覚），まわる（前庭覚），力を入れる（固有受容覚）などの感覚自体が心地よく，繰り返し行って遊ぶ。この遊びを通じて模倣能力が伸びていく。

②象徴的遊び：模倣，想像などを主体とする遊びである。電車の車掌役やテレビのヒーローなど，子どもにとって憧れの役割を担う。ままごとなどのごっこ遊びを通じて，象徴的能力が伸びる時期である。

③ルール遊び：相手と競い合ったりとゲーム性が盛んになる。遊びのなかで，ルールを作り，守ることで自己中心性の世界を脱し，我慢し譲ったり，ある役割を担ったりして仲

間と協力し合うといった協調性の力が伸びる時期である。
　④構成的遊び：想像したものを作り上げる遊びである。ブロック，工作，積み木など素朴なものから，プラモデルなどの緻密なものまで対象が広がる。

3 遊びの評価

　以下に遊びの評価法について列挙する。各評価法の詳細については，巻末の付録を参照されたい。

1) 遊び歴(p294，参照)
2) 遊びの尺度(p294，参照)
3) 遊び支援チェックリスト(母親版)[7](p294，参照)

(笹田　哲)

文　献

1) ホイジンガ：高橋英夫 訳：ホモ・ルーデンス．中央公論新社，1973
2) ロジェ・カイヨワ：遊びと人間．講談社学術文庫，1990
3) Mチクセントミハイ：今村浩明 訳：フロー体験 喜びの現象学．世界思想社，p95，1996
4) Reilly M：山田　孝 訳：遊びと探索学習．協同医書出版社，1982
5) 矢野喜夫，落合正行：発達心理学への招待．サイエンス社，1991
6) ジャン・ピアジェ：大伴　茂 訳：遊びの心理学．黎明書房，1988
7) 笹田　哲：就学前の精神発達遅滞児に対する母子ダブルシステムによるアプローチ．作業行動研究 4：6-17，1997

9. 社会適応

1 社会適応を評価することの意義

　社会とは，一般的には人間が集まって組織化された集合体を指し，世の中，あるいは世間と呼ばれる。社会適応とは組織化された人間の集合体のなかでふさわしいふるまいができることといえる。人間は社会的動物であるといわれるように，家庭，職場，学校，地域などの社会のなかでさまざまな役割を演じている。そのなかでは，一定の情報の双方向性の伝達（コミュニケーション）が不可欠であり，言語や文字情報，非言語情報を用いて情報を伝達することが必要とされる。

　マズローの欲求段階説によると，人間の欲求の段階は，生理的欲求，安全の欲求，親和の欲求，自我の欲求，自己実現の欲求の5段階となっている（図1）。生理的欲求と安全の欲求とは，人間が生きるうえでの根源的な欲求である。生理的・安全的に満たされると，それらは魅力的ではなくなり，他人とかかわりたい，他者と同じようにしたいなどの集団帰属の欲求である親和の欲求が生まれてくる。自我の欲求とは，自分が集団から価値ある存在と認められ，尊敬されることを求める認知欲求のことである。自己実現の欲求とは，自分の能力，可能性を発揮し，創造的活動や自己の成長を図りたい，社会に貢献したいと思う欲求である。下位の欲求が満たされると上位の欲求が生まれてくる。ヒトは社会のなかでこのような動機や欲求に基づいて行動しており，これらが満たされることが，その後の発達課題に直面したときの壁を乗り越える力として蓄積される。より高次の欲求を満たす行動を起こすためには，下位の欲求が満たされること，そして幼いうちから社会のなかで自尊感情や自己有能感を養うことが重要である。

　乳児はおなかが空くと泣くことによって欲求を伝達し，母親からお乳をもらう。子どもの社会は母子から家族に広がり，生理的欲求，安全の欲求が満たされることや運動発達の促進，知的発達の促進などとあいまって，公園などの近隣へと社会が拡大していく。就園・就学と成長にしたがって所属する社会は次第に大きなものになっていく。対応する社会が大きく複雑になるにつれて，そこで適応するための対人行動や集団参加行動などには，より柔軟かつ複雑な能力が必要になる。

　社会適応能力を評価することは，社会適応に課題がある場合の原因をつかみ，解決策を考えるために当然必要なことであるが，社会適応に明確な課題がみられない場合においても，対象児のライフステージを見通し，より大きな社会集団に帰属した場合に支障が出る可能性がある場合には，早期に介入することで社会適応障害を予防できるため有用である。

2 社会適応と月齢

　人間は生まれた直後から意識的，無意識的な働きかけを受け，発達する。人々の行動を模倣し，社会で認められる行動様式を身につける。社会性とは自分の属する社会のなかで生活

1章. 発達の過程とそのみかた

図1　マズローの欲求段階

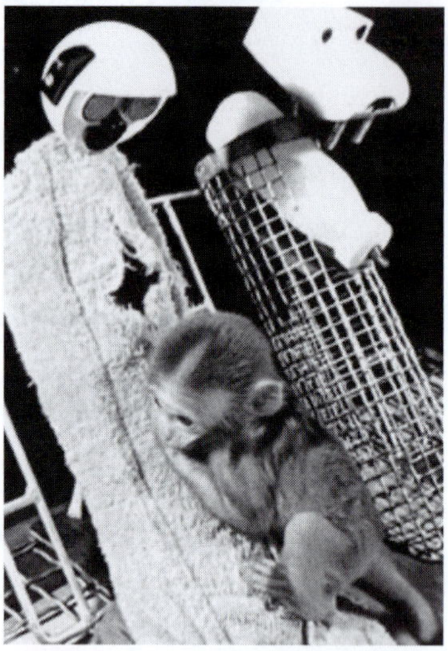

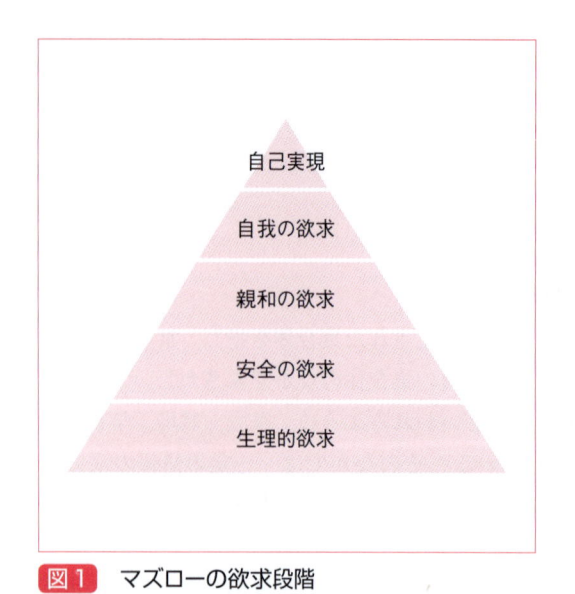

図2　布製の代理母に寄り添うコドモのアカゲザル
（文献7より）

していくうえで必要なさまざまな行動，すなわち対人行動，集団参加，社会的適応などの社会的行動の発達に関連していると思われる。

　乳幼児期は家族と過ごす時間が長く，家庭は社会性の発達に重要な役割を果たしている。乳幼児は生理的欲求を満たされると同時に社会的行動の基礎を身につける。生後6〜8週に自分以外の存在を意識するようになり，人一般を注視の対象とする。そして，次第に知らない人よりも身近にあって応答性のよい母親などに選択的に反応するようになっていく。生後3カ月くらいで母親と見知らぬ他人とを区別し，異なる反応を示す。6カ月頃までに，母親を特別な人間と認めるようになり，人見知りが始まる。8カ月くらいの乳児では，母親から離れるときに強い不安反応を示し泣き叫ぶようになる。イギリスの児童精神医学者Bowlbyは，このように乳児が母親（養育者）に心理的な絆をもつ状態をアタッチメントと呼んだ。

　乳児と母親（養育者）との間に形成される愛着関係には，泣き，吸啜，微笑，しがみつきなど乳児が生まれながらにもつ行動が基礎となっており，これらの行動は，母親（養育者）などを乳児に呼び寄せ，接近させるのに役立つ。また，運動機能の発達により，後追いなどの愛着行動もみられるようになる。アメリカの心理学者Harlowは，愛着とスキンシップの関連を示唆する興味深い実験結果を報告している。エサの出る針金製の代理母とエサの出ない布製の代理母を呈示したときにコドモのアカゲザルがどのように行動するのかを観察したものである。この実験では，コドモのアカゲザルは，多くの時間を布製の代理母の近くで過ごした（図2）。このように，愛着の形成には好ましい触覚刺激が得られることが影響すると考えられる。

　7カ月頃になると，乳児はほぼ同じ月齢の子どもに対して興味を示し，手を伸ばして接触しようとしたり，笑いかけたりする。子どもが相手を仲間として認識し，働きかけようとしていることの表れであるが，この時期のやり取りはあまり持続しない。相互のやり取りが持続するようになるのは1歳半〜2歳頃といわれている。

2歳～3歳になると相手の模倣をするだけではなく相手の行動を受けて遊びを展開させるような行動がみられるようになる。社会的発達は子どもが仲間と接触を多くもつようになるこの時期から著しく促進され，次第に集団を形成して遊ぶようになる。

4歳児，5歳児を対象とした調査結果から，友達と一緒によく笑い一緒にいることが仲間からの人気と結びついており，相手の気持ちを察したり一緒に楽しい感情を共有すること，自分と相手の関係を理解し，自分勝手にふるまわないことが，円滑な集団参加には大切であることが示されている。友達関係を維持するためには，相手の気持ちを理解したり自分の気持ちをうまく伝えることが必要であるため，非言語コミュニケーションの能力が重要となる。マクドナルドらの調査によると，家庭で父親と身体を使った遊びを多く経験した子どもは男女ともに友達との関係がよいと報告されている。身体を使った遊びを経験することで相手の感情を読み取る力と自分の感情を表現する力の両方が養われるのではないかといわれている。幼児期の身体を使った遊びでは，言語的相互作用よりも，身体を通して直接触れながら相互作用する非言語コミュニケーションで遊びが成り立つことが多い。その経験を通して相手を理解する力を育て，他の人と適切にかかわる対人能力が育まれると考えられる。

高機能自閉症やアスペルガー症候群などの自閉症スペクトラム児では，通常，このような遊びのなかで獲得する能力を身につけることが難しい場合が多くみられる。1978年，アメリカの動物心理学者プレマックらは，チンパンジーなどの霊長類動物が，他の仲間の心の状態を推察しているかのような行動をとることに着目し，それを捉える「心の理論」(Theory of Mind)という考え方を唱えた。他者がもつ目的，意図，知識，信念，思考，あるいは疑い，推測，ふり，好みなどを理解できるなら，それは「心の理論」をもつとみなした。通常知的な遅れのない子どもでは，小学校に入る年齢では，ほとんどの子どもが通過する心の理論課題であっても，自閉症スペクトラム児では通過できないという研究報告があり，自閉症スペクトラム児のコミュニケーションや対人関係における問題とこの心の理論の発達との関係が指摘されている。

3 代表的な評価尺度

1）DENVER Ⅱ―デンバー発達判定法―（p256，参照）

個人-社会，微細運動-適応，言語，粗大運動の面から発達を全体的に捉え評価される。適用年齢は0～6.5歳までである。

2）新版 S-M 社会生活能力検査

身辺自立，移動，作業，意志交換，集団参加，自己統制の6つの領域を測定することで社会生活能力を評価するものである。領域別に社会生活年齢(SA)と社会生活指数(SQ)が算出される。

3）TK式幼児発達検査

日常生活に必要とされる社会的な技術や能力の発達をみる「生活能力」と基本的な習慣やしつけの習得をみる「生活習慣」の二つの側面から子どもの発達を理解できる。生活能力では，仕事の能力，身体のこなし，言葉の表現・理解，集団活動，自己統制，自発性の6領域を，生活習慣では，清潔，排泄，着衣，睡眠，食事の5領域を測定する。適用年齢は3歳～6歳までである。

4）KIDS 乳幼児発達スケール（p265, 参照）

運動，操作，理解言語，表出言語，概念，対子ども社会性，対成人社会性，しつけ，食事の9つの領域，約130の質問項目に対し，保護者がマルバツで記入する．適用年齢は，0歳1カ月～6歳11カ月までである．

5）TOM心の理論課題検査　幼児・児童の社会認知スクリーニング・テスト

子どもが他者の意図・思考などの「心の動き」をどのくらい理解できるかをみるために開発されたテストである．適用年齢は3～7歳までである．

6）幼児の社会的スキル尺度（p277, 参照）

円滑な人間関係を営むために必要な行動の側面である社会的スキルを測定する12項目と人間関係を阻害する行動の側面である問題行動を測定する13項目の全25項目からなる尺度である．

（有川真弓・笹田　哲）

文　献

1) 堀　洋道 監：心理測定尺度週Ⅳ─子どもの発達を支える〈対人関係・適応〉．サイエンス社，2007
2) 上田礼子：生涯人間発達学．三輪書店，1996
3) 上田礼子：リハビリテーション医学講座〈2巻〉．人間発達学．医歯薬出版，1985
4) 桜井茂男，岩立京子：たのしく学べる乳幼児の心理．福村出版，1997
5) AH マズロー：人間性の心理学─モチベーションとパーソナリティ．産能大出版部，1987
6) 厚東篤生，濱田秀伯 監：よくわかる！脳とこころの図解百科．小学館，2008
7) ニコ・ティンバーゲン：丘　直通 訳：ライフ大自然シリーズ9「動物の行動」．タイムライフインターナショナル，1971

キーワード解説 ▶▶▶▶▶

発達障害に関する臨床で，よく遭遇するキーワードを解説する。

●子どもの発達段階について

子どもの発達段階は胎児期を含め，以下の5期に分類される。

周産期*	妊娠28週以後の胎児期と出生後から7日目まで
新生児期	出生後4週間以内
乳児期	出生後1年以内
幼児期	1〜6歳まで（満1歳〜小学校入学の前まで）
学童期	6〜12歳まで（小学校入学〜卒業まで）

＊WHOの定義では妊娠22週〜出生後7日未満

●新生児の分類について

新生児は出生体重により，以下のように分類される。

超低出生体重児	1,000g未満の児
極低出生体重児	1,500g未満の児
低出生体重児	2,500g未満の児
巨大児	4,000g以上の児

また，在胎週数により，以下のように分類される。

早期産児	在胎37週未満の児
正期産児	在胎37週以上で42週未満の児
過期産児	在胎42週以上の児

さらに成熟度により，以下のように分類される。

未熟児	2,500g以下で生まれた新生児や早期産児
成熟児	正期産・正常体重で生まれた新生児
過熟児	過期産児や巨大児

●子どもの発達指数について

子どもの発達を評価する代表的な指数に関して解説する。

1）発達指数（developmental quotient；DQ）

標準的な発達年齢でみられる行動や反応が認められれば100の値が出るようになっている。発達指数を求める公式は，DQ＝（検査で分かる発達年齢/生活年齢）×100

2）知的指数（intelligence quotient；IQ）

相対的に数量化された知能の発達程度を示す。平均値は100。知能指数を求める公式は，IQ＝（検査で分かる知能年齢/生活年齢）×100

3）アプガー指数[1]

出産直後の新生児の仮死状態のレベルを表す。出産後1分と5分で，皮膚色（Appearance），心拍数（Pulse），刺激に反応（Grimace），筋緊張（Activity），呼吸（Respiration）の5項目を10点満点で採点する。各項目の頭文字をとってAPGAR指数やアプガースコアと呼ばれる。7～10点が正常，4～6点が軽度仮死，0～3点が重度仮死となる。

	0点	1点	2点
皮膚色	全身蒼白，または全身チアノーゼ（青紫色）	体幹ピンク色 手足先チアノーゼ（青紫色）	全身ピンク色
心拍数	心拍なし	100/分未満	100/分以上
刺激に反応	反応なし	顔をしかめる	泣く
筋緊張	だらりとしている	腕や足を曲げている	活発に手足を動かす
呼吸	呼吸なし	弱々しく泣く	強く泣く

●子どもの発達に関する検査について

子どもの発達の程度を調べる代表的な検査や関係機関について解説する。

1）乳幼児健康診査

自治体が行う乳幼児の保健行政のなかに，厚生労働省管轄の母子保健法に基づいて，「1歳6カ月健診」と「3歳児健診」が健康診査として定められている。自治体によっては，4カ月健診を行っているところもある。1歳6カ月健診では歩行の状態，言葉の遅れがないか確認する。3歳児健診では，粗大運動に加えて巧緻運動の発達，言葉では，名前や会話の理解度，二語文での会話などが中心となる。非言語的コミュニケーションの評価も大事である。この健診で言葉の遅れがみつかり，自閉症の早期発見につながる。

2）就学児健康診断

文部科学省管轄であり，学校保健法に基づいて実施される。内科，耳鼻科，眼科，歯科の診察，知的能力の検査がある。ここで何か問題があれば，二次健診を行うことになる。

3）就学指導委員会

医師，教師，保育士，臨床心理士，特別支援教育コーディネーターなどで構成され，通常学級，特別支援学級，特別支援学校のどの学級が適しているかの判定を行う委員会である。

文献

1) 森川昭廣, 内山 聖, 原 寿郎 編：標準小児科学（第6版）. 医学書院, 2006

知っておくべき治療

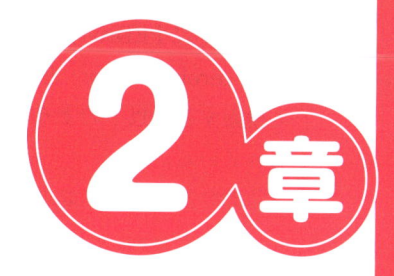

2章

1. ファシリテーションテクニック
─神経生理学的アプローチ

1 ファシリテーションテクニックに関する議論

　神経生理学的アプローチの効果については1970年代から盛んに議論されてきた。上田は1975年当時に紹介された神経生理学的アプローチ（neuromuscular approach）効果に関する報告に，分析上の問題があるとしている[1]。また1980年代以降，神経生理学的アプローチを見直す意見があり，児玉はVojta法に関する問題点を示し[2]，西山らは神経生理学的アプローチに関する効果判定が困難であるとしている[3]。

　2008年にPEDro（physiotherapy evidence database）（http://www.pedro.org.au/）を利用し，「cerebral palsy」と「neulodevelopmental therapy, neurofacilitation」をキーワードとして検索すると以下のような結論となっていた。その後，現在も効果検証に関する研究が試みられている。

　①即時的な効果を除き，神経生理学的アプローチが運動発達に変化をもたらした，拘縮を防いだといった一貫した根拠は見出されない。
　②神経生理学的アプローチが社会的感情，言語，認知機能の発達に有利な影響を与える証拠はない。
　③神経生理学的アプローチ研究の多くはサンプル数が少なく，変化を検証するには十分ではない。

2 ファシリテーションテクニックの歴史

　1950年代にVojta，Bobathらの方法が相次いで発表され，神経生理学的アプローチ（neuromuscular approach）と呼ばれるようになった。それ以外の手技，いわゆるconservative therapyが，残存機能を最大限に活用して日常生活自立度向上を目指す方法であるのに対して，神経生理学的アプローチは機能障害の「正常化」を目指そうとした。神経生理学的アプローチの発表は1950年代であったが，わが国へは1970年代に紀伊[4]，今川[5]，中島[6]らによって紹介されている。この当時，神経生理学的アプローチは驚きをもって迎えられた。それは機能障害そのものへのアプローチであったことと，当時最新の神経生理学的な説明が付加されていたためと考えられる。ただし神経生理学的アプローチは神経生理学的研究成果に基づいて開発されたアプローチではない。臨床において経験的に行われていた方法に対する根拠として神経生理学的研究成果を利用したものである。

3 理論背景

　静的な姿勢がどのようにして保たれるかについてMagnus[7]は，姿勢は完全な静的状態ではなく複数の姿勢反射が協調した結果であるとした。その後，姿勢に関与する反射から，中枢神経系に起因する運動障害の諸症状を説明しようとする試みが続けられてきている。これらの研究から，本来備わっていなくてはならない反射が統合され協調して働かなくては姿勢

を保つことができないということが明らかになった。つまり，出生直後約1年間の中枢神経系の成熟過程においてさまざまな反射が出現する。それらが結合し協調することで，姿勢保持が可能となる。もし対象児に中枢神経系の成熟過程の異常が存在すると，出生からの経過時間（週齢，月齢あるいは年齢）において，観察される反射が，正常発達から逸脱する。

Vojtaの乳児運動発達の評価方法はこうした変化を基本として乳児の運動発達を評価の基礎としている。月齢的に本来観察されない姿勢反射が強く作用し，姿勢の制御が乱されている場合があるとし，Vojtaはこれを異常反応としている。同様に脳性麻痺において強調される原始反射をBobathでは異常姿勢反射としている。

Vojta，Bobathらは，脳性麻痺は姿勢反射の協調的成熟が阻害されている状態と説明している。乳幼児は日々の自然な身体運動の中から，運動発達のきっかけをつかむのであり，発達初期に姿勢反射異常があると，その後の運動発達は異常な方向へ進むとしている。このことを踏まえ神経生理学的アプローチでは，可能な限り早期に，異常な反応を抑制し，正常な反応を強化できれば発達を正常な方向へ向けることが可能であるとした。

4 具体的テクニック

1) Vojta（ボイタ）法[8]（図1，図2）[9]

発達初期に中枢神経障害があると，姿勢反射統合に不具合が生じる。新生児期は運動発達において基礎を築く時期である。障害があると獲得されるべき基礎的運動要素を獲得することができない。この場合，異常な運動要素が全身運動を支配することになる。Vojtaは運動発達初期にこのような状態下に置かれていると，発達が次段階へ進むことが困難になるとしている。新生児は初期に獲得した運動要素の上に姿勢制御を高度化させる。基礎的な動作要素に異常がある場合は，異常要素を発展させた姿勢，運動のみ獲得可能であり，正常な発達から解離してしまう。正常発達では月齢とともに起立・歩行へと発達するのに対し，異常要素の上に立った変化では，やがて変化は停滞し，向上的変化はみられなくなる。

Vojtaはこうした脳性麻痺児に対して，早期にいくつかの基本的運動要素の獲得を促すことで，運動発達が異常なものから正常なものへ移行可能と考えた。特に生後4ヵ月以内に介入を開始すれば正常化の可能性は高いとした。Vojtaは具体的な介入方法としてすべての運動の基本要素である体幹の回旋と四肢の交互運動を含む運動として寝返りと腹這いを取り上げている。前腕，肩峰などの誘発帯を刺激することで，交互運動と回旋を含んだ全身運動を引き出す方法を開発した。これらの運動を繰り返し誘発し獲得させることで，発達は正常な方向へ向かわせることができるとした。

2) Bobath（ボバース）概念[8]（ボバースコンセプト）

Bobath概念においても乳幼児期の異常な運動が，その後の正常発達を阻害し，異常な姿勢・運動へ導いてしまうとう考え方はVojtaとあまり差がない。この点をBobathは特に姿勢反射について着目し説明している。姿勢反射は原始反射，立ち直り反応，平衡反応に分けられる。原始反射は生後6ヵ月ほどで観察されにくくなる。立ち直り反応，平衡反応はこれに代わって表れ，姿勢保持に大きな役割を果たす。Bobathは原始反射が強く残存することを正常発達を阻害する因子として捉えた。原始反射を異常姿勢反射と表現することもある。Bobath概念では筋トーヌスという表現を多く用いるが，姿勢反射を個別の筋レベルで捉え

2章. 知っておくべき治療

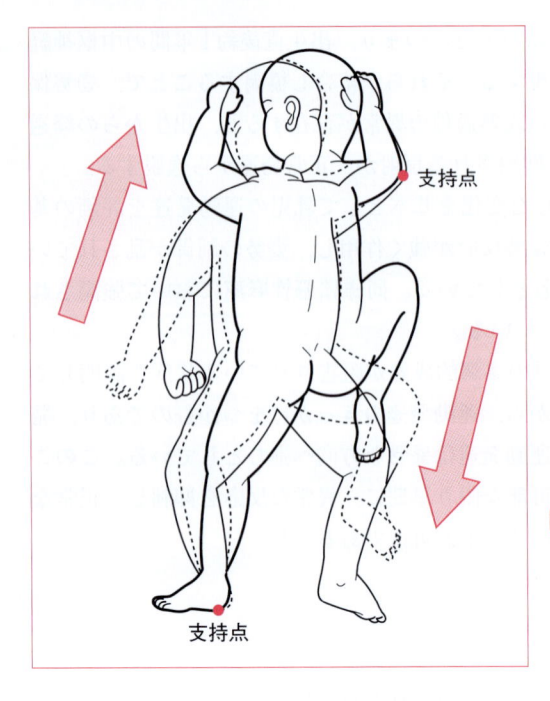

図1 Vojtaによる反射性腹這い
出発肢位は細線，中間は点線，最終は太線で表し，肘・足を支持に前進移動する様子が分かる
（文献9より改変）

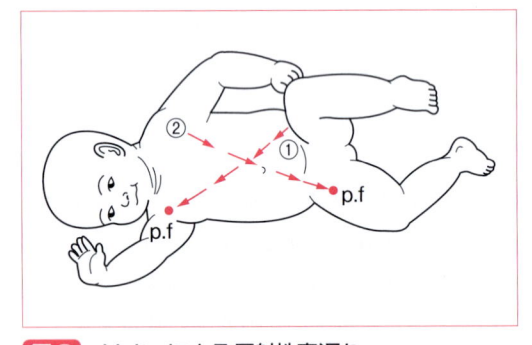

図2 Vojtaによる反射性寝返り
①第1斜め腹筋結合は骨盤帯の回旋：これに対応する背部の斜めの筋結合もある。
②第2斜め腹筋結合は肩甲帯の回旋：これに対応する背部の斜めの筋結合もある。
p.fは，punktum＝点・fixum＝固定を示す
（文献9より）

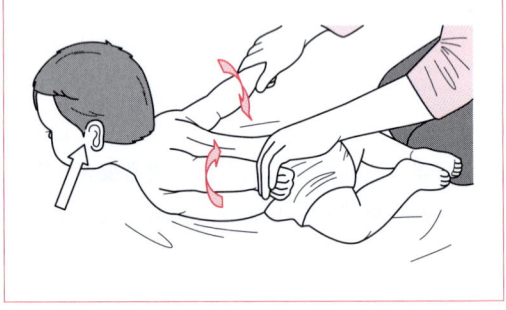

図3 Bobathによるキーポイントコントロール
前腕コントロールによる頸部挙上の促し
（文献8より改変）

たものである．筋トーヌスを正常化するためには異常姿勢反射を抑制し，立ち直り反応，平衡反応を引き出すことが必要としている．しかしBobath概念では具体的な手技を説明していない．筋トーヌスを正常化することを目的として，手技は個別対応することを根本理念としている．ただし筋トーヌスを正常化する手段としてハンドリングを説明している．ハンドリングは特定のキーポイントを操作して姿勢をコントロールすることができるとしている．この操作を利用し全身の筋トーヌスの調整が可能としている．図3は前腕をコントロール

することで体幹と頚部の伸展運動を促している．

(新田　收)

文　献

1) 上田　敏：ファシリテーション・テクニック—その問題点と展望．総合リハ 3：7-15, 1975
2) 児玉和夫：脳性麻痺に対するファシリテーション・テクニックの反省．総合リハ 14：197-200, 1978
3) 西山知行：治療者の立場としての治療効果について．理学療法学 13(2・3)：204-207, 1986
4) 紀伊克昌：Bobath Techniques を応用するについて．総合リハ 3：31-37, 1975
5) 今川忠男：脳性麻痺の運動療法—神経発達学的アプローチ．理学療法と作業療法 10：981-990, 1976
6) 中島雅之輔：Voita 法による脳性麻痺へのアプローチ．総合リハ 3：127-133, 1975
7) Rudolph Magnus：Some resulta of studies in the Physiology of Posture. The Lancet 11：531-536, 1926
8) マルグレット・ファルトカムプ，他：神経生理学的治療法の理論と実際．パシフィックサプライ，p79, 1985
9) 細田多穂, 柳澤　健 編：理学療法ハンドブック 第2巻 治療アプローチ(改訂第4版)．協同医書出版社, p426, p432, 2010

2. 感覚統合モデル

1 感覚統合とは

　感覚統合(sensory integration)は，アメリカの作業療法士であるエアーズ(Ayres)が，学習障害(LD)児のための治療法として開発した．感覚統合は神経心理学，神経学，大脳生理学，小児発達学，心理学などの学問領域を理論背景としている[1]．エアーズはLD児にみられる読み，書き，計算，言葉の学習の困難さや問題行動は，脳機能の偏りの反映であって，脳機能が改善することによって，問題となっている学習や行動が改善すると捉えた[1]．感覚には，視覚，聴覚，味覚，嗅覚などがあるが，エアーズが特に重要視した感覚は，前庭覚(重力と運動に関する感覚，図1)，固有受容覚(筋肉と関節に関する感覚)，触覚である(表1)．

　脳で感覚データが組織化され，処理され，意味ある情報へと変換され，行動を計画し，実行するために用いられる多重感覚処理のことを感覚統合という[2]．

　図2[3]は各感覚が統合される過程を4段階のレベルで示している．

　レベルⅠは，前庭覚と固有受容覚の統合により，眼球運動がコントロールされ，姿勢，バランスが保てるようになる段階である．また触覚を受容することで，安心して吸ったり，食べたりすることができ，母子のきずなが深まる．

　レベルⅡは，前庭覚，固有受容覚，触覚を中心に，身体を動かして，身体知覚，身体の両側協応，運動企画，活動レベルと注意力，情緒的安定が獲得される段階である．

　レベルⅢは，前庭覚，固有受容覚，触覚に，さらに，視覚，聴覚が加わり，話し言葉と言語理解，目と手の協調，視知覚，目的的活動が獲得される段階である．

　レベルⅣは，レベルⅠからⅢまでが集大成される最終産物の段階である．集中力，組織力，自尊心，自己制御，自信，学習能力，抽象思考や論理能力，身体と脳の特殊化が獲得される．

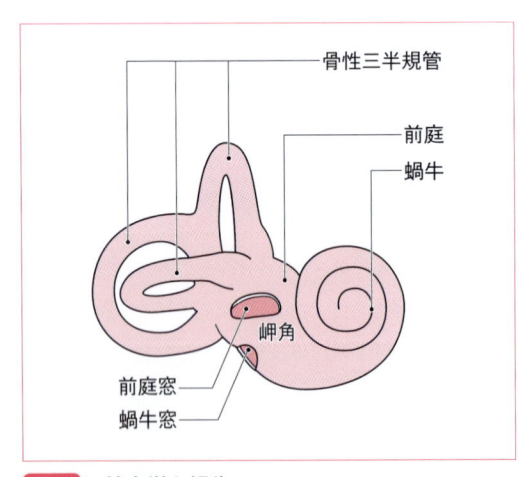

図1 前庭覚と蝸牛

表1 感覚の種類

感覚の種類	場　所
前庭覚	三半規官
固有受容覚	筋，関節
触覚	皮膚
視覚	網膜
聴覚	内耳の蝸牛

2. 感覚統合モデル

感覚	入力の統合			最終産物
	レベルⅠ	レベルⅡ	レベルⅢ	レベルⅣ
聴覚（聞く）			話し言葉 / 言語	集中力
前庭覚（重力と動き）	眼球運動 / 姿勢 / バランス / 筋トーン / 重力に対する安心感	身体知覚 / 身体の両側協応 / 運動企画	目と手の協調	組織力 / 自尊心 / 自己制御 / 自信
固有受容覚（筋肉と関節）		活動レベル / 注意力 / 情緒的安定	視知覚 / 目的的活動	学習能力 / 抽象思考や論理能力 / 身体と脳の特殊化
触覚	吸う / 食べる / 母と子のきずな / 触覚的心地良さ			
視覚（見る）				

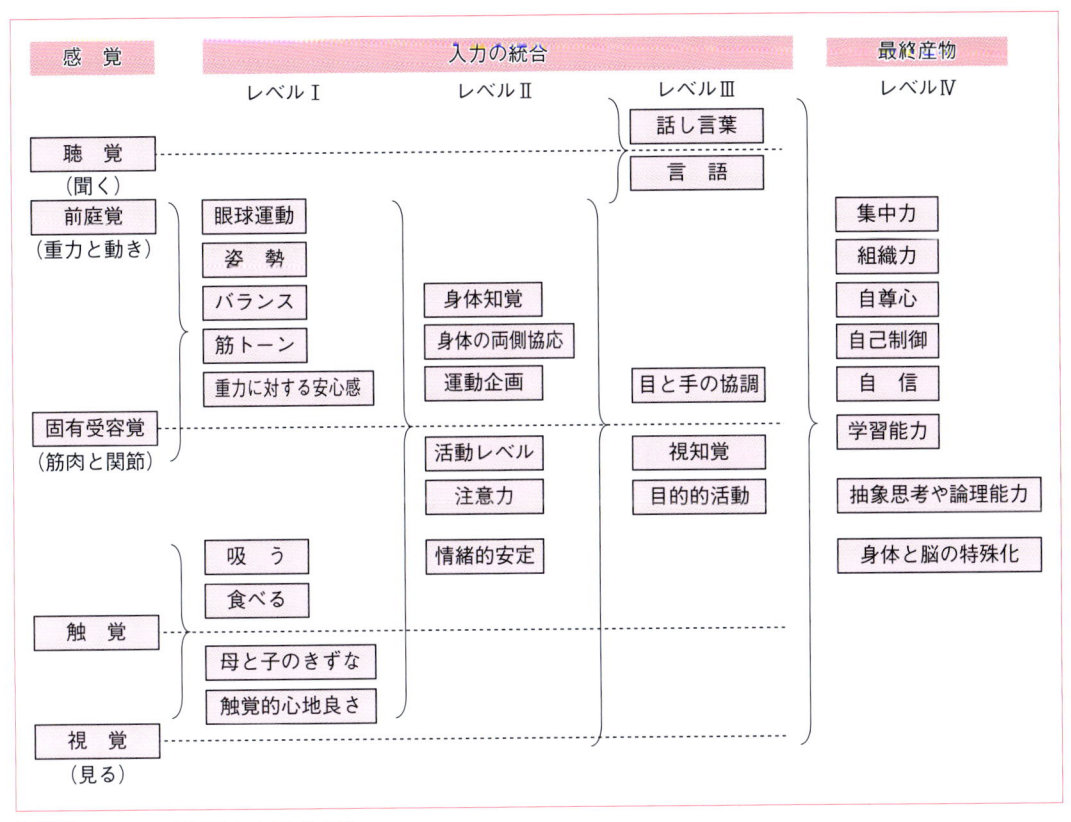

図2 感覚，感覚統合と最終産物
（文献3より）

以上，各感覚が統合される過程を4段階のレベルで示したが，最終産物の段階であるレベルⅣの自尊心，自信，学習能力などは，レベルⅠ，Ⅱ，Ⅲの土台が構築されることによって，成り立つものである。

エアーズは脳が組織化されることにより両側統合，特殊化などを獲得して，学習，自尊心などが最終産物として獲得していくと考えた（図2）[3]。もし感覚入力の処理と統合に問題があると，行動を計画し適切に行動できなくなり，学習や行動を妨げる要因となる。

感覚統合の対象は，学習障害児や自閉症児などの発達障害児が中心である。ほかに脳性麻痺児，認知症者，精神障害者などにも応用され実践されている。

2 感覚統合の評価

評価は子どもの年齢や状態に合わせて以下の検査を適応する。標準化された検査には，最初に開発された，南カリフォルニア感覚統合検査（SCSIT）と南カリフォルニア回転後眼振検査（SCPNT）がある。南カリフォルニア感覚統合検査は視知覚系検査，体性感覚系検査，運動系検査の3領域から構成される。その後改訂され，現在では，感覚統合と行為検査（SIPT）が使われている。SIPTは4～8歳11カ月までの子どもの感覚統合障害の行動上の問題を評価する。しかし，日本では標準化されていない。そこで，日本の子どもを対象に標準化した感覚統合検査として，JPAN感覚処理・行為機能検査が開発された。このJPANは，

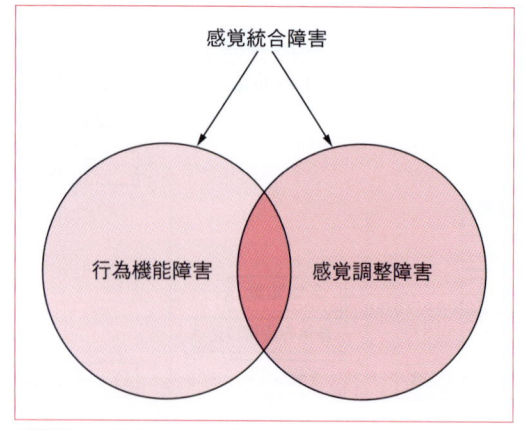

図3 感覚統合障害の分類
（文献4より）

4〜10歳までの子どもを対象に，姿勢・平衡反応，体性感覚，視知覚，行為機能の4領域から構成される．日本オリジナルの検査項目も含まれている．日本版ミラー幼児発達スクリーニング検査（JMAP）(p282）は，2歳9カ月〜6歳2カ月児を対象に，感覚統合障害を早期に発見することを目的とした検査である．JMAPは感覚，運動，行動，認知から幅広く子どもの全般的発達の偏りを捉えることができるよう工夫されている．

標準化されていない検査には，臨床観察，日本感覚インベントリー改訂版（JSI-R）(p284）がある．臨床観察は，神経・筋の状態，平衡機能，目と手の使用，運動企画，両側統合などを評価することができる．日本感覚インベントリー改訂版は日本で開発され感覚調整障害を簡便に評価することができる．保護者などが各感覚（前庭覚，触覚，固有受容覚，聴覚，視覚，嗅覚，味覚など）ごとに質問事項をチェックする方式で，問題となる行動の出現頻度を確認する．

上述した各感覚統合の検査と知能検査，行動観察，生育歴などの情報も合わせ，総合的に子どもの感覚統合障害を分析していく（図3）[4]．感覚統合障害は一つの同質な障害というものではなく，①感覚調整障害（感覚の入力に対する低反応か，過剰反応），②行為機能障害（馴染みのない行為を企画することが困難）という二つの主要なタイプに分類される．また，両方の障害をもつタイプもある．感覚調整障害は多動，注意，不安，行為機能障害では，姿勢の崩れ，不器用さと関係している可能性が高い．

3 治療的介入

治療的介入は，感覚統合上の問題の修正を目指す．したがって，介入の目標は，子どもの運動面だけに目を向けるのではなく，前庭覚，固有受容覚，触覚の入力，処理にも目を向けて，脳の組織化を高めて，各感覚を統合する機能を改善させることである．ゆえに感覚統合の治療場面は前庭覚，固有受容覚，触覚の感覚刺激を伴う活動が多く，たとえば天井から吊るした遊具などが用いられる．

セラピストはあらかじめ決めた活動をパターン化して実施するのではなく，子どもが「やりたい」と感じる「内的欲求」を引き出しながら，身体を使って環境に働きかける適応反応

を導き出していく。自由な遊びという形で，さまざまな身体の動きを通して，感覚刺激に対し適切に反応する能力を養っていく。活動は簡単すぎても，難しすぎても適切ではない。子どもにとって程よい難易度の課題となるようにしなければならない。そのために，セラピストは，子どもの反応にたえず注意を向け，瞬時に対応する。

たとえば行為機能障害への介入は，以下のように，子どもの反応をみながら各段階に沿って，セラピーを進めていく[5]。

第1段階は，感覚入力を調整する。子どもの脳の覚醒レベルが高くなりすぎず（興奮），また低くなりすぎないように，前庭覚，固有受容覚，触覚の感覚刺激をコントロールしながら調整していく。この段階では高度な運動は求めない。

第2段階は，姿勢反応を促す。ここでは，感覚統合遊具を使って，前庭覚，固有受容覚の入力を図りながら，抗重力姿勢を取り入れ，立ち直り反応，平衡反応を促し，バランスがとれるようになることを目的とする。

第3段階は，運動企画力を高める。運動企画とは，一連の動作を概念化し，順序立てて遂行する能力である。また，意識を集中させ注意を向けることを必要とし，姿勢反応やすでに学習された運動技能は，運動企画を必要としない[6]。子どもに注意を向けさせ，身体のイメージに従って，運動を組み立てる能力を高めていくことを目的とする。

第4段階は，身体の左右を協調的に動かす能力を高める。身体の両側統合の働きを促す段階である。両側統合とは，協調的なやり方で身体の両側を使うことである[7]。左右の手が交叉する動き，両手と両足が同じ動き，手と足が協調する動きなどを取り入れ，左右の脳を働かせ，手足を協調的に使う能力を促す。

第5段階は，視覚による知覚，認知能力，聴覚による言葉の理解力を高める。視覚，聴覚を使う課題，記憶力を問う課題，言葉によるコミュニケーションの課題を取り入れ，視覚処理能力，認知能力，言葉の能力を高めていくことを目的とする。

ここで留意すべき点はすべての子どもが第1段階から行うということではないという点である。子どもの感覚統合障害の程度に合わせて介入段階を検討していく。子どもにどう反応・運動するかを教えたり，このような姿勢でやりなさいと模倣させたりといった訓練になってはならない。遊びを通して「やってみたい」という楽しみを得るために活動していく過程のなかで感覚統合が促されていくことが大切である。感覚統合の実践場面を図4～7に示す。

図4は，ボールプールの中に入っている様子であり，ボールプールのなかで，多数のボールからの触覚入力を調整しながら，子どもが身体を自由に動かすことで，触覚防衛反応の軽減による情緒の安定を獲得すること目的としている。

図5は，プラットフォームスイング上に腹臥位姿勢をとり，床のお手玉に手を伸ばし，箱に入れている場面である。前庭覚，固有受容覚の入力を調整して伸筋群の姿勢反応，眼球の動きの向上を目的としている。

図6は，フレキサースイングに落ちないようにしがみつき，乗っている場面である。前庭覚，固有受容覚の入力を調整して屈筋群の同時収縮の向上を目的としている。

図7は，タイヤチューブにまたがって乗り，前後に体を動かしている場面である。前庭覚，固有受容覚の入力を調整して運動企画能力の向上を目的としている。

2章. 知っておくべき治療

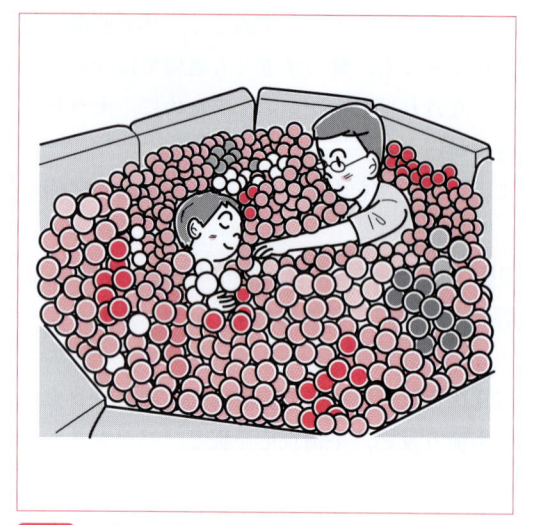

図4 ボールプール

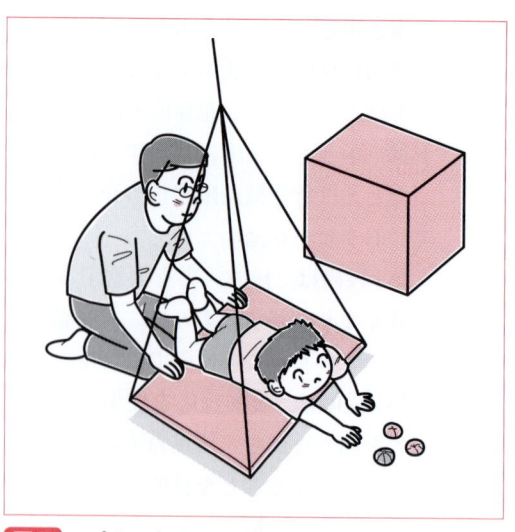

図5 プラットフォームスイング

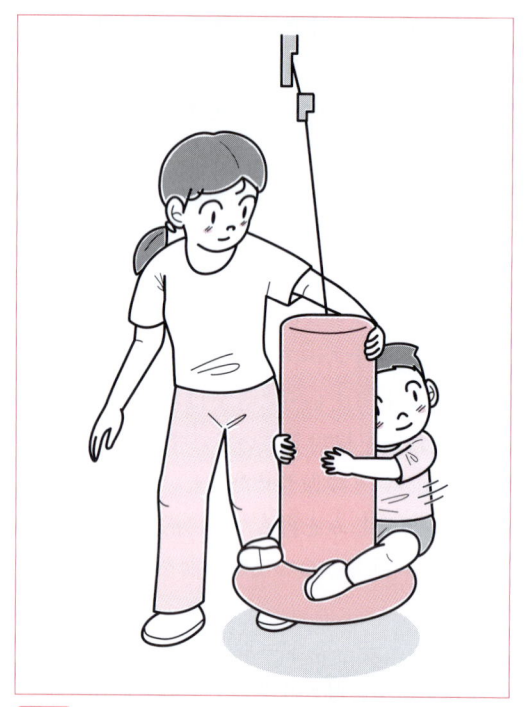

図6 フレキサースイング

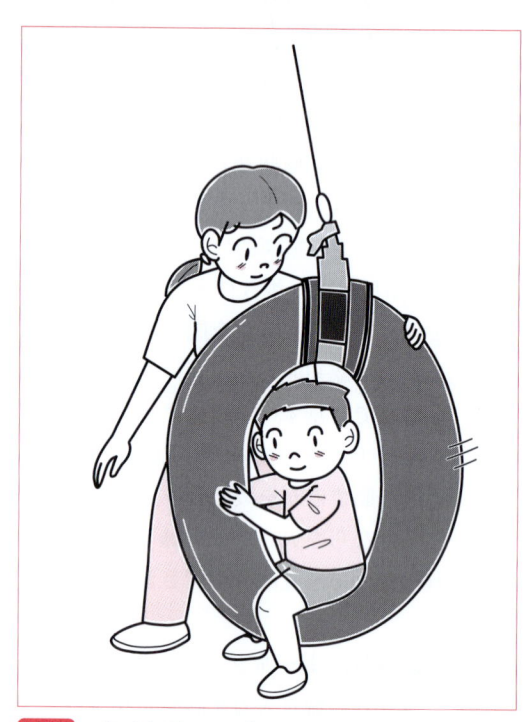

図7 タイヤチューブ

＊注：感覚統合に関する情報や評価表などは，日本感覚統合学会ホームページ（http://www.si-japan.net/）から得られる。また，関連書籍の紹介，入門講習会，認定講習会，検査講習会が開催されている。感覚統合に関する知識，具体的な評価法，治療的介入の習得などはこれらの講習会に参加することで得てもらいたい。

（笹田　哲）

文　献

1) 日本感覚統合障害研究会 編：感覚統合研究 第1集．協同医書出版社，1984
2) Kielhofner G：山田　孝 監訳：作業療法の理論（第3版）．医学書院，p203，2008
3) 佐藤　剛 監：感覚統合Q&A—子どもの理解と援助のために．協同医書出版社，p90，1998
4) C Bundy, J Lane, A Murray 編：土田玲子，小西紀一 監訳：感覚統合とその実践（第2版）．協同医書出版社，2006
5) 佐藤　剛 監：感覚統合Q&A—子どもの理解と援助のために．協同医書出版社，p91-93，1998
6) 佐藤　剛：みんなの感覚統合—その理論と実際．パシフィックサプライ，p24，1996
7) Kielhofner G：山田　孝 監：作業療法の理論（第3版）．医学書院，p196-197，2008
8) 日本感覚統合障害研究会 編：感覚統合研究 第2集．協同医書出版社，1985
9) 佐藤　剛：子どもの発達と感覚統合．協同医書出版社，1982
10) 土田玲子，岩永竜一郎：日本版ミラー幼児発達スクリーニング検査とJMAP簡易版．パシフィックサプライ，1993
11) 日本感覚インベントリー
    http://www.atsushi.info/jsi/jsi-3d.pdf
12) 山内昭雄，鮎川武二：感覚の地図帳．講談社，2001
13) 日本感覚統合学会ホームページ：日本感覚インベントリー
    http://www.si-japan.net/

3. 人間作業モデル

1 作業と人間

　人間作業モデル（a model of human occupation；MOHO）は，作業療法士であるキールホフナー（Kielhofner）によって提唱された作業療法の概念的実践モデルである。作業とは，遊び，日常生活活動（activities of daily living；ADL），仕事を指す。これらは物理的，社会文化的，時間的な流れのなかにある。MOHOでは，人間を環境とたえず交流する存在とみなし，環境のなかでどのように自己が組織化されるのか，環境からどのように影響を受けるのかという視点で幅広く捉える。MOHOの対象者は，作業がうまく行えていない状態，つまり，作業機能障害に陥っている子どもをはじめ，成人，そして高齢者も対象となる。子どもに限定された実践モデルではない。また，脳性麻痺や自閉症など，特定の疾患に限定されたものでもない。子どもの場合を例にとると，児童が友達と一緒に遊べず達成感が得られない，幼児が服の着替えが本人の思うようにできないことで意欲が低下し習慣化されない，中学生が授業に参加できずクラスの一員としての役割が果たせないといった問題が起こり得る。これらは，作業機能障害に陥っていることを示している。

　MOHOは，対象者が環境のなかでどのように遊ぶことができるのか，ADLをどのように動機づけ，習慣化し，遂行していくのかまでを分析対象とする。つまり，運動機能面のみならず，意志，役割などの心理社会的なレベルも含めた包括的な枠組みを提示している。

2 MOHOの構成概念

　MOHOでは人間の内的特性は三つの要素，つまり，意志，習慣化，遂行能力からなるとしている。意志とは，人間の行為の動機づけ，それを選択する過程を指す[1]。習慣化とは，行為がパターンとルーチンへと組織化される過程を指す[1]。遂行能力とは，人間の根底を成す客観的な精神的および身体的能力と，主観的な経験の両者を指す[1]。

　子どもの場合も意志，習慣化，遂行能力は，たえず環境との交流を通して，それぞれに影響を及ぼし合っている（図1）[2]。また，環境には，物理的環境と社会的環境があり，空間，対象物，社会集団，作業形態から構成される。

　物理的環境は自然と人間が作った空間と，それらの中にある対象物を含む[1]。たとえば，子どもを取り巻く空間には，子ども部屋，寝室，リビング，プレイルーム，公園，保育園，教室などがある。同様に，対象物には，おもちゃ，遊具，絵本，衣類，食器，学用品などがある。

　社会的環境は，人間の集団とこれらの集団に属している個人が遂行する作業形態を指す[1]。子どもを取り巻く社会集団には，家族，園児，キッズサークル，学級のクラスメイト，塾の友達などがある。

　なお，作業形態とは首尾一貫性があり，ある目的に向けられており，集団の知の中に維持され，文化的に認識できる，物事を行う慣例的なやり方をいう[1]。たとえば，子どもにかか

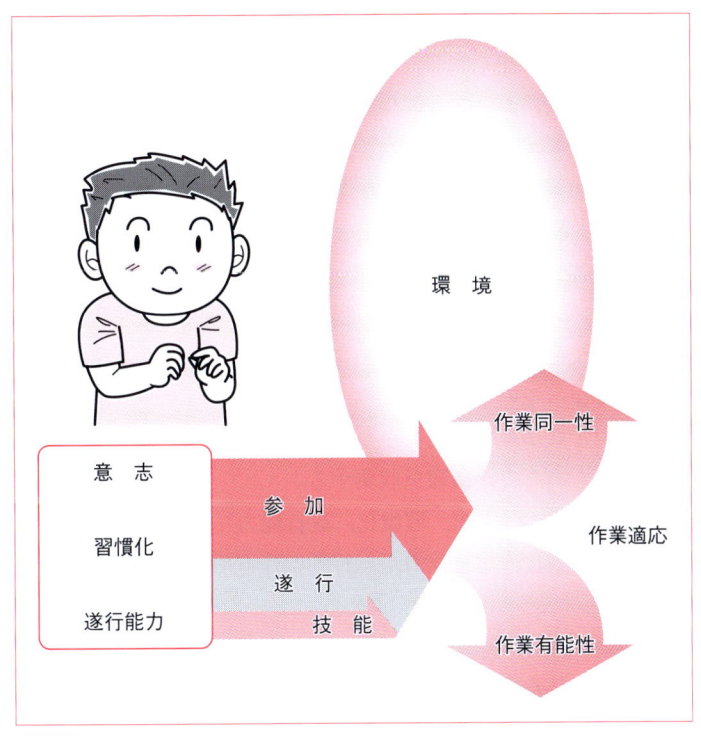

図1 人間作業モデルによる作業適応の過程
（文献2より改変）

わる作業形態としては，パジャマを着る，歯ブラシで歯を磨く，箸でごはんを食べる，おもちゃで遊ぶ，絵本を読む，宿題をするなどが挙げられる。

3 MOHOに基づく子どもの評価法

1) MOHOに基づく子どもの情報収集

MOHOでは，子どもに限らず，成人，高齢者らが，作業機能障害に陥っていないか，作業の状態を知るために幅広く，包括的に情報を収集する。キールホフナーは，情報収集のための7つの視点を示している[2]。ここでは，子どもを対象に詳細を示す。

a. 子どもの作業同一性の程度

作業同一性とは，自分は何者であるかという感覚のことである。自分は何者なのか，また，どのようになりたいのかという自己認識の程度や，どのような作業の選択をしてきたのかをみる。

b. 子どもの作業有能性の維持

作業有能性とは，自分の作業同一性を反映する作業参加のパターンを維持する程度のことを指している。自分の作業同一性を反映する作業参加のパターンを，時間の経過に伴って，どれくらいの範囲で維持してきたのかをみる。

aとbより，子どもの作業適応の状態を，作業同一性と作業有能性の二つの視点から分析する。

2章. 知っておくべき治療

　c．子どもの遊びやADL，学習の様子

　学齢期以前の子どもの場合には，十分に遊びがなされているか，あるいはADLは行われているかをみる。学齢期の子どもの場合には，学校や家庭での学習が十分なされているかをみる。

　d．遊びやADL，学習を構成している作業形態の遂行能力

　子どもの生活を形づくっている遊び，ADL，学習は，さまざまな作業形態からなる。どの作業形態が困難になっているのかを調べる。

　e．子どもがこれらの作業形態を成し遂げるために必要な技能

　作業形態は運動技能，プロセス技能，コミュニケーションと交流技能から構成されている。どの技能が困難になっているのかを調べる。

　c, d, eより，子どもが行う作業を三つの次元から分析する。子どもの遂行を困難にしているのはどのようなものなのか情報を収集する。

　f．子どもの個人的特性（意志，習慣化，遂行能力）

　子どもの意志や習慣化，遂行能力が，行動の仕方や考え，感情にどのように影響を及ぼしているかを調べる。

　g．子どもを取り巻く環境（物理的環境および社会的環境）

　環境からもたらされる機会，資源，あるいは制限，要求といったものが，子どもの行動や考え，感情に，どのように影響を及ぼしているかを調べる。

　f, gより，子どもの個人面と外部の環境が，子どもの作業にどのように影響を及ぼしているのか情報を収集する。

　MOHOでは，単に子どもの運動機能のみならず，意欲，興味，価値，役割，習慣，技能，環境に関する情報を収集する。具体的には，MOHOの視点から開発された評価法と，子どもの話の傾聴，観察から情報を収集する。

<u>2）発達障害関連の評価法</u>

　MOHOの視点から開発された発達障害領域の評価法には，コミュニケーションと交流技能評価[1]（ACIS）（p296），小児版・意志質問紙[3]（PVQ）（p296），小児版・作業に関する自己評価[4]（COSA）（p296）がある。

◢ 4 ▮ MOHOに基づく介入（子どもを対象に）

　子どもの作業は，遊びやADLが中心となる。子どもの意志，習慣化，遂行能力，そして環境に関する情報を収集し評価を行い，作業機能障害の程度を明らかにする。子どものライフ・ヒストリーを解釈し，子どもにとって意味ある作業に参加させていくことを支援する。具体的な介入としては，遊びに参加する機会を直接提供する，ADLでは失われた能力を代償するために，福祉用具・自助具をそれぞれの子どもに合わせて改良し，提供したりすることが挙げられる。また，自宅の改造，住宅の改修や建築バリアの撤去など，環境を修正，操作することで作業への参加を促していく。意味ある遊びやADLを通して，有能感，新たな興味，役割遂行能力，技能などの獲得を図っていく。

　MOHOは，子どもの運動機能，感覚機能のみならず，心理社会的レベルで子どもを捉えているモデルである。すなわち，動機づけ，興味，役割に焦点を当てている。

＊注：MOHOに関する情報やマニュアルの販売は，日本作業行動学会ホームページ（http://www.jsrob.org/）から得られる。MOHOの講習会，事例検討会が各地で開催されている。MOHOの基本的な概念についての解説，MOHOに基づく介入事例の紹介，具体的な評価法の習得などはこれらの講習会などに参加することで得てもらいたい。

（笹田　哲）

文　献

1) Kielhofner G 編著：山田　孝 監訳：作業療法の理論（第3版）．医学書院，p160-161，2008
2) Kielhofner G 編著：山田　孝 監訳：人間作業モデル―理論と応用（改訂第3版）．協同医書出版社，p135, p180-195, 2007
3) Geist R, Kielhofner G 編：山田　孝 訳：小児版意志質問紙（PVQ）使用者用手引き．日本作業行動研究会，2007
4) Kielhofner G, 山田　孝, 有川真弓 訳：小児版・作業に関する自己評価2.1版（COSA v2.1）使用者用手引き．日本作業行動研究会，2008
5) Kielhofner G：山田　孝 監訳：作業療法の理論（第3版）．医学書院，p208, p211, 2008
6) 日本作業行動学会ホームページ
   http://www.jsrob.org/

4. 摂食・嚥下

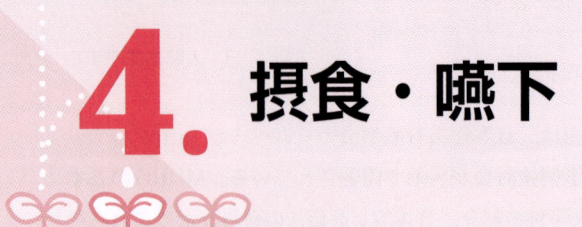

1 摂食・嚥下の捉え方

摂食・嚥下は，定型的な発達を捉えたうえで，その障害に対してアプローチする必要がある。

2 摂食・嚥下の過程

Leopold[1]は，摂食・嚥下の過程を5つの段階に分類している。

1）先行期（認知期）

どのような食物が口に入るかを認知し，口唇で取り込むまでの過程である。視覚や聴覚といった外受容器の働きと知的機能の連携が重要となる。食べようとする意志が働き，一定の覚醒状態を必要とし，唾液や消化液の分泌など内臓諸器官の働きが準備される。

固形物と水分ともに，食物の種類，大きさ，形状，温度などを感じ取り，口唇からの取り込みにつなげるとともに，こぼさないようにする注意も働く。

2）口腔準備期

取り込まれた食物が，嚥下に適した状態にまで処理される過程である。

固形物の場合，認知された食物の状態にあわせて両唇が開き，上唇がそれに向かうことによってスプーンや箸などから取り込まれて下唇が閉じる。歯列弓の手前で待機していた舌の先端が食物を臼歯に運び，唾液とともにすりつぶして食塊が形成される。

水分の場合，上唇が開くとともに，下唇がコップやスプーンの下縁を支える。コップやスプーンが傾くとともに上唇が閉じて，取り込む水分量を調整する。

3）口腔期

食物を咽頭へ送り込む過程であり，その速度やタイミングを随意的にコントロールできる。

固形物の場合，舌の中央がくぼみ，乗せた食塊を口蓋の後方へ送り込む。

水分の場合，口唇が閉じて，舌尖が口蓋にあたり，水分を後方へ送り込む。口唇を閉じていることが重要となる。

4）咽頭期

食塊や水分が咽頭に達すると嚥下反射が誘発される。このとき，舌の挙上による口腔内陰圧の形成，軟口蓋の挙上による鼻腔の閉鎖，喉頭蓋の反転による器官の閉鎖，喉頭の挙上，声門の閉鎖によって，食塊が食道に入る。これは不随意にコントロールされた運動であり，食物が気管に入る誤嚥を防いでいる。

5）食道期

食道の蠕動運動と重力により，食物が胃に運ばれる。特に，粘性が低い水分は重力の影響を受けやすい。

3 摂食・嚥下の定型的発達

　胎生期の8週頃から口唇周囲への触刺激に対する反応が始まり，35週には嚥下反射が完成するとされている[2]。摂食・嚥下の定型的発達は，運動機能発達との関係から理解することが重要である[3]。

1) 新生児期から定頸の時期（出生～約3カ月）

　非対称的な生理的屈曲姿勢が優位で，さまざまな原始反射がみられる時期である。この時期は，探索反射によって乳首を口腔内に取り込み，口唇を乳房に押し当てることで，不十分な口唇の閉鎖を補っている。上顎のくぼみである吸啜窩に乳首を押しつけ，舌と下顎を上下させることによって，乳首を圧搾し，乳汁を取り込んでいる。この吸啜反射と嚥下反射が同時に起こって嚥下が行われる。呼吸をしながら行われるこのような嚥下は，乳児嚥下と呼ばれる。この時期は，形態的に喉頭の位置が高く，嚥下時にさらに挙上することによって，乳汁が気管へ流入することを防いでいる[2]。

2) 定頸から寝返りの時期（離乳初期）（約4カ月～約6カ月）

　対称的な姿勢とともに，抗重力運動が始まる。上肢の支持性の向上と把握器官としての手の機能の発達により，さまざまなものを口腔で探索することが可能となり，口腔周辺の感覚機能が調整される。上肢の支持性の発達は，頭部の正中位保持と下顎がある一定の位置と動きを保持できる安定性を促す。哺乳の際は，舌の前後運動により，乳首を圧搾し，両唇を閉じることができるようになる。次第に，舌が下顎と分離して上下に動くようになる。吸啜窩の底部が側方へ広がり，歯槽骨が成長することによって，口腔容積が増大する[4]。原始反射は次第に消失し，吸啜と嚥下の相が分かれることで離乳食を始める準備が整う。食物が口腔内に取り込まれると，下唇が内側に入り，上唇が閉じて飲み込む。

3) 座位獲得の時期（離乳中期）（約7カ月～約8カ月）

　上肢の支持機能の発達がさらに進む。上肢によるリーチ機能の獲得とともに，上唇が食物に向かう動きも出現する。食物が取り込まれると，両唇が閉じて，左右の口角が伸縮するとともに，舌の上下運動が起こり，舌と硬口蓋の間で，食物を押しつぶし，食塊を形成することができるようになる。この時期より，コップから水分を取ることができるようになる。

4) 四つ這いから立位の時期（離乳後期）（約9カ月～約12カ月）

　手指の巧緻動作の発達が進む。口腔内に取り込まれた食物は，舌の側方への運動と下顎の側方への運動（臼磨運動）によって，歯茎により食物をつぶすことができるようになる。これは，上下唇がねじれるように動くことでも確認できる。水分を口唇で吸い取るように取り込むこともできるようになる。

　この時期以降，前歯で食べ物を咬断すること，手指でつまんだものを食べることが始まり，自分で食べて，1回で取り込む量や食事のペースを経験して，味わう楽しさを覚える。それとともに，スプーンの操作，食器の保持，食事のあいさつなど，道具の使用と食事マナーに関することを覚えていく。3歳頃になると乳歯が生えそろい，噛み合わせが安定するとともに食形態も広がっていく。

4 摂食・嚥下の障害

1) 原因疾患

　摂食・嚥下に障害を引き起こす原因疾患は多岐にわたる。理学療法士・作業療法士が接することのある疾患としては，未熟児や低出生体重児といった脳の未熟性，脳性麻痺などの脳障害，筋ジストロフィーなどの筋障害，知的障害，口唇・口蓋裂などの消化器系の形態・機能異常によるものなどがある[5),6)]。これら以外にも，食物アレルギーなどの内科疾患，拒食や異食など心理的障害もある。けいれん発作，呼吸障害，生活リズムの変調などが摂食・嚥下の機能低下を招くことも忘れてはならない[7)]。

2) 臨床像

　理学療法士・作業療法士が臨床で対応を求められる問題としては，以下のものが挙げられる。

a. 運動コントロールを主たる問題とするもの

　原始反射が残存することにより咀嚼運動が困難となること，感覚過敏と結びついた舌突出や咬反射の残存，姿勢筋緊張の亢進による咬みこみ，呼吸との協調性に問題があることによる咳き込みや誤嚥の危険，変形・拘縮による呼吸障害と結びついた胃食道逆流症，口腔器官の形態異常や姿勢筋緊張の低下により，口唇が完全に閉じないことによる流涎，上肢の運動コントロールの問題による道具操作の未獲得など。

b. 心理を主たる問題とするもの

　口と手の協調動作としてのスプーン操作の未獲得，道具操作の学習が困難なことにより，手づかみ食べが続くこと，食材や食器へのこだわり，偏食，過食，拒食，異食，反芻など。

c. 社会性を主たる問題とするもの

　注意が転導することによる食事中の頻回の離席，食べ物で遊ぶ，食事マナーが覚えられないことなど。

5 摂食・嚥下の評価

1) 全体像と発達

　摂食・嚥下は，社会的活動との関連が深いことから，全体像を把握することが必要である。評価項目としては，発達段階，遊び，生活リズム，食欲の有無，排泄コントロール，情動の安定性，性格，保護者との関係，育児の状態などが挙げられる。

2) 運動機能

　中枢性疾患によって摂食・嚥下に障害がみられる場合，姿勢筋緊張の変動によって，選択的運動や分離運動が困難となり，定型的な運動パターンや未熟な運動パターンが残存していることが，口腔周辺領域の筋活動にも影響を与えている。呼吸状態，体幹と頭頸部のアライメント，筋活動の関係，特に胸郭，肩甲帯との関連をみることが必要である。

3) 口腔形態，反射，感覚

　高口蓋，咬合異常，歯の萌出遅延，配列不正，などの形態異常，感覚過敏と結びついた咬反射や舌の挺出反射の残存や亢進，嚥下反射や咳嗽反射など正常反射の減弱と消失などを評価する。

4）摂食機能

摂食・嚥下の各期に沿って評価する。

　a．先行期

食物の認知，食物を口腔へ運び込む姿勢保持と運動コントロール，上肢機能，段階的な開口と舌の位置など。

　b．口腔準備期

上唇による食物へのリーチ，下唇の位置の保持，食塊形成に必要な下顎と舌の運動など。

　c．口腔期

口唇が閉じること，舌尖の挙上と送り込み，これらを可能にする下顎の安定性など。

　d．咽頭期〜食道期

嚥下反射の出現とタイミング，各管の閉鎖，呼吸との関連，食道の蠕動運動など。

5）誤嚥検査

誤嚥が疑われた場合，観察による評価だけではなく，造影剤を用いたビデオ嚥下造影法（videofluorography；VF）による評価が必要なこともある。最小被曝量ですむように，観察による評価を行い，問題点を明確にしたうえで，通常の食事の雰囲気作りとととともに，安全な条件を考慮して行うことが必要である[7]。

6　摂食・嚥下のリハビリテーション

摂食・嚥下のリハビリテーションは，間接的指導と直接的指導に分けられる[8]。

間接的指導は，関節可動域訓練，運動コントロール，感覚機能の調整など，食物を使わずに行われるため，誤嚥のリスクが比較的少なく，摂食前の準備訓練として行われる。

直接的指導は，四肢・体幹の運動コントロールとともに実際に摂食を行うものである。そのためには，食器やスプーンなどの適切な道具の選択，椅子や机の調整を準備することが必要である。また，口腔への直接的な運動コントロールを誘導することもある[10]。図1のよう

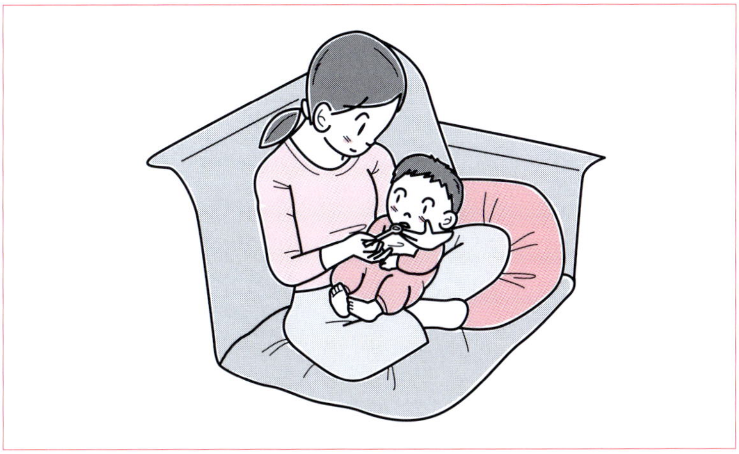

図1　口腔への直接的な運動コントロール
図では，子どもの体幹は対称的で，後頸部は引き延ばされ，下顎が支持されている。このような姿勢保持は，食物の認識にあわせた口唇・舌の運動コントロールを可能にする

な直接指導では，理学・作業療法士の上肢で子どもの肩甲帯を後方より支持し，後頚部が反り返るのを防ぐとともに，非対称的な姿勢と全身の伸展，もしくは屈曲パターンを抑制することができる。このときの理学・作業療法士の母指は，子どもの下顎の側方への偏位を抑制し，示指は，食物を取り込む際の下唇の開閉を促し，中指は，舌根部を支持することで，舌の運動を促している。食事の過程にあわせて，全身の選択的な運動を伴う口腔運動を整えることが重要である。

7 自分作りとしての摂食・嚥下

摂食・嚥下の障害は，運動障害や呼吸障害とともに起こり，長期にわたるケアを必要とする。また，食事が1日の生活リズムを作り出すことからみても，摂食・嚥下の障害は，子どもの発達とその家族の家庭に大きな影響を与える。子どもの自己効力感に働きかけるためにも，おしゃぶりやシャボン玉など，口で操作する遊びの発達が保障されること，食事が楽しみとなり，意味のある日常生活を作り出すことに理学療法士・作業療法士は介入する必要がある。

（野藤弘幸）

文献

1) Leopold NA, Klein MD：Swallowing, ingestion and dysphasia；a reappraisal. Arch Phys Med Rehabil 64：371-373, 1983
2) 尾本和彦：健常児の摂食機能発達および関連基礎知識．金子芳洋 監：障害児者の摂食・嚥下・呼吸リハビリテーション その基礎と実践．医歯薬出版，p5-38, 2005
3) 山川眞千子：ボバース概念治療（神経発達学的アプローチ）．日本聴能言語士協会講習会実行委員会 編：アドバンスシリーズ コミュニケーション障害の臨床3 脳性麻痺．協同医書出版社，p109-150, 2002
4) 向井美惠：口腔領域の形態成長と機能発達．田角 勝，向井美惠 編：小児の摂食・嚥下リハビリテーション．医歯薬出版社，p38-41, 2006
5) 舟橋満寿子：摂食・嚥下障害．千野直一，安藤徳彦 編：リハビリテーションMOOK 8 小児のリハビリテーション 病態とライフステージへの対応．金原出版，p154-159, 2004
6) 洲鎌盛一：小児の摂食・嚥下障害病態生理．臨床リハ 14：1080-1085, 2005
7) 高橋秀寿：小児における摂食・嚥下障害の評価とリハビリテーション．日本医事新報 4395：64-69, 2008
8) 水上美樹，向井美惠：摂食・嚥下障害に対する評価と食事指導の実際．金子芳洋，向井美惠 編：摂食・嚥下障害の評価法と食事指導．医歯薬出版，p163-194, 2001
9) 野藤弘幸，藤井敏江，長谷川理惠，他：愉しく食べる 食事に個別の配慮と援助を必要とするこどもさんとその家族の方へ．協同医書出版社，p67-74, 2003

5. 呼　吸

　小児の呼吸障害に対し呼吸理学療法を施行する際に重要な点は，常に呼吸障害の原因と病態を念頭に置き，明確な目的のもとに方法を選択することである．そのためには，小児呼吸器系の解剖・生理学的特徴を理解し，呼吸障害の原因を評価し，病態を把握することが必須である．さらに，急性期では呼吸理学療法を開始すべき時期なのかなど，病期を考える必要がある．

　呼吸理学療法を含む呼吸療法の最終的な目標は，呼吸器系の成長発達を考慮した「intact lung survival」（肺を傷つけないこと）である．同時に理学療法の目標として，子どもの成長・発達を考慮したうえで，日常生活の制限を可能な限り改善し，対象となる子どもと家族の生活の質（quality of life；QOL）の向上を目指す．

1 小児の呼吸器系の解剖と生理学的特徴

　上気道では大きな舌に加え，咽喉頭の形や脆弱性から容易に上気道狭窄をきたす．さらに下気道では，気道半径が1/2になると気道抵抗は16倍に増加するため，軽微な気道内腔の変化が換気に大きな影響を及ぼす．これに加え，粘膜分泌腺が発達しているため痰は多くなるが，気道上皮の繊毛運動が未熟なため痰が排出できない．そのうえ，Kohn孔などの隣り合う肺胞の側副換気路が未発達であるため，無気肺などに対する肺胞レベルでの自浄作用は期待できない．さらに，ウィルス感染や人工呼吸管理による気道損傷に伴い，気道の過敏性が亢進しやすい．気管支平滑筋の発達に伴い生後2～3カ月頃から気管支攣縮を引き起こすようになる．

　特に，気管支軟化症を伴った症例では，気管支粘膜の腫脹や気管支平滑筋の攣縮により重篤な気道狭窄症状を呈しやすい．体重が4kg台後半～6kg台前半（生後約3カ月～5カ月）時は吸気筋の発達に伴い吸気性喘鳴がピークとなる．乳幼児・小児では，呼気終末に声門を閉じて生理的に2～3cmH$_2$OのPEEPをかけて機能的残気量（functional residual capacity；FRC）を維持しているが，この反応性が悪く気道確保のために挿管チューブの使用を余儀なくされる場合も少なくない．

　また，肺容量，肺・胸郭コンプライアンス・ポンプ機能においては，胸郭のコンプライアンスが高く，呼吸筋の発達も不十分であるため肺実質を拡張させて保持することができない．筋活動は腹式優位の呼吸でありながら，肝臓が相対的に大きく圧迫を受けやすいため肺容量を制限する．そのため安静時呼吸数が高く，頻呼吸にもなりやすい．さらにポンプ機能が低いことにより，容易に排痰困難状態に陥る．加えて呼吸中枢は，ヘーリングブロイエル反射により，低酸素血症など，本来は呼吸促進が期待される状況下で逆に呼吸を抑制してしまう．

　さらに，脳性麻痺や筋ジストロフィーなどの神経筋疾患を合併している場合，頸部体幹の運動障害，胸郭脊柱の変形拘縮，異常姿勢筋緊張は，拘束性換気障害を合併し，胃食道逆流症，嚥下障害などは誤嚥を引き起こし，呼吸への影響が大きい．

2 呼吸理学療法を行ううえでの評価と病態の捉え方（図1）

　子どもの成長・発達を考慮したうえで，①intact lung survivalを呼吸療法の最終目標とし，②日常生活の制限を可能な限り改善し，③対象となる子どもと家族のQOL向上を目指すためには，国際生活機能分類（international classification of functioning, disability and health；ICF）の生活機能・障害構造モデルに基づいた生活機能という視点から評価する。

　呼吸を規定する要素は，図2に示すように「気道」，「肺容量」，「ポンプ機能」の3要素である[1]。すなわち，①気道が確保され，②吸気で肺容量を確保でき，③呼出に必要な呼吸筋力，すなわちポンプ機能が備わっていることが正常な呼吸状態である。

　呼吸理学療法を行う際，呼吸機能障害としての評価は，"この3要素のどこに病態が起因するのか"と"肺のどの部分に病変が存在するのか"を，医師を中心に胸部X線写真，CT画像，生化学分析結果，血液ガスデータ，肺機能検査，視診，触診，聴診などから総合的に行う。この時，小児呼吸器系の解剖・生理学的特徴も加えて評価する。気道狭窄や気管・気道軟化

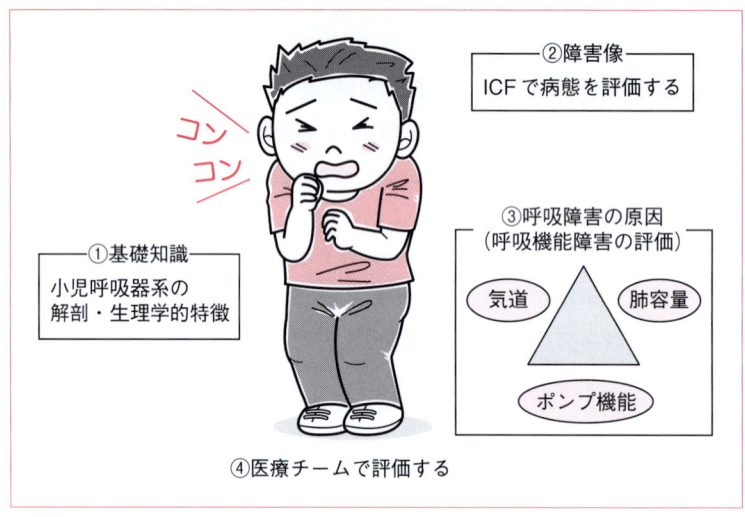

図1 評価のポイント

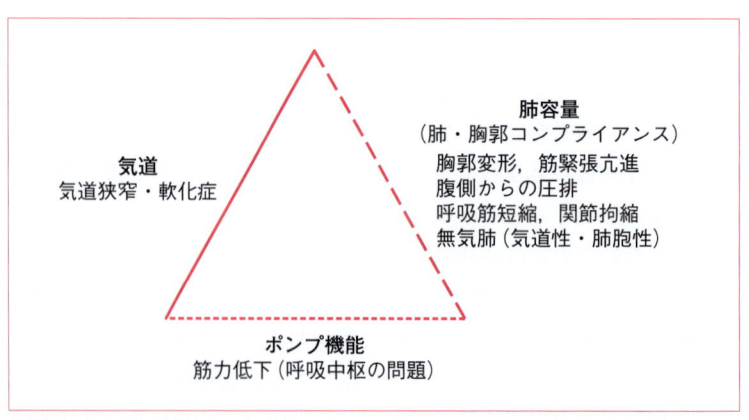

図2 呼吸を規定する3要素
（文献1より改変）

症が存在するのかなど気道に問題があるのか，胸郭変形，筋緊張亢進などにより胸郭コンプライアンスが低いのか，また，広範囲無気肺や胸水などの胸腔内占拠病変により肺容量確保に問題があるのか，そして，呼吸筋力低下がありポンプ機能低下があるのかなどを気道・肺容量・ポンプ機能の順に評価する。なかには，2〜3個の原因が複合している場合もある。

たとえば喘息の場合，気道の狭窄や，それに伴う呼出障害による過膨張肺（肺容量の増大）と咳による筋疲労によるポンプ機能の低下が考えられる。

神経筋疾患の場合，基本的に気道には問題がなく，筋原性の筋力低下によるポンプ機能低下や，それに伴う肺容量低下が考えられる。

3 評価指標について

急性期における呼吸療法の効果は動脈血ガス分析を指標とする。呼吸機能評価として，肺機能検査，呼気一酸化窒素濃度測定（FeNO），酸素飽和度検査所見（SpO_2）などがある。

形態評価として胸部X線検査・胸部CT検査所見，機能評価として，核医学検査所見などを用いる。子どもの呼吸困難感には，フェイススケールやボルグスケールを用いることができる。

また，臨床的指標としては，入院回数・定期受診外の外来受診回数などが挙げられる。

さらに，QOL検査には，小児気管支喘息患児と親または保護者のQOL調査票改訂版2008などがある。

4 小児に対する呼吸理学療法

三角形をイメージした評価により，呼吸障害の原因病態をより詳細に捉えることができれば，呼吸理学療法の目的は明確である。

目的が明確になれば，呼吸理学療法は物理的なメカニズムや運動学的なメカニズムを用いたアプローチが可能となる。目的と選択方法を表1[2]にまとめた。原因病態に対し表1を参考に呼吸理学療法手技を選択し，体位変換・体位ドレナージを施行することで，気道を確保，吸気量を獲得，呼出量を増大させ，換気血流比が是正される。その結果として，換気量が増加し，酸素化が改善する。

小児の場合，手技の適応は成人とは異なる。たとえば，胸郭コンプライアンスの高い新生児・乳児の場合，胸郭の弾性を利用した吸気介助は不十分であると考えられる。このように手技を選択する際にも，小児呼吸器系の解剖・生理学的特徴に留意し，呼吸を規定する3要素を考えてアプローチしていくことが必要である。アプローチは，第一に気道の確保を考え，肺容量の確保，ポンプ機能の補助や増強を考えていくことが基本である。

しかし，同じ原因に対し同じ手技を選択しても常に同等の効果が得られるわけではない。侵襲が大きいと思われる病態，たとえば気道過敏性が亢進している病期である場合，また，全身状態が悪い場合は呼吸理学療法の介入は慎重に，または禁忌と考えている。適切な病態を把握することに加え病期を考慮し，効果的と考えられる症例に呼吸理学療法の目的を明確にしたうえで介入し，期待した効果があるのかを評価しながら実施することが重要である。

さらに，ICFの評価を元に環境調整・意欲向上のヒントを得つつ生活の自立，QOL向上のための理学療法およびチーム医療を展開していく。

表1 呼吸理学療法の目的と選択手技

3要素	原因			目的	選択手技
気道	上気道狭窄			吸気の補助	吸気介助 体位変換（気道確保）
	下気道狭窄			呼気の補助	呼気介助（squeezing）
肺容量	肺/胸郭 コンプライアンス低下	筋緊張亢進		筋緊張の軽減	リラクセーション
		呼吸筋短縮 関節拘縮		筋短縮・ 関節拘縮の改善	ストレッチング 関節可動域練習
	肺容量低下	広範囲無気肺		肺容量の増加 （無気肺の改善）	体位ドレナージ Bagging 呼吸介助 スプリンギング
		胸腔内 占拠病変	胸水	胸水の移動	体位変換
			腫瘍による圧迫	圧迫の除去	
			腹側からの圧迫	圧迫の除去	
	肺容量増大	肺過膨張		肺容量の正常化	体位変換
ポンプ機能	呼吸筋力低下			ポンプ機能の補助	呼吸介助
				筋力増強	筋力増強練習

（文献2より）

　たとえば喘息の場合は，気道の過敏性に注意しつつ，呼出障害に対し呼気介助を行い，呼吸が維持できるようになれば，日常生活に制限のないよう，運動療法や環境調整を進める。
　神経筋疾患の場合は，咳の最大流量（peak cough flow；PCF）270L/分以下では風邪を引いて痰が多量，粘稠度が増加すると排痰困難による急性呼吸不全を引き起こす。PCF160L/分以下では普段でも，排痰困難や誤嚥を認める。それによる誤嚥性肺炎，急性呼吸不全，窒息の危険性がある。このことからも肺，胸郭コンプライアンスの維持と肺容量の確保に努める必要がある。具体的には，ポンプ機能を最大限に維持するために，胸郭可動域の維持・改善を目指し，肩関節の関節可動域練習や胸郭モビライゼーションを行い肺容量を保つために，呼吸方法〔舌咽頭呼吸（カエル呼吸）〕の指導や「息溜め（エアスタッキング）」の指導が有効である。これらの機能障害に対するアプローチをしつつ，ICFでの評価をもとに個人性格を捉えたうえで環境調整や姿勢補助具・移動補助具などを考案し，さらには活動や参加意欲が向上するような理学療法プログラムを考える。

5 チームアプローチの重要性

　呼吸理学療法においてはチームアプローチが重要である。呼吸理学療法は，呼吸療法の一手段であるため，理学療法が安全にかつ効果的に治療の一環として活用されるためにも，少なくとも対象児にかかわる医師と看護師，可能であれば臨床工学士，栄養士，保母，保健師，ソーシャルワーカーなどとの連携が重要である。症例検討や病態の確認，治療効果判定などにおいても情報を共有し，治療計画を円滑に進めるためにチームの役割は重要であると考える。

さらに，対象児の生活を考えていくうえでのチーム編成は，子どもやその家族生活を考慮できる地域の保健師，学校教員，ホームヘルパーなど，多岐にわたる．

　しかし，病院や施設，地域によっては人員不足の問題も考えられ，現状では，どこでもチーム医療が実施できる体制ではないと考えられる．

　子児の呼吸障害の病態は，在宅酸素療法や人工呼吸管理を家庭でも必要とする病態など多岐にわたっており，多様性があるため，病院，施設，地域の連携を保ちつつ，成人期に移行する体制をも含め，チーム医療（ケア）がどこでも可能になることが理想である．

〈横山美佐子〉

文　献

1) 小池朋孝，上田康久：小児の呼吸理学療法．こどもケア 4：49-54, 2009
2) 横山美佐子，上田康久：急性期の呼吸理学療法．日本小児呼吸器疾患学会雑誌 21：80-86, 2010

6. 循環

1 先天性心疾患の分類

先天性心疾患児は，生産児の約1%の頻度で出生する。その治療と管理は，チアノーゼ性か非チアノーゼ性か，肺血流増加群かあるいは減少群かによって異なる[1]。

1) 非チアノーゼ性，肺血流増加群

　a. 心室中隔欠損（図1）

　心室中隔に欠損口が存在する状態を指し，先天性心疾患のなかで最も多い。左心室から欠損口を経て，酸素飽和度の高い肺静脈血が右心室へ流入する（左右短絡）。欠損口が自然閉鎖することも多いが，短絡量が多く合併症が危惧される場合は，外科的治療の適応となる。

　b. 心房中隔欠損（図2）

　心房中隔に欠損口が存在する状態を指し，心室中隔欠損に次いで多くみられる。左右短絡量が少量の場合，小児期には無症状で経過し，成人期に発見されることも多い。左右短絡による心不全や肺高血圧，不整脈などの問題が生じた場合は，外科的治療の適応となる。

　c. 動脈管開存

　通常，生後2～3週で閉鎖する動脈管が閉鎖せず，左右短絡が生じた状態である。短絡量が多くなると，心不全や肺血流増大に伴う肺高血圧が生じる。カテーテル治療による動脈管塞栓術や，結紮術，離断術などの外科的治療が施行される。

2) チアノーゼ性，肺血流増加群

　右心室から大動脈が，左心室から肺動脈が起始している完全大血管転位では，静脈血がそのまま体循環に流れる。姑息的治療法として新生児期に心房中隔欠損作成術が，乳児期から

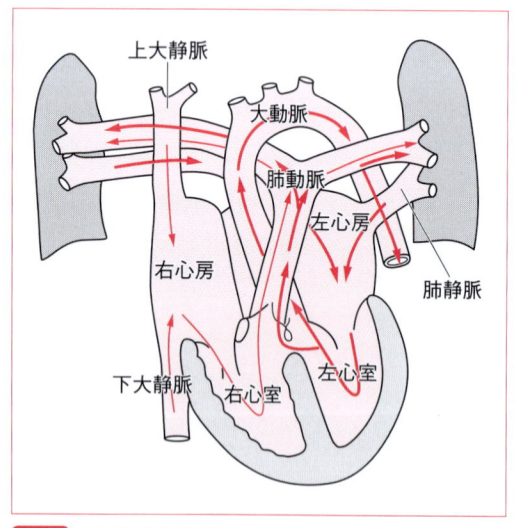

図1　心室中隔欠損

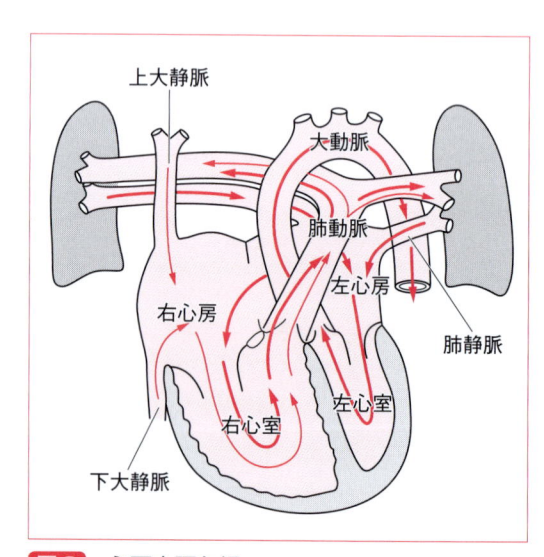

図2　心房中隔欠損

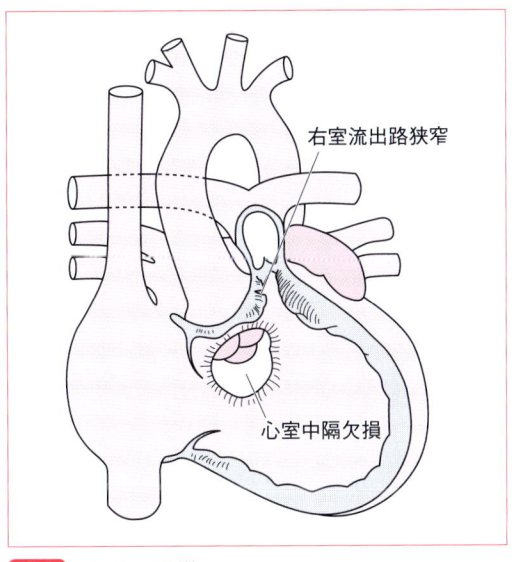

図3　Fallot四徴

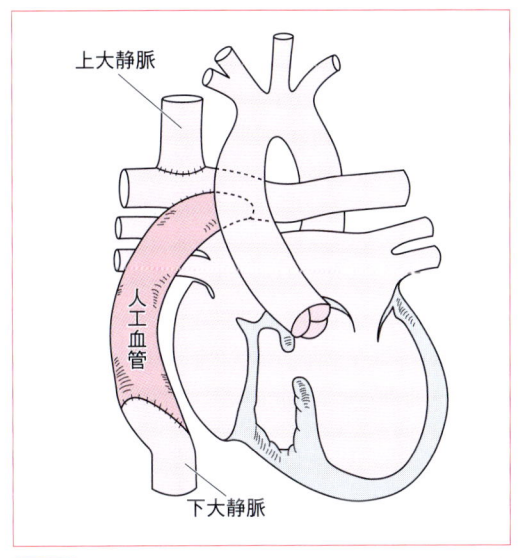

図4　心外導管を用いたTCPC conversion手術

幼児期に短絡術が行われるが，これらの手術を受けた患者の多くは，小児期になって右心室と肺動脈を心外導管でつなぐRastelli手術が施行される[2]。

3) チアノーゼ性，肺血流減少群

Fallot四徴（図3）[2]が代表的な疾患である。心室中隔欠損，肺動脈狭窄，大動脈騎乗（心室中隔欠損にまたがって大動脈が位置する），右室肥大の四徴がみられる。小児期に心室中隔欠損パッチ閉鎖術と，右室流出路狭窄解除術の修復術が施行される。単心室では，機能的根治手術としてFontan型手術が施行され，心外導管を用い静脈血を直接肺動脈へ還流させ，一つしかない心室を体心室として利用するtotal cavopulmonary connection（TCPC）法（図4）が一般的である。

2 先天性心疾患術後の問題点

先天性心疾患術後の患者では，多くの症例で術前より心機能や運動耐容能が低下しているため，術後も運動耐容能の低下や異常な心血管反応を示すことが多い。Fontan型手術後の患者においては，運動時の心拍応答低下や最大酸素摂取量の低下，運動後の血圧低下などの低心拍出量が報告されている[3,4]。

3 Down症候群に合併する心疾患

Down症候群では約半数に先天性心疾患が合併する[1]。合併しやすい心奇形は，肺血流増加群では完全型心内膜床欠損，心室中隔欠損，心房中隔欠損，動脈管開存もしくはこれらの二重短絡性疾患である[1]。肺血流減少群ではFallot四徴症，Fallot四徴症に完全型心内膜床欠損を伴う場合が多い。Down症候群に合併した肺血流増加性心疾患は，多くの例で肺高血圧症を随伴している[1]。

> **表1** WHO肺高血圧症機能分類とNYHA心機能分類

〈WHO肺高血圧症機能分類〉
　Ⅰ度：身体活動に制限のない肺高血圧症患者
　　　　普通の身体活動では呼吸困難や疲労，胸痛や失神など生じない
　Ⅱ度：身体活動に軽度の制限のある肺高血圧症患者
　　　　安静時には自覚症状がない。普通の身体活動で呼吸困難や疲労，胸痛や失神などが起こる
　Ⅲ度：身体活動に著しい制限のある肺高血圧症患者
　　　　安静時に自覚症状がない。普通以下の軽度の身体活動では呼吸困難や疲労，胸痛や失神などが起こる
　Ⅳ度：どんな身体活動もすべて苦痛となる肺高血圧症患者
　　　　これらの患者は右心不全の症状を表している。安静時にも呼吸困難および/または疲労がみられる。どんな身体活動でも自覚症状の増悪がある

〈NYHA心機能分類〉
　Ⅰ度：通常の身体活動では無症状
　Ⅱ度：通常の身体活動で症状発現，身体活動がやや制限される
　Ⅲ度：通常以下の身体活動で症状発現，身体活動が著しく制限される
　Ⅳ度：どんな身体活動あるいは安静時でも症状発現

(文献5より)

4 肺高血圧の分類

　安静臥位での肺動脈平均圧が25mmHgを超える病態を，肺高血圧症と呼ぶ[5]。肺動脈圧上昇の原因はさまざまで，WHO肺高血圧症機能分類(表1)[5]により重症度が分類される。心臓カテーテル検査で測定される肺動脈楔入圧，心拍出量で算出される肺血管抵抗の値も重要な指標である。自覚症状としては労作時呼吸困難，易疲労感，動悸，胸痛，失神，咳嗽，身体所見としては低酸素血症に伴うチアノーゼ，頸静脈怒張，肝腫大，下腿浮腫，腹水などがみられる[5]。

1) 特発性肺高血圧

　原因不明の肺動脈閉塞病変により肺血管抵抗が増大し，肺動脈圧が上昇する。男女比は1：1.7と女性に多い。確定診断後，ワルファリンを用いた抗凝固療法，利尿薬，酸素療法が開始される。現在，特発性肺高血圧症に対する内科的治療法として最も有効性が高いのは，プロスターサイクリン(PGI_2)製剤エポプロステノール持続静注療法であり[5]，加えて，PGI_2誘導体，ホスホジエステラーゼ5型阻害薬，エンドセリン受容体拮抗薬に高い効果が報告されている。これらのあらゆる内科的治療にも反応しない重症心不全症例では，肺移植が選択肢の一つとなる。

2) 二次性肺高血圧

　膠原病性血管疾患や先天性心疾患などにより，二次的に肺動脈圧が上昇した状態を指し，原因疾患の治療が第1選択となる。先天性心疾患で中等度以上の左右短絡が持続すると，肺血流増加による肺血管抵抗上昇が生じ，不可逆的な肺動脈閉塞病変の進行に伴い肺高血圧を呈する。この病態をEisenmenger症候群と呼び，心不全，低酸素，不整脈が治療の主体となる[6]。肺高血圧機能分類Ⅰ～Ⅱでは酸素療法，強心薬，抗心不全薬，利尿薬，経口血管拡張薬の投与が，機能分類Ⅲ～Ⅳでは酸素療法，カテコラミン投与，エポプロステノール持続静注療法が推奨されている[5]。

3) 肺高血圧に伴う心不全

心不全とは，心筋障害により心臓のポンプ機能が低下し，臓器の酸素需要量に見合うだけの血流量を絶対的にまたは相対的に拍出できない状態であり，肺または体静脈系にうっ血をきたし生活機能に障害を生じた病態である[7]。肺動脈閉塞病変により肺血管抵抗が上昇すると，右心室負荷が増大する。右心室の拡大・肥大が生じると右心房負荷が増大し，静脈がうっ血する（右心不全）。左室は右室と心嚢内で場所を共有しているために拡大した右心室からの圧排による扁平化は避けられず，長期的には左心不全へ陥る[8]。心不全の重症度分類として，NYHA心機能分類（表1）[5]が広く使用されている。

5 リハビリテーション

心疾患におけるリハビリテーションに関するガイドライン（2007年改訂版）[9]では，心不全の運動療法における運動処方の項目として以下が挙げられている（**表2**）[9]。循環器疾患患者におけるリハビリテーションではリスク管理が最も重要であり，多面的なモニタリングとその分析[10]を行いながら，慎重に運動療法を進める必要がある。

1) 運動の種類

個別的なレジスタンストレーニング（低〜中強度負荷）を全身の好気的運動と組み合わせることにより，運動耐容能およびQOL改善に有効とされている。エラスティックベルト（セラバンド®）や軽いダンベル（1〜2kg）を使用した四肢筋の屈伸運動の繰り返しを，Borg指

表2 心不全の運動療法における運動処方

運動の種類	・歩行（初期は屋内監視下），自転車エルゴメータ，軽いエアロビクス体操，低強度レジスタンス運動 ・心不全患者には，ジョギング，水泳，激しいエアロビクスダンスは推奨されない
運動強度	【開始初期】 ・屋内歩行50〜80m/分×5〜10分間または自転車エルゴメータ10〜20W×5〜10分間程度から開始する ・自覚症状や身体所見を目安にして1カ月程度をかけて時間と強度を徐々に増量する ・簡便法として，安静時HR＋30拍/分（β遮断薬投与例では安静時HR＋20拍/分）を目標HRとする方点もある 【安定期到達目標】 a) 最高酸素摂取量（Peak $\dot{V}O_2$）の40〜60％のレベルまたは嫌気性代謝閾値（AT）レベルのHR b) 心拍数予備能（HR reserve）の30〜50％，または最大HRの50〜70％ ・Karvonenの式〔（最高HR－安静時HR）×k＋安静時HR〕において，軽症（NYHA Ⅰ〜Ⅱ）ではk＝0.4〜0.5，中等症〜重症（NYHA Ⅲ）ではk＝0.3〜0.4 c) 自覚的運動強度（RPEまたはBorg指数）：11（楽である）〜13（ややきつい）のレベル
運動持続時間	・1回5〜10分×1日2回程度から開始，1日30〜60分（1回20〜30分×1日2回）まで徐々に増加させる
頻度	・週3〜5回（重症例では週3回，軽症例では週5回まで増加させてもよい） ・週2〜3回程度，低強度レジスタンス運動を併用してもよい
注意事項	・開始初期1カ月間は特に低強度とし，心不全の増悪に注意する ・原則として開始初期は監視型，安定期では監視型と非監視型（在宅運動療法）との併用とする ・経過中は，常に自覚症状，体重，血中BNPの変化に留意する

（文献9より）

数11〜13の強度で15〜20分間，週に2〜3回実施する[9]。

2）運動強度

運動強度決定に際しては，左室機能（左室駆出率：EF），血中BNPの推移，投薬内容などの心不全重症度を考慮に入れることが重要である。開始時にBNP（ヒト脳性ナトリウムペプチド）値が400pg/mL以上を示す症例では，きわめて低強度とし，運動療法開始後の心不全の推移に関して注意深い観察が必要である[9]。

3）運動療法におけるモニタリングと運動処方の見直し

重度の左心不全を呈している症例では，低心拍出量によって全身倦怠感や食思不振，易疲労感などの自覚症状や四肢末梢の冷感，冷汗，頻脈，脈圧の低下の所見が認められることがあり，毎回の運動療法開始前および運動中には自覚症状と身体所見のチェックが重要である。心不全における運動負荷量過大を示唆する指標を以下に示す。①自覚症状：倦怠感持続，前日の疲労感の残存，同一負荷におけるBorg指数2以上の上昇，②他覚的所見：1週間で2kg以上の体重増加，安静時または同負荷量における心拍数の10拍/分以上の上昇，③検査所見：血中BNP上昇傾向（前回よりも100pg/mL以上の上昇）とされている[9]。心不全をモニタリングする指標として胸部X線での心胸郭比の増大，心エコーでのEFの低下など，運動療法開始に伴う心不全の増悪に留意する必要が挙げられる。

循環器疾患の病態は多様で，同じ疾患名でも留意点は異なる。したがって，各症例における病態の把握と慎重なモニタリングの実施が重要である。

（中村綾子・内　昌之）

文　献

1) 石沢　瞭：先天性心疾患．小児科 35：785-791，1994
2) 中西敏雄：完全大血管転位．丹羽公一郎，中澤　誠 編：成人先天性心疾患．メジカルビュー社，p336-345，2005
3) 丹羽公一郎，中澤　誠：FONTAN手術後．丹羽公一郎，中澤　誠 編：成人先天性心疾患．メジカルビュー社，p363-370，2005
4) Ohuchi H, Hamamichi Y, Hayashi T, et al：Post-exercise heart rate, blood pressure and oxygen uptake dynamics in pediatric patients with fontan circulation comparison with patients after right ventricular outflow tract reconstruction. int cardiol 101：129-136, 2005
5) 2005年度合同研究班報告：肺高血圧症治療ガイドライン（2006年改訂版）．
http://www.j-circ.or.jp/guideline/pdf/JCS2006_nakano_h.pdf
6) 佐治　勉：肺高血圧，EISENMENGER症候群 治療．丹羽公一郎，中澤　誠：成人先天性心疾患．メジカルビュー社，p396-401，2005
7) 2004年度合同研究班報告：慢性心不全治療ガイドライン（2005年改訂版）．
http://www.j-circ.or.jp/guideline/pdf/JCS2005_matsuzaki_d.pdf
8) 岡野嘉明：病態，発症メカニズム 肺循環の生理．中野　赳 編：肺循環障害．メジカルビュー社，p50-58，2007
9) 2006年度合同研究班報告：心血管疾患におけるリハビリテーションに関するガイドライン（2007年改訂版）．
http://www.j-circ.or.jp/guideline/pdf/JCS2007_nohara_h.pdf
10) 内　昌之：循環器疾患の理学療法とリスク管理．理学療法学 35：417-419，2008
11) 里見元義：先天性心臓病の解説．心臓病児者の幸せのために．全国心臓病の子どもを守る会，p25-27，p176，2005

7. 整形外科

　脳性麻痺，二分脊椎，頭部外傷をはじめとした錐体路系の障害による筋緊張の異常である痙縮は，しばしばリハビリテーションの阻害因子となる。特に小児では，正常な運動発達の阻害のみならず，四肢の筋・腱の短縮といった発育障害や，関節の拘縮・変形が合わさり，全身に大きな影響を及ぼす。痙縮に対する治療法として，薬物療法，運動療法，物理療法，装具療法，神経ブロック，バイオフィードバック療法や手術療法などが挙げられる。なかでも，下肢に対する手術療法は，一次的に侵襲を伴うものの，確実な効果が期待できる治療法である[1]。手術療法は，筋・腱・骨に対して行うものと，神経に対して行うものに大別される。

1 筋・腱・骨に対して行う手術

　近年，松尾は整形外科的痙縮コントロール手術（orthopaedic selective spasticity-control surgery；OSSCS）として，過緊張を示す筋群を屈伸両側でバランスよく切離して緊張を抑制する手術を報告している。OSSCSの治療概念は，運動学的に分離性の乏しい粗大運動筋である多関節筋群と随意性・抗重力性を担う単関節筋群の存在を知り，過緊張を呈する多関節筋群の張力を手術により軽減させ，単関節性抗重力筋の随意性を賦活し，運動を活性化させるものである[2]（表1）。

　一般的に手術適応となるのは，筋の過緊張により日常生活上の制限を強く受けている症例と定義される。適応年齢としては運動発達レベルの評価が可能となる2歳過ぎより学童期前半が望ましく，最小の侵襲で効果が期待できる解離術が第一選択となる。近年では，若年で手術を行うと再発する場合が多いため，年長になるまでは化学的脱神経により痙縮をコントロールしながら手術を待機するのがよいともいわれている[3]。適切な手術時期を逃すと，骨・関節の変形をきたす。このような症例では，骨切りによる変形の矯正や固定など，より侵襲の大きな手術を加える必要が生じる。原因となる疾患では，痙直型脳性麻痺が最も多い。アテトーゼとの混合型では不適切な痙縮軽減により不随意運動が増強することがあるので，手術適応や手術部位を慎重に決定する必要がある。

▼手術手技

a．筋腱解離術（図1）

　解離術には筋間腱延長術，スライド延長術，切離術などがあり，筋緊張の程度によって，軽症例では筋間腱延長術を，中等症例ではスライド延長術を，重症例では切離術と術式を選択する。筋間腱延長術とスライド延長術を併用する場合もある。

①筋間腱延長術（fractional延長術）：延長が必要な筋の筋腱移行部で，腱膜のみを横切する手技である。腱膜を1カ所のみで切離した場合の延長量には限界があり，無理な延長は筋線維の断裂を招く危険があるので，1カ所の切離で延長量が不十分な際には2カ所以上で腱膜を切離する。

②スライド延長術：延長が必要な腱にあらかじめ縫合糸を刺入し，まず末梢側で腱の1/2

2章. 知っておくべき治療

表1 抗重力筋と粗大推進筋の機能

部 位	抗重力筋	粗大推進筋
肩甲骨	背側固定筋：大・小菱形筋 腹側固定筋：前鋸筋，大・小胸筋	屈筋：僧帽筋 伸筋：広背筋
肩関節	屈筋：三角筋，棘上筋，烏口腕筋 外転筋：棘下筋 内転筋：大胸筋，肩甲下筋 伸筋：大・小円筋	屈筋：上腕二頭筋長頭・短頭 伸筋：広背筋，上腕三頭筋長頭
肘関節	伸筋：上腕三頭筋外側・内側頭 屈筋：上腕筋，腕橈骨筋，円回内筋	伸筋：上腕三頭筋長頭 屈筋：上腕二頭筋
前 腕	回外：回外筋 回内：回内方形筋	回内：円回内筋 回外：橈側手根伸筋，腕橈骨筋
手関節	掌屈：尺側手根屈筋 背屈：尺骨手根伸筋，短橈骨手根伸筋	掌屈：橈側・尺側手根屈筋，長掌筋 背屈：長橈側手根伸筋，尺側手根伸筋
母 指	屈筋：母指屈筋，母指対立筋 外転：長・短母指外転筋 伸筋：短母指伸筋 内転：母指内転筋，第1背側骨間筋	屈筋：長母指屈筋 伸筋：長母指伸筋
手 指	屈筋：背側・掌側骨間筋，虫様筋 外転：小指外転筋 伸筋：背側・掌側骨間筋，虫様筋，固有示指伸筋，固有小指伸筋	屈筋：浅指屈筋，深指屈筋 伸筋：総指伸筋
股関節	伸筋：大殿筋 屈筋：腸骨筋 外転：中殿筋 内転：長・短内転筋，恥骨筋，大内転筋	伸筋：ハムストリングス 屈筋：大腰筋，大腿直筋 内転：大腿薄筋
膝関節	伸筋：内外広筋	屈筋：薄筋，腓腹筋，ハムストリングス 伸筋：大腿直筋，中間広筋
足関節	底屈：ヒラメ筋	底屈：腓腹筋

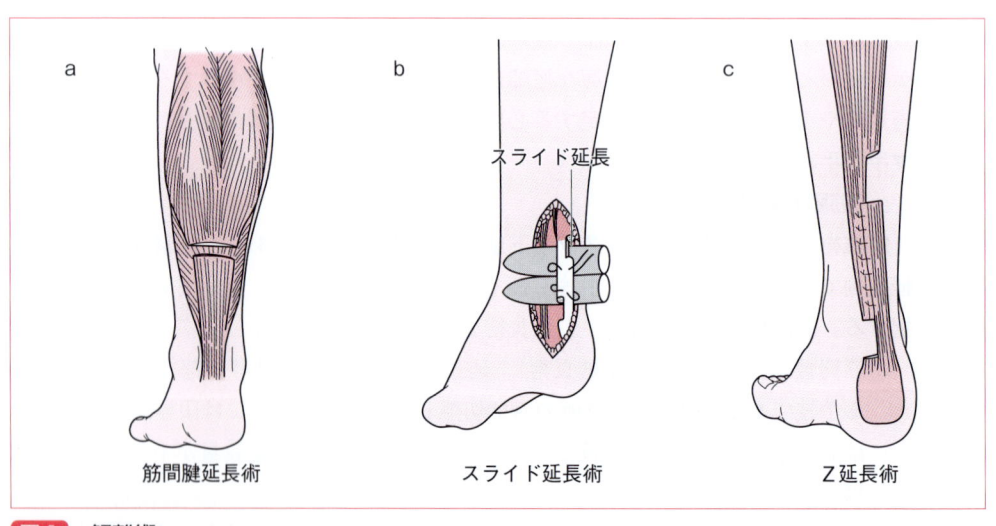

a 筋間腱延長術　　b スライド延長術　　c Z延長術

図1 解離術

82

を横切して，次に中枢側で反対側の1/2を横切し，ゆっくりと腱を延長し，適度な関節可動域が得られた時点で，刺入していた縫合糸で固定する手技である。

③Z延長術：延長が必要な腱をZ字型に切開し，延長位で腱を側々縫合する手技である。延長術のなかで，最も切離術に近い効果が期待できる。

④切離術：筋または腱を全切離する手技である。

b. 骨に対して行う手術

強固な拘縮をきたした症例では，筋の過緊張や短縮のみならず，骨，関節包，靱帯に高度の変形や線維化を生じて矯正は困難となり，骨切除や固定が必要となる。

- 関節固定術：関節を良肢位に固定することによって，機能を高める目的で行われる手術である。固定方法は，関節軟骨を切除し，骨移植を行って骨性強直を得させる方法や，ステープル，ワイヤー，スクリューなど器具を用いる方法が必要に応じて併用される。

2 神経に対して行う手術

神経に対する手術には，主に局所に限局した痙縮を緩和する末梢神経縮小術（selective peripheral neurotomy；SPD）と，下肢の痙縮を緩和する深部反射弓の脊髄での入力部を遮断する選択的脊髄後根遮断術（selective dorsal rhizotomy；SDR），さらに，2005年4月に成人の重度痙縮に対して承認され（保険収載は2006年4月），2007年1月に小児への適応が承認されたバクロフェン脊髄腔内投与療法（intrathecal baclofen therapy；ITB療法）がある。

SPDの適応は，局所に限局した痙縮である。表2に痙縮の部位，主たる責任筋とその支配神経を示す[4]。適応として最多となるのは，足関節の内反尖足に対する脛骨神経の縮小術で，足趾屈曲にも対応できる[5]。股関節内転や膝関節屈曲など，下肢の広範囲に痙縮がみられる場合にはSDRが適応になる。四肢や背筋を含む広範な痙縮にはITB療法が適応となる。

表2 痙縮の責任筋と支配神経

部 位	動 き	責任筋	支配神経
肩	内転	大・小胸筋 大円筋	大小胸筋神経 大円筋神経
肘関節	屈曲	上腕二頭筋	筋皮神経
前 腕	回内	円回内筋，方形回内筋	正中神経
手関節	屈曲内転	長掌筋，橈側手根屈筋 尺側手根屈筋	正中神経 尺骨神経
母 指	内転 手掌内母指	母指内転筋 短母指内転筋，対立筋	尺骨神経 正中神経
手 指	屈曲	浅指屈筋，深指屈筋	正中神経，尺骨神経
股関節	内転 屈曲	大腿方形筋	閉鎖神経 大腿神経
膝関節	屈曲	ハムストリングス	坐骨神経
足関節	尖足 内反	ヒラメ筋 腓腹筋内側・外側頭 後脛骨筋	ヒラメ筋神経 内外側腓腹筋神経 脛骨神経

数本を切除する場合　　直径を縮小する場合

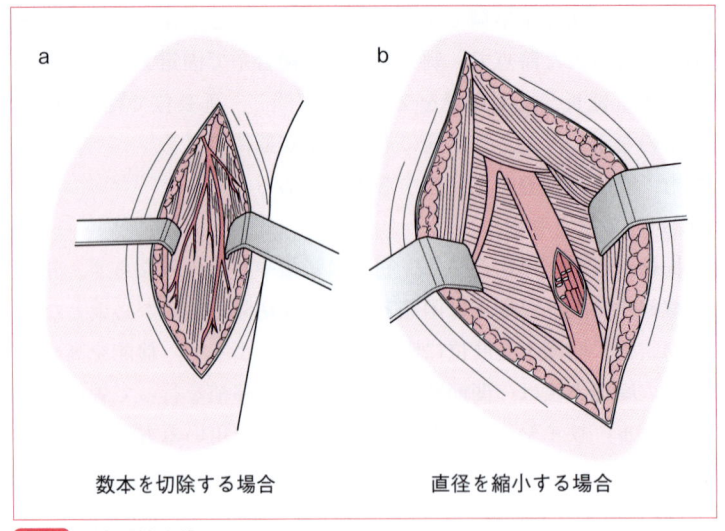

図2　神経縮小術

したがってSDRの適応の多くは、脳性麻痺では上肢障害の少ない痙直型両麻痺あるいは対麻痺、その他の原因による痙性対麻痺である。ITB療法は、脳脊髄疾患に由来する重度の痙縮麻痺で、既存治療により効果が不十分な場合に限り適応となる。ただし、上肢痙縮に関しての有効性および安全性は確立されていない。適応となる年齢は筋・腱・骨に対する手術と同様で、運動発達レベルの評価が可能となる2歳過ぎより学童期前半が望ましい。すでに筋や腱の器質的短縮や拘縮が生じている場合は、筋・腱・骨に対する手術を併用することもある。

▼手術手技

　a．末梢神経縮小術（selective peripheral neurotomy；SPD）

　運動神経束は部位によって、3本以上の神経からなる場合と、1～2本の運動神経から構成される場合とがある。前者のように、数本で構成され、同一の筋に向かっている場合には、これらのうち電気刺激で興奮しやすい数本を切除して、1～2本を残す。後者の様に1～2本の神経のみで構成される場合には、目的となる神経を露出し、顕微鏡下で運動神経を電気刺激しながら、少しずつそぎ落とすようにして、直径が1/3～1/4になるように縮小する（図2）。

　b．選択的脊髄後根遮断術（selective dorsal rhizotomy；SDR）

　椎弓および硬膜を切開後に第2腰椎から第1仙椎神経根を各々分離し、さらに後根を前根から剥離する。尾側より各神経根を電気刺激し異常神経根を同定する。さらに異常神経根を3～5本に神経根細糸に剥離し同様の刺激を行い、異常反応を示す神経根細糸を切断する。ただし、1側において3髄節以上連続した後根の全切断は行わない。

　c．バクロフェン髄腔内投与療法（intrathecal baclofen therapy；ITB療法）

　バクロフェンは中枢性筋弛緩薬であるが、内服し血中濃度が上がっても、血液脳関門を通過しにくいため、作用部位である髄液での濃度が上がらず、重度痙縮に対する効果は不十分である。そこで、重度の痙縮麻痺患者に対して体内にポンプを植え込み、カテーテル（細い管）を髄腔に留置して、ポンプからバクロフェンを投与し続けるための手術を行う。ポンプ

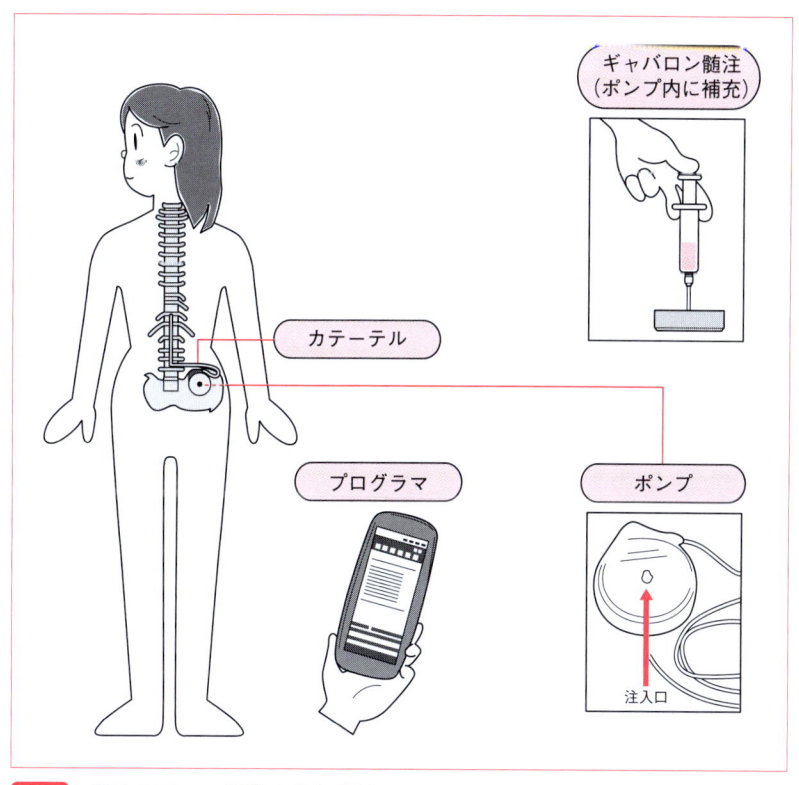

図3 バクロフェン髄腔内投与療法
（文献6を元に作成）

には2，3カ月分の薬剤が入り，注射で薬剤を補充する．また，ポンプにはコンピューターが内蔵されており，コントローラーからの情報を無線で受けて投与方法を自由に調整できる（図3）．

（大国生幸・内　昌之）

文　献

1) 河野洋一：歩行機能改善のためにどのような治療法が推奨されるか．社団法人日本リハビリテーション医学会　監：脳性麻痺リハビリテーションガイドライン．医学書院，p126-127，2009
2) 神前智一：痙性麻痺手に対する上肢選択的痙性コントロール手術．新 OSNOW 16：118-127，2002
3) Koman LA, Smith BP, Barron R：Recurrence of equines foot deformity in cerebral palsy patients following surgery；a review. J South Orthop Assoc 12：125-133, 2003
4) 平　孝臣，堀　智勝：脳性麻痺と脳血管の痙縮の外科治療．新 OS NOW 16：98-115，2002
5) 猪飼哲夫，安達みちる，平　孝臣，他：末梢神経縮小術（SPD）と選択的脊髄後根遮断術（SDR）．臨床リハ 17：1057-1062，2008
6) 第一三共株式会社：バクロフェン髄注療法（ITB療法）を受けらる方へ
　　http://www.dsc-itb.info/lecture/pdf/35_GB1P00102.pdf

8. 発達障害で使われる薬物

　発達障害の定義はいくつかの観点から分類し得るが，心身の発達に何らかの問題を有し，日常生活に支障があり，社会適応に向けた支援が必要な状態を広義の発達障害と位置づけることができる。そこで本項では，精神発達系の障害（認知面，情緒面，行動面の発達に問題がある場合）と，痙縮を伴う運動麻痺による運動発達系の障害（従来の肢体不自由）に対する，薬物療法の概略について述べる。

1 精神発達系障害

1）精神遅滞（mental retardation；MR）・境界領域知能（borderline mentality）

　知的障害，すなわち知能に遅れがあり，ADLなどの獲得に時間がかかる状態を指す。

2）広汎性発達障害（pervasive developmental disorder；PDD）

　相互的な社会的関係の質的障害によって特徴づけられる。PDDの下位分類として自閉症（autism），アスペルガー症候群などがある。自閉症患者に用いられる治療薬ピモジド（商品名：オーラップ®）は，脳内ドパミン受容体を選択的に遮断し，脳内ドパミンおよびノルエピネフリンの代謝回転を亢進させることにより無為，自閉，接触性・疎通性障害などの症状を改善する。QT延長症候群，内因性うつ病・パーキンソン病の患者への投与は禁忌である。また，SSRI（選択的セロトニン再取り込み阻害薬）や一部の抗生物質など，併用が禁忌とされる製剤がある[1]。

3）注意欠陥多動性障害（attention deficit/hyperactivity disorder；AD/HD）

　AD/HDは発達レベルに不適当な不注意（注意力障害）・衝動性・多動性を示す行動障害である[2]。本疾患では，神経伝達物質のトランスポーター（再取り込み口）が過剰に働き，ノルアドレナリンやドパミンなどの神経伝達物質を再取り込みしすぎてしまう状態になっていると考えられている。その結果，シナプス間隙の神経伝達物質が足りず，情報伝達が十分に行えないため，不注意などの症状が表出する。治療薬として用いられるのは，アトモキセチン塩酸塩（商品名：ストラテラ®）と塩酸メチルフェニデート（商品名：コンサータ®）である。いずれもノルアドレナリンやドパミンの再取り込みを行うトランスポーターに結合して封じ込めることにより，ノルアドレナリンやドパミンの過剰な再取り込みを防ぎ，ノルアドレナリンやドパミンの不足を改善する働きがある（図1）[3]。本剤を処方する際の禁忌は，①本剤の成分に対し過敏症の既往歴のある患者，②MAO阻害剤を投与中あるいは投与中止後2週間以内の患者，③緑内障の患者への投与である。加えて，塩酸メチルフェニデートでは，①甲状腺機能亢進，褐色細胞腫のある患者，②不整頻拍，狭心症のある患者，③過度の不安，緊張，興奮性，抑うつのある患者などにも投薬禁忌である[1]。

4）学習障害（learning disability；LD）

　基本的には全般的な知的発達に遅れはないが，聞く，話す，読む，書く，計算するまたは推論する能力のうち特定の能力の習得と使用に著しい困難を示すさまざまな状態を指すもの

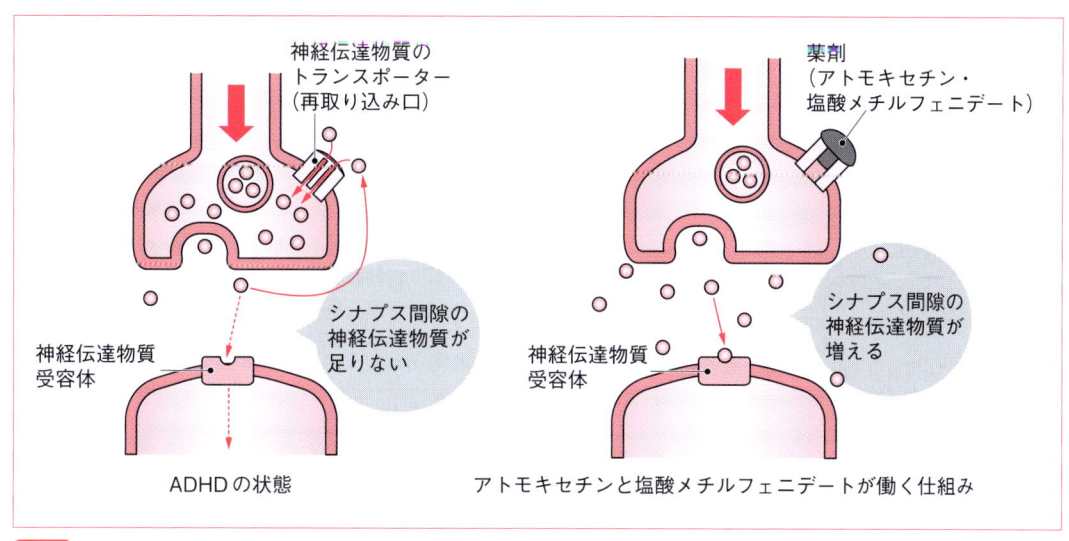

図1 注意欠陥多動性障害に対する薬剤の作用機序
（文献3を元に作成）

である[4]。

　前述の通り，発達障害に対する治療薬として現在使用可能なのは，AD/HDに用いる塩酸メチルフェニデート（商品名：コンサータ®）とアトモキセチン塩酸塩（商品名：ストラテラ®）および，自閉症に用いるピモジド（商品名：オーラップ®）である。これら以外にも，個人の症状に応じて，表1のような薬剤が使用される。

2 痙性麻痺による運動発達系障害

　痙性麻痺は，錐体路障害により起こる伸張反射の低閾値によって，腱反射亢進やクローヌスなどが起こる筋緊張が異常亢進した状態である。この筋緊張を弛緩させる薬剤を筋弛緩薬という。筋弛緩薬には，脊髄や脳幹の単シナプスおよび多シナプス反射を抑制する中枢神経系の薬剤と，筋小胞体からのCa放出を抑制する末梢神経系の薬剤がある（図2）。また投与方法により経口薬と注射薬に大別される。

1）経口薬

　経口薬として用いられる筋弛緩薬を表2に示す。痙縮が軽度〜中等度の場合は，比較的穏やかなエペリゾンの定量投与から始める。効果が不十分な場合や，痙縮が高度の場合は，筋弛緩作用が強いバクロフェン，チザニジン，ダントロレンの少量投与から始めて漸増する。有害事象としては傾眠，鎮静，筋力低下，薬剤の副作用としてダントロレンの肝機能障害，バクロフェンの途絶が報告されている[5]。

2）注射薬

　痙縮に対し用いる注射薬はフェノール，ボツリヌス毒素製剤，バクロフェンである。作用機序の違いから注射部位が異なる。

　　a．フェノール
　　フェノールの作用は，局所麻酔薬としての短時間の可逆的効果と，持続時間が長いタンパ

2章. 知っておくべき治療

表1 精神発達系障害に用いられる薬剤

	一般名	商品名	主な症状	禁忌事項
抗てんかん薬	バルプロ酸ナトリウム カルバマゼピン	デパケン, セレニカ テグレトール	多動・衝動性, 感情の不安定さ	重篤な肝障害 本剤または三環系抗うつ薬に対し過敏症の既往, 重度の不整脈
非定型抗精神病薬	リスペリドン	リスパダール	多動・衝動性, 睡眠障害, 感覚過敏, 強迫症状, 自傷, 怒り, 攻撃性, 妄想・幻覚, 常同性・反復行動	昏睡状態
SSRI (選択的セロトニン再取り込み阻害薬)	フルボキサミン パロキセチン セルトラリン	デプロメール, ルボックス (パキシル) (ジェイゾロフト)	多動・衝動性, 強迫症状, 感情の不安定さ, ひきこもり・対人恐怖, 自傷, 抑うつ, 怒り, 攻撃性, 常同性・反復行動	本剤の成分に対し過敏症歴
三環系抗うつ薬	イミプラミン クロミプラミン	トフラニール アナフラニール	睡眠障害	緑内障, 本剤または三環系抗うつ薬に対し過敏症の既往, 尿閉, QT延長症候群
抗不安薬 (ベンゾジアゼピン系)	クロルジアゼポキシド ジアゼパム	コントールホリゾン, セルシン	睡眠障害	緑内障, 重症筋無力症
血圧降下薬 (選択的α₂受容体アゴニスト)	クロニジン	カタプレス	睡眠障害, 攻撃性, 常同性・反復行動	本剤の成分に対し過敏症歴
血圧降下薬 (アドレナリン作動性効果遮断薬の一つ。β₁受容体とβ₂受容体を遮断する)	プロプラノロール	インデラル	攻撃性	本剤の成分に対し過敏症歴 重度の不整脈, 気管支喘息

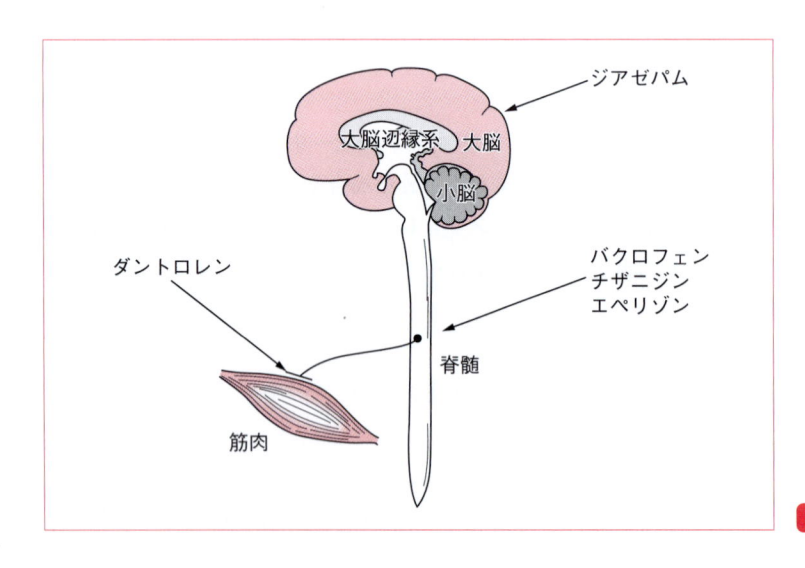

図2 筋弛緩薬の作用部位

8. 発達障害で使われる薬物

表2 経口投与に用いる筋弛緩薬の種類

	一般名	商品名	作用機序	禁忌事項
中枢性	ジアゼパム（ベンゾジアゼピン系・抗不安薬）	セルシン ホリゾン	脊髄および脊髄上位のGABAを伝達物質とするシナプスの阻害	緑内障，重症筋無力症
	バクロフェン	ギャバロン リオレサール	αおよびγ固縮の抑制 γ-運動ニューロン活性の持続的な抑制	本剤の成分に対し過敏症歴
	チザニジン	テルネリン	αおよびγ固縮の抑制 脊髄多シナプス反射抑制	本剤の成分に対し過敏症歴。フルボキサミン，シプロフロキサミンとの併用
	エペリゾン	ミオナール	脊髄からのγ-運動ニューロンを抑制	本剤の成分に対し過敏症歴
末梢性	ダントロレン	ダントリウム	骨格筋における，興奮-収縮連関への作用（筋小胞体からのCa放出抑制）	著しい心肺機能低下がみられる者，筋無力症状，肝疾患

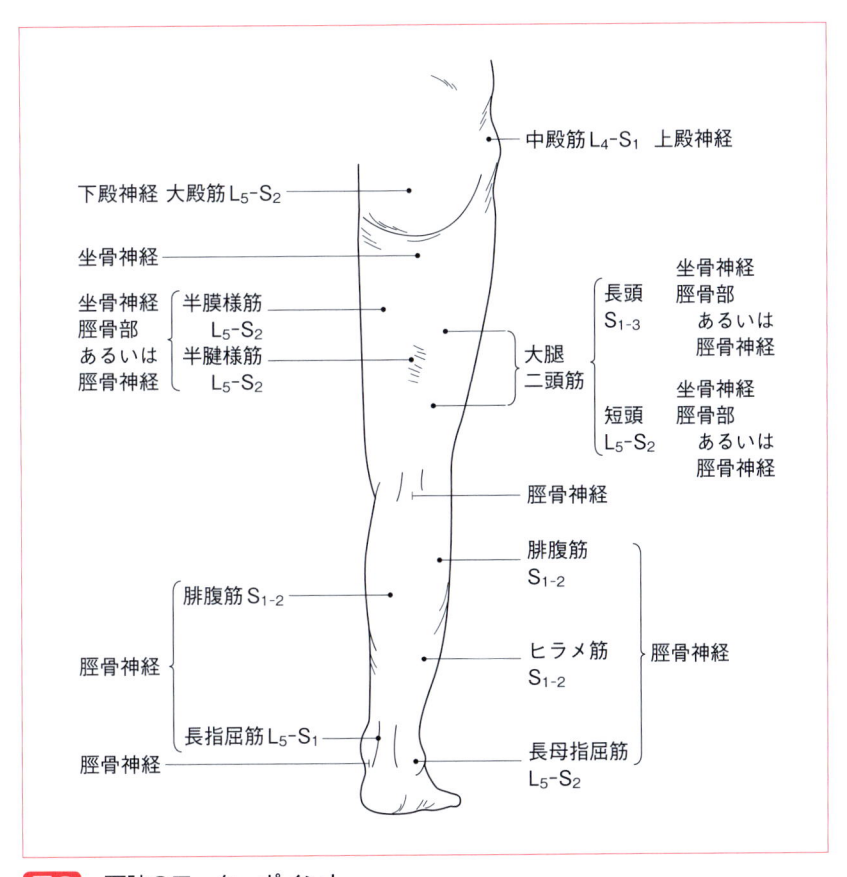

図3 下肢のモーターポイント

ク変性作用（神経軸索などのワーラー変性）である[6]。これらの作用により，痙縮など筋緊張亢進がある筋肉を支配する運動神経の周囲〔モーターポイント（図3）〕にフェノールを注射することによって，神経の末梢部を部分的に破壊して，筋緊張の改善が得られる[7]。有害事象としては，異常知覚，しびれ，触覚に対する過敏，不整脈などが報告されているが，これらの発生は比較的少ない[5]。

　b．ボツリヌス毒素製剤

　現在，痙縮に対してわが国で使用されているボツリヌス毒素製剤は，A型ボツリヌス毒素を有効成分とする骨格筋弛緩薬（ボトックス®）である。本剤は末梢の神経筋接合部における神経筋伝達を阻害することにより筋弛緩作用を示す[8]ため，痙縮などの筋緊張亢進がある筋肉の筋腹にボトックスを注射することで，筋緊張の改善が得られる。わが国における，ボトックスの保険適用疾患は，眼瞼痙攣，片側顔面痙攣，痙性斜頸，2歳以上の小児脳性麻痺患者における下肢痙縮に伴う尖足，上肢痙縮・下肢痙縮である。嚥下障害，筋力低下，脱力，疼痛，転倒など，数％に有害事象が報告されている[1]。

　c．バクロフェン

　バクロフェンは中枢性筋弛緩薬であるが，内服し血中濃度が上がっても，血液脳関門を通過しにくいため，作用部位である髄液での濃度が上がらず，重度痙縮に対する効果は不十分であった。このため髄腔内投与（p84, 参照）が行われるようになった。

　　　　　　　　　　　　　　　　　　　　　　　　　　　　　　（大国生幸・内　昌之）

文　献

1) 独立行政法人医薬品医療機器総合機構：医薬品医療機器情報提供ホームページ．
   http://www.info.pmda.go.jp/
2) 文部科学省：今後の特別支援教育の在り方について（最終報告）．平成15年3月
3) 日本イーライリリー株式会社：ADHD.co.jpホームページ．
   https://adhd.co-jp/treatment/medicine/default.aspx
4) 文部科学省：学習障害児に対する指導について（報告）．平成11年7月
5) 根本明宜：痙縮に対するリハビリテーション．社団法人日本リハビリテーション医学会　編：脳性麻痺リハビリテーションガイドライン．医学書院，p75-81, 2009
6) 関　勝，正門由久，千野直一：モーターポイントブロックの手技．JOURNAL OF CLINICAL REHABILITATION（臨床リハ）6：984-987, 1997
7) 石田　暉：ブロック療法．臨床歩行分析研究会　編：歩行関連障害のリハビリテーションプログラム入門．医歯薬出版，p135-139, 1999
8) 小熊恵二：ボツリヌス毒素．中野昌康　編：医学細菌学〈1巻〉．菜根出版，p212-247, 1986

9. 発達障害で用いられる福祉用具，自助具，遊具

9-1 概説

1 福祉用具・自助具

　福祉用具が公費による支給の対象となったのは，1950年に制定された身体障害者福祉法によってである。この法律制定以降，福祉用具は福祉機器，リハビリテーション機器，生活支援用具，日常生活用具，テクニカル・エイド，アシスティブ・テクノロジー（assistive technology）等のさまざまな用語で表現され，保健，福祉，医療，行政などの分野で使われてきている[1]。福祉用具が一つの転換を迎えたのは1993年である。この年施行された「福祉用具の研究開発および普及の促進に関する法律」によって「福祉用具」という言葉で法律用語として登場することになる。このように福祉用具は，1950年以降43年にわたってさまざまな呼び方をされていたが，法律上の対象となるものをまとめて「福祉用具」と表現するようになった。この法律では，「福祉用具とは，心身の機能が低下し日常生活に支障のある老人，心身障害者の日常生活の便宜を図るための用具，機能回復訓練のための用具および補装具をいう」と定義されている。また，自助具（self-help device）とは，障害のため日常生活に困難をきたしている場合に，可能な限りADLを自分自身で容易に行えるように補うために工夫された道具である（図1）[2]。

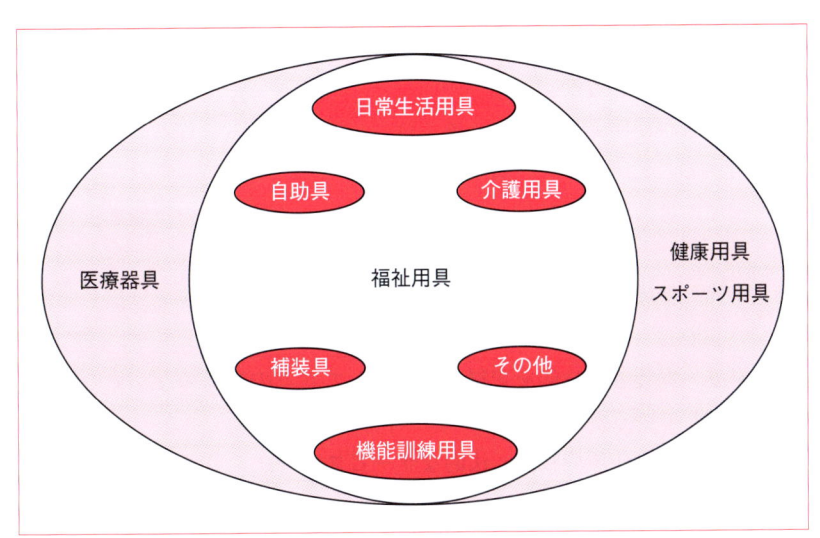

図1　福祉用具分類表
（文献2より）

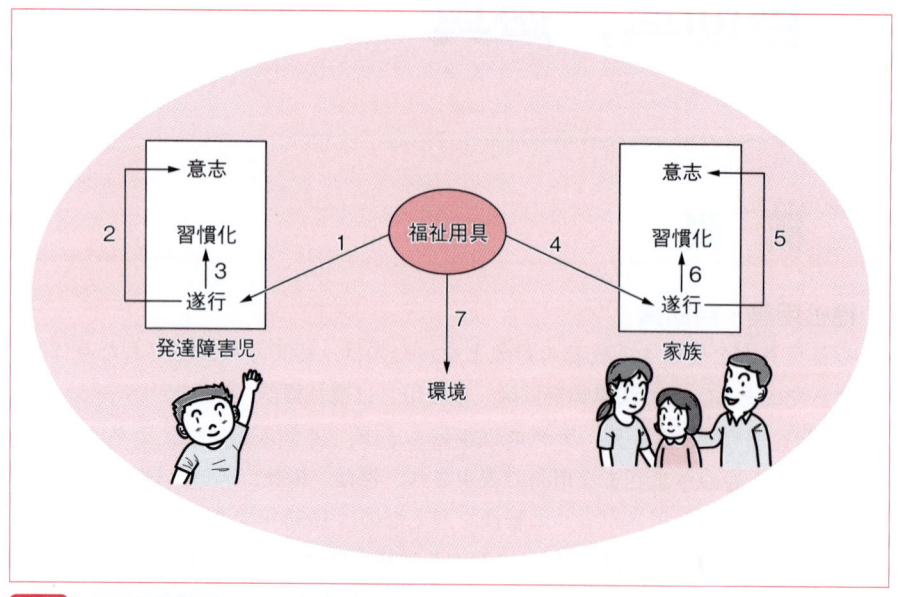

図2　福祉用具提供の7つのポイント

2　提供，介入における7つのチェックポイント

　福祉用具，自助具を対象者に提供し機能を補ったりするアプローチを代償的なアプローチという。発達障害領域にかかわらず，最近始まったものではなく，古くから実践がなされ歴史が長い。福祉用具，養育者の関係性を図式化したものを図2に示す。なお，図中に示した番号は，提供，介入における7つのチェックポイントを示したものである。番号に沿って以下に解説する。

- ☑1：福祉用具の提供時の操作方法，理解力，コミュニケーション能力，フィッティングがうまくできているか。
- ☑2：福祉用具を使うことによって，子ども自らが自己効力感を得ているか，自分の価値を見出しているか。
- ☑3：子どもが使い方を習得し，ある役割を担いながら，日々の生活のなかで継続して使用することができているか。
- ☑4：家族，保護者が福祉用具を導入し，介助，支援などの技能を正しく習得できているか。
- ☑5：家族，保護者が福祉用具を使用することの価値や意義を見出して納得して使用しているか。
- ☑6：家族，保護者が技能を習得し，継続して日々の生活のなかでの役割を遂行しながら活用しているか。
- ☑7：コスト面，住環境整備，法的なサービスの有無，地域の慣習，文化の影響はどうか。

3　マネジメント・サイクル

　子どものライフ・ヒストリーを重視し，有効な福祉用具を提供するために，マネジメン

表1　福祉用具の提供のプロセスにおける10領域の主要マネジメント

1. 福祉用具の提供の事前準備のマネジメント
2. 子どもや家族の真のニーズ把握のマネジメント
3. 福祉用具の作成，改良，既製品の選択の意思決定のマネジメント
4. 福祉用具の提供の実行におけるマネジメント
5. 子どもの支援のために実施すべき主要マネジメント
6. 各専門職と連携する場合のリレーション・マネジメント
7. 専門職どうしのノウハウの有効活用と新技術創出のナレッジマネジメント
8. 成功事例・失敗事例などの情報共有のIT活用のマネジメント
9. 継続的フォローアップのマネジメント
10. 子ども・家族の満足度向上のマネジメント

ト・サイクル（PDCAサイクル）が重要である．マネジメント・サイクルは，一般的にP（Plan＝計画）→ D（Do＝実行）→ C（Check＝点検）→ A（Action＝是正）の4つのステップを繰り返し，初期の目標の達成を実現する．

さらにより確実に実行できるために，福祉用具の提供のプロセスにおいて，実施すべきマネジメントを10領域にまとめた．10領域の主要マネジメントは以下のとおりである（表1）．

①福祉用具の提供の事前準備のマネジメントでは，提供に向けて子ども，家族に関する情報，製品に関する情報を収集し，日時調整，必要備品の用意・管理を行う．

②子どもや家族の真のニーズ把握のマネジメントでは，福祉用具を使用してどうしたいのか，家族の思いはどうなのか，真のニーズを把握するよう注意を払う．

③福祉用具の作成，改良，既製品の選択の意思決定のマネジメントでは，既製品の提供でよいのか，あるいは，一部改良が必要か，新規に作成すべきか，どの選択が最良なのか意思決定する．

④福祉用具の提供の実行におけるマネジメントでは，福祉用具の提供を実行する際の管理を行う．

⑤子どもの支援のために実施すべき主要マネジメントでは，子どもの支援に最低限必要な安全，リスク，品質などに関するマネジメントを行う．

⑥各専門職と連携する場合のリレーション・マネジメントでは，連携する専門職との意思伝達のための情報管理などを行う．

⑦専門職どうしのノウハウの有効活用と新技術創出のナレッジマネジメントでは，個々人で蓄積してきたノウハウを専門職どうしが共有できるようにする．

⑧成功事例・失敗事例などの情報共有のIT活用のマネジメントでは，成功した事例や失敗した事例を蓄積し，共有できるようにITを活用する．

⑨継続的フォローアップのマネジメントでは，福祉用具を提供した後も十分に活用されているのか，不具合が生じていないか，継続的にフォローアップを可能にするための管理を行う．

⑩子ども・家族の満足度向上のマネジメントでは，福祉用具提供後，子ども本人，家族にとって福祉用具の使用の満足度が向上するように注意を払う．

セラピストは，既製品の福祉用具・遊具を改良し，新たに作製する機会が比較的多い．作製にあたって必要な条件を挙げると，①安全である，②壊れにくい，③操作しやすい，④修

理が容易，⑤よいデザイン，⑥安価である，などが考えられる．これらのいずれが欠けても，福祉用具は有効かつ安全に使用してもらえない．

子どもにおいては，おもちゃや自助具を舐めたり，口に入れたりする危険性も十分に考えられる．接着剤，塗料が環境ホルモンなど有害になる材料なのか配慮しなければならない．塗料の匂いが喘息を誘発したり，アトピー性皮膚炎などのアレルギーから肌荒れを引き起こす可能性もあるので，遊具，自助具などが肌に触れたりしても子ども，保護者に害のないように，安全なものにする．子どもの場合，興奮したり，おもちゃを投げつけたり，叩いたりすることもあるので，破損しない耐久性に富んだ素材にする．

また，作製あるいは改良した自助具，遊具などは，製造物責任法[3]（PL法）にも抵触する可能性が非常に高い．したがって，子どものみならず，特に，保護者や職員に対して，使用上の留意点，禁忌事項などは口頭のみの説明で済ませるのではなく，できるだけ具体的に，わかりやすく，きちんと文書化し提示し説明することが重要である．そして，文書化した取扱説明書および注意事項は，きちんと保存しておくことが必要である．その積み重ねが，より安全で安心した遊具の作製および改善につながり，利用者に安全に使用してもらうことが可能となる．気がついたら，どんな些細な事案でも，迅速に職員に報告し，ケース会議などで，必ず記録を残し，情報を共有できる体制にして，リスクマネジメントにも十分配慮する必要がある．

セラピールームで，子どもと一対一での個別指導場面以外に，他の子どもや職員，保護者が複数参加し，プレイルームという空間で，一部スペースを借りて少人数のグループ指導が行われることも多い．遊具がプレイルームのオープンスペースにある場合，対象幼児以外も使用する可能性がある．遊具が子どもの目の届く場所に置かれていると，視覚刺激に反応し触ったり，乗ったりすることがあるので，使用していないときの遊具の保管場所をどう整備していくかといった物理的な要因に十分配慮する必要がある．また，知らなかった，報告がなされていない，報告されたが放置していたということがないように，職員に対する十分な指導および職員間の情報共有，コミュニケーションの円滑化など，人的要因に従前にも増して留意することが重要であろう．さらに，保護者にもこれらを十分理解してもらうことは当然必要である．

（笹田　哲）

文　献

1) 日本作業療法士協会機器対策委員会：機器の分類・用語及び評価について．作業療法 11：97-101，1992
2) 財団法人日本テクノエイド協会：福祉用具を上手に利用するための福祉用具Q&A．日本テクノエイド協会，p3，2000
3) 木ノ元直樹：PL法（製造物責任法）の知識とQ&A（改訂第2版）．法学書院，2009
4) Kielhofner G：山田　孝　監：人間作業モデル—理論と応用（改訂第3版）．協同医書出版社，2008

9. 発達障害で用いられる福祉用具，自助具，遊具

9-2 姿勢保持

1 姿勢保持の支援

　姿勢保持とは，重力に抗して特定の姿勢を持続的に保つことであり，運動・動作の基本となる。姿勢保持は，骨・軟骨・靱帯・筋などの運動器と固有感覚・視覚・前庭器などの感覚器とそれらを統合する中枢神経系の働きによって行われる。姿勢を保持するこれらの機能（姿勢制御）の獲得は，ADLあるいは基本的動作の基礎として運動療法の中心となる。

　しかし，発達障害を伴う子どもにおいては，この姿勢保持機能が極端に低い事例も存在する。たとえば，脳性麻痺において粗大運動能力分類システム（gross motor function classification system；GMFCS）[1]（p265，参照）にてレベルⅤに該当する事例の多くは，抗重力位にて自力での姿勢保持が困難である[2]。そのため，このレベルの子どもの運動発達は臥位にとどまりやすい。そのため，姿勢保持を補助する用具がADLの支援目的で必要となる。

2 姿勢保持装置の紹介

1) ハートリーフチェアー（図1）

　ハートリーフチェアー（パシフィックサプライ株式会社）は，座位保持が困難あるいは不安定な脳性麻痺児や筋ジストロフィー児などに適用できる座位保持装置である。ハートリーフチェアーには，寸法や角度調整機構が備えられており，幼稚園児から中学高学年までの子どもに対応できる。さらに，高さ調節が可能な木製脚フレームや金属製昇降脚フレームの組み合わせを通して，さまざまな使用場面に適応しやすいことも特徴である。その他に，内転防止パッド，体幹パッドや骨盤・胸・肩ベルトを設置することで，姿勢を重力に抗して持続的に保ちやすいようにしている。

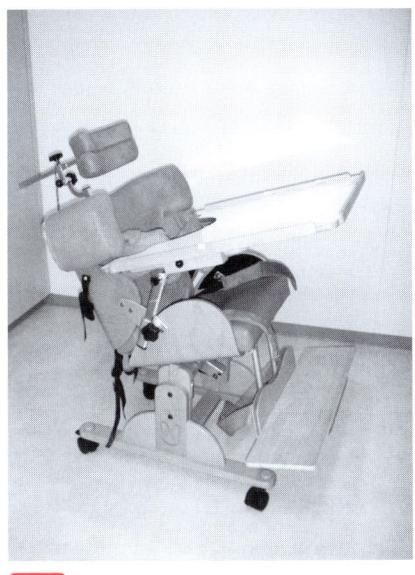

図1　ハートリーフチェアー　　図2　プロンボード

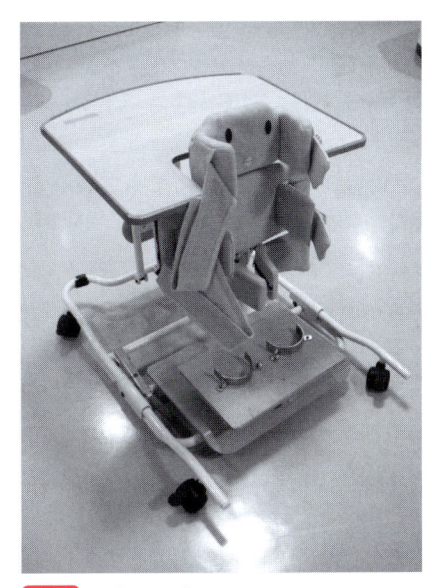

2）プロンボード（図2）

　プロンボードは，立位姿勢保持が困難あるいは不安定な脳性麻痺児などに適用できる立位保持装置である。プロンボードは，体幹・下肢を胸・腰ベルトおよび膝パッドで安定させた状態で，前傾位から垂直位まで傾きを変えることができる。このことで，下肢の支持負荷量を調整できる。また，プロンボードは立位姿勢保持という観点だけではなく，股関節や膝関節の屈曲拘縮，足関節の変形予防目的でも使用される。

（米津　亮）

文　献

1) Palisano R, Rosenbaum P, Walter S, et al：Development and reliability of a system to classify gross motor function in children with cerebral palsy. Developmental Medicine and Child Neurology 39：214-223, 1997
2) Wood E, Rosenbaum PL：The gross motor function classification system for cerebral palsy；a study of reliability and stability over time. Developmental Medicine and Child Neurology 42：292-296, 2000

9-3 日常生活活動（ADL）

1 ADLとは

　ADLとは，ひとりの人間が自立して生活するために行う基本的な，しかも各人ともに共通して毎日繰り返される一連の身体的動作群をいう。ADLはセルフケア活動を意味するが，その具体的な範囲には食事，更衣，排泄，入浴，整容，睡眠が含まれる。セルフケア活動は，健康的な生活を送るうえでの土台となる（p37，参照）。これに対し，買い物，外出，交通機関の利用など，活動の範囲を社会生活まで拡大したものを手段的日常生活活動（instrumental activities of daily living；IADL）としている。

　ADLに対するアプローチの一つに，自助具を提供し支援するアプローチがあるが，近年，自助具の選択において，ユニバーサルデザインの考えが浸透しつつある。ユニバーサルデザインとは，ノースカロライナ州立大学のMaceによって紹介された概念である。障害のレベルにかかわらず，誰にとっても使いやすいという発想が基本となる。

　Maceが提唱するユニバーサルデザインの原則は以下の通りである。
- 原則1：誰でも公平に利用できること
- 原則2：使ううえで自由度が高いこと
- 原則3：使い方が簡単ですぐ分かること
- 原則4：必要な情報がすぐに理解できること
- 原則5：うっかりミスや危険につながらないデザインであること
- 原則6：無理な姿勢をとることなく，少ない力でも楽に使用できること
- 原則7：アクセスしやすいスペースと大きさを確保すること

　さらに，上記の原則を製品そのものに限らず，生活環境やコミュニケーションなど，さまざまな場面に幅広く取り入れることが提唱された。

2 ADLにおける自助具

ここでは肢体不自由児のみならず，知的障害，広汎性発達障害児を対象とする，ユニバーサルデザインの発想に基づいた代表的なADLの自助具を紹介する（図1）。

食事

❶ シリコンスプーン
金属製ではなくシリコン製のため，口あたりが柔らかく食物を摂取しやすい

食事

❷ ユニバーサルカフ
ベルクロテープを用いてしっかりと装着でき，握りが弱くてもフォークやスプーンの操作が可能

食事

❸ シリコンボール
スプーンなどに容易にはめられるボール。やわらかいシリコン製のため，持ちやすく滑りにくい

食事

❹ 曲げられるスプーン
使用者に合わせて柄の角度を容易に変えられる

食事

❺ シリコン粘土
お湯や熱を必要とせず，粘土をこねるだけで容易に成型できる

食事

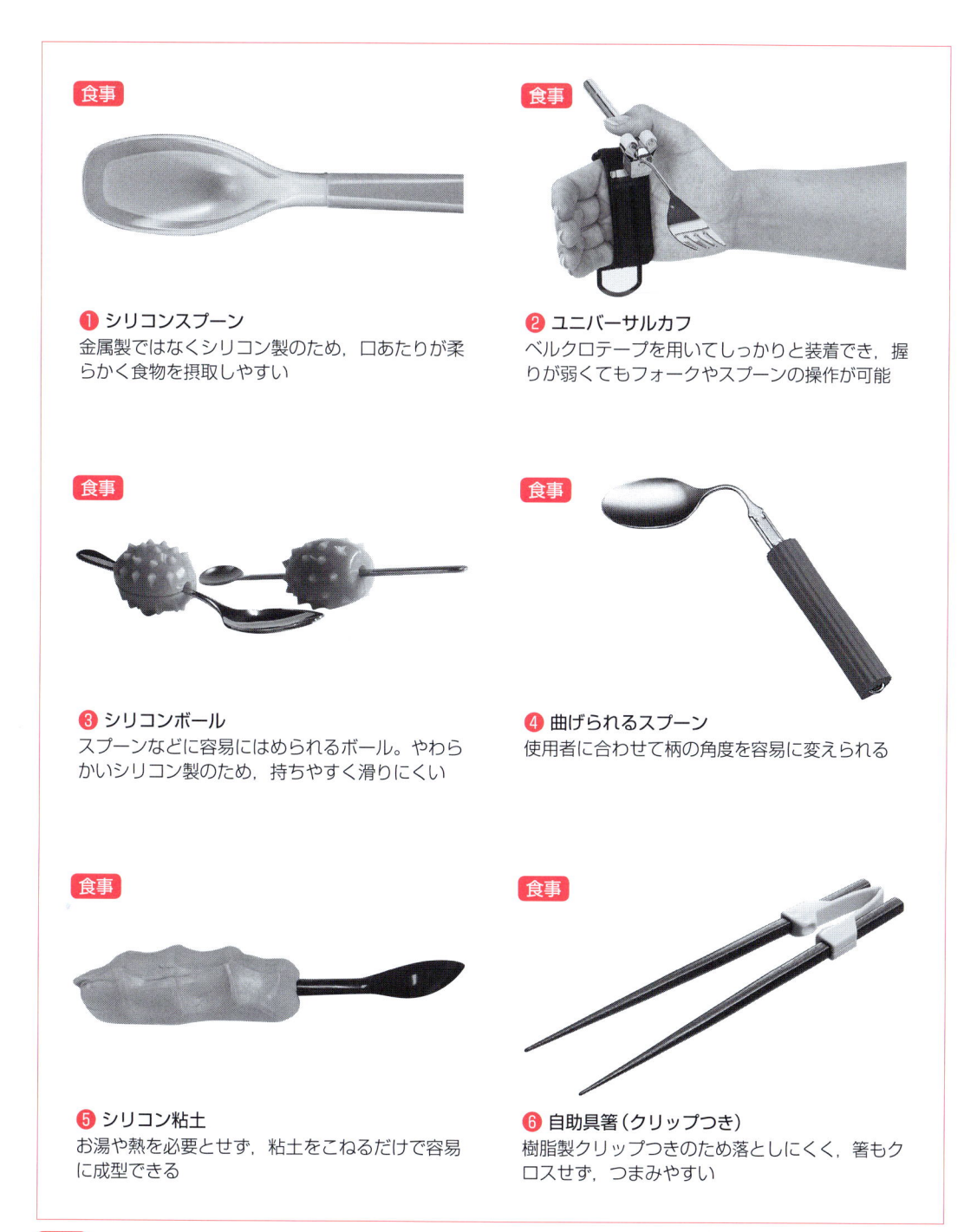

❻ 自助具箸（クリップつき）
樹脂製クリップつきのため落としにくく，箸もクロスせず，つまみやすい

図1 ADLの自助具（1）

2章. 知っておくべき治療

食事 ❼ 自助具箸（L型）
L型のため握りやすい

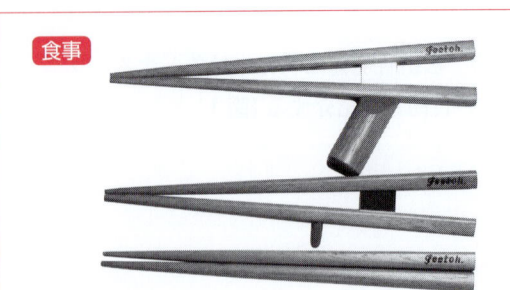

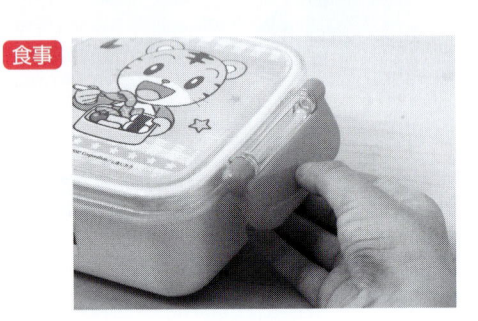

食事 ❽ 自助具箸（リングタイプ）
リングに指を入れると指が固定され，操作しやすくなる

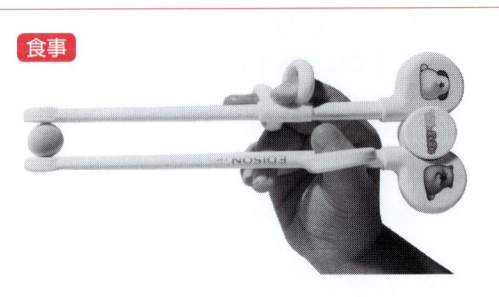

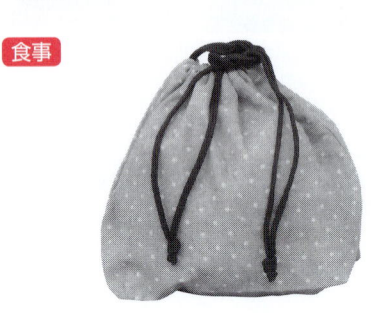

食事 ❾ 弁当箱
母指の当たる面がくぼんでおり，開けやすい

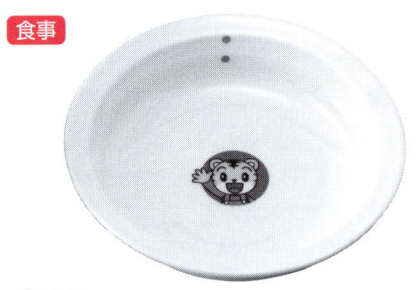

食事 ❿ 弁当箱袋
きんちゃくタイプはひもを引っぱるだけでよい

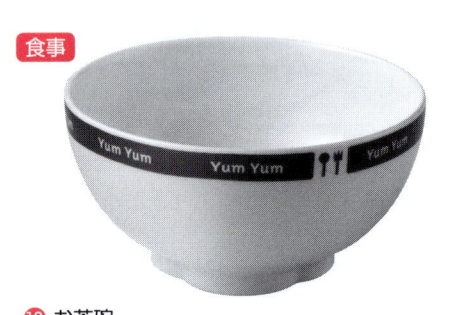

食事 ⓫ お皿
皿の底が深いため，食べ物がすくいやすい

食事 ⓬ お茶碗
指がかかりやすいよう高台に工夫（花型の加工）を凝らしてあり，持ちやすい

食事 ⓭ スプーン・フォーク・お箸ケース
スライド式に開閉するので，ふたを落とさずに箸の出し入れができる

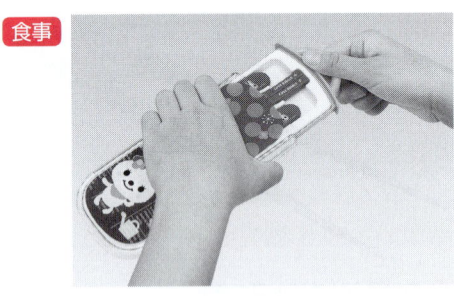

食事 ⓮ ワンタッチ水筒
押すだけで開き，キャップが落ちない

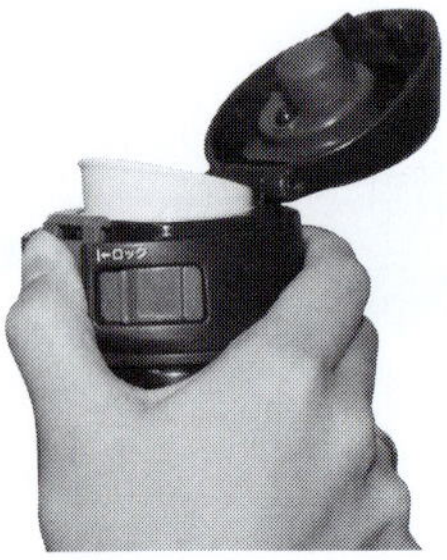

図1 ADLの自助具（2）

98

9. 発達障害で用いられる福祉用具, 自助具, 遊具

食事

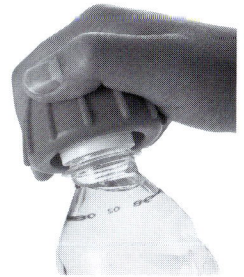

⑮ ペットボトルオープナー
ペットボトルのキャップにかぶせるとひねりやすくなる

整容

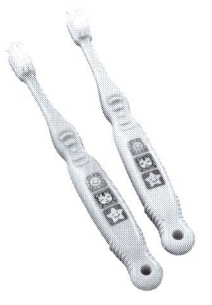

⑯ 歯ブラシ
柄を持つ指がずれないように, くぼみと凹凸があり持ちやすい

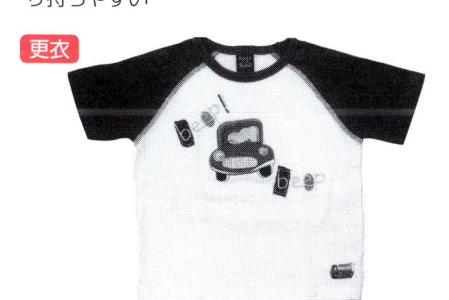

更衣

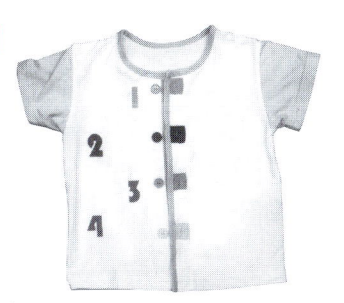

⑰ パジャマ
ボタンとボタン穴の色を段ごとに変えてあり, ボタンかけがしやすい

更衣

⑱ プリントTシャツ
前面にワッペンが貼ってあり, 後面との区別がしやすい

更衣

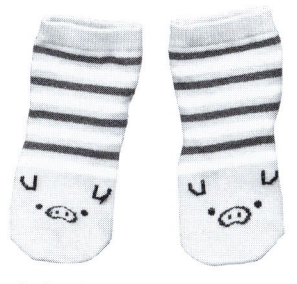

⑲ プリントくつ下
甲側に模様がついていて, 踵側と区別しやすい

更衣

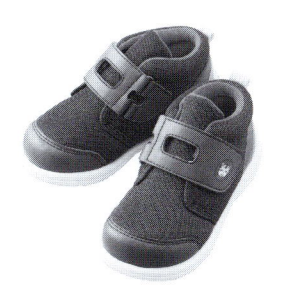

⑳ ハイカット靴
足首をしっかりサポートする疲れにくい形状。ベルトタイプで履き口も大きく, 脱着が簡単

更衣

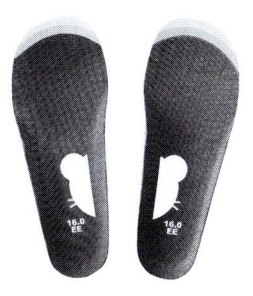

㉑ インソール
合わせるとキャラクターの絵になり, 左右の区別が容易

入浴

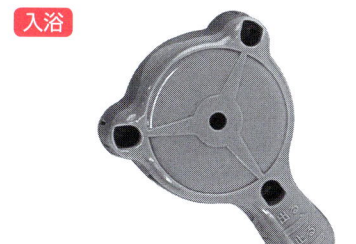

㉒ 蛇口レバー
蛇口のハンドルに取りつけると, ひねりやすい

図1 ADLの自助具(3)

2章. 知っておくべき治療

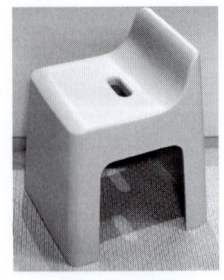

❷③ **浴室用椅子（ハイバック型）**
背部が盛り上がっているため，座ったときにずり落ちにくい

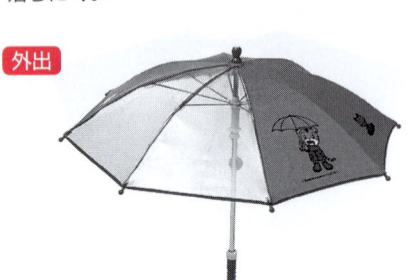

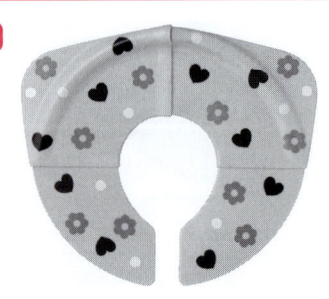

❷④ **携帯補助便座**
折りたたみ式のため，外出先の大人用便座にも使用できる

❷⑤ **半透明傘**
傘の一部が透きとっており，視界をしっかり確保できる

図1 ADLの自助具（4）

食事を中心に，整容，更衣，入浴，排泄，外出に役立つものを厳選した。それぞれの障害にあわせて，最適なものを選択することが重要である。

（笹田　哲）

写真提供

有限会社片力商事 ❶❸❺
http://www.katariki.co.jp/

有限会社フセ企画 ❷❹
http://fusekikaku.co.jp/

株式会社青芳製作所 ❻
http://www.willassist.biz

株式会社精機工業 ❼
http://www.feetoh.co.jp/

株式会社ベネッセコーポレーション ❾⓫⓬⓰⓴㉑㉕
http://shop.benesse.ne.jp/shimajiro/
ⒸBenesseCorporation/ しまじろう

株式会社ケイジェイシー ❽
http://doctorpeople.jp/

スケーター株式会社 ⑬
http://www.skater.co.jp/

川島工業株式会社 ⑮
http://www.suncraft.co.jp/

株式会社シクロケア ㉒
http://www.496.co.jp/

岩谷マテリアル株式会社 ㉓
http://www.imcjpn.co.jp/design_project/index.html

株式会社ティーレックス ㉔
http://www.t-smartstart.com/

文　献

1) 日本リハビリテーション医学会：ADL評価について．リハ医学 13：315，1976
2) ユニバーサルデザイン
　　http://www.ncsu.edu/project/design-projects/udi/

9-4 移　動

1 移動の支援

　移動は，人間の生活に欠かすことができない．しかし，脳性麻痺児は抗重力位での立ち直り・平衡反応の成熟が困難で，健常児よりも運動発達が遅滞・停滞する[1]．そのため，2足歩行の獲得が8歳になることもある[2]．子どもの運動能力および生活環境を考慮し，その時期に最も適切な用具を用いて支援することが重要となる．

2 移動用具の紹介

1) 重度障害児用歩行器（SRCウォーカー）（図1）

　SRC（spontaneous reaction control）ウォーカーは，北九州市立総合療育センターにおいて臥位レベルの脳性麻痺児に対して適用していたが，学会や論文で発表されることによって全国的に認知されるようになった歩行器である[3]．股下のサドルで体重を負荷し，下肢を左右交互に振り出しやすくした点が特徴である．

　このSRC歩行器は，立位保持が可能となったばかりの子どもから，より重度な障害をもった子どもまで幅広く利用できる移動用具である．

2) 姿勢制御歩行器（PCW）（図2）

　PCW（posture control walker）は，歩行器の真横にある支持バーを両上肢で支持しながら歩く歩行器である．PCWには2輪もしくは4輪タイプのものがあるが，いずれも体重を後方にかけても逆行はしない（図2は4輪タイプのPCWで，後輪にはバックストッパーがある）．安定した直立姿勢を保ちやすくすることで，一側ずつ体重移動し，より自然な歩行を促すことができる．

2章. 知っておくべき治療

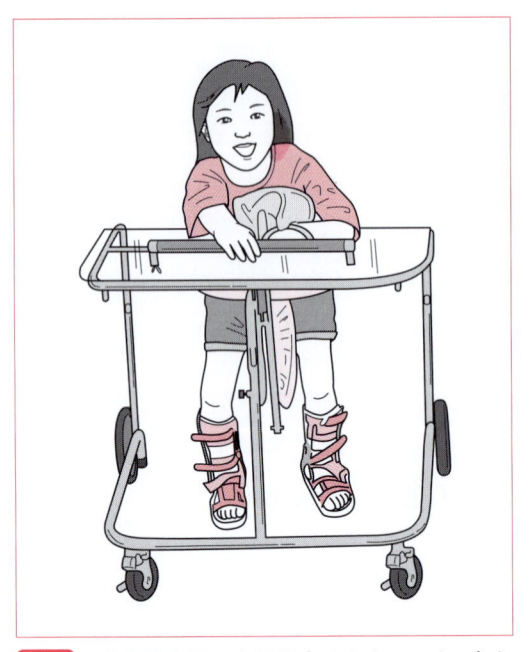

図1 重度障害児用歩行器（SRCウォーカー）を用いた歩行

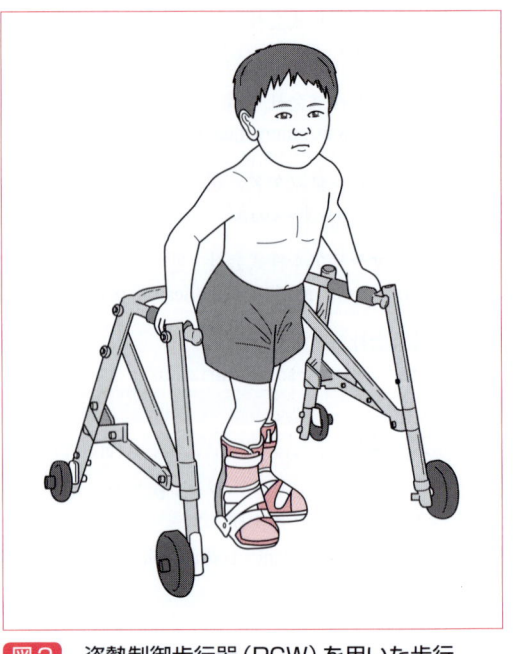

図2 姿勢制御歩行器（PCW）を用いた歩行

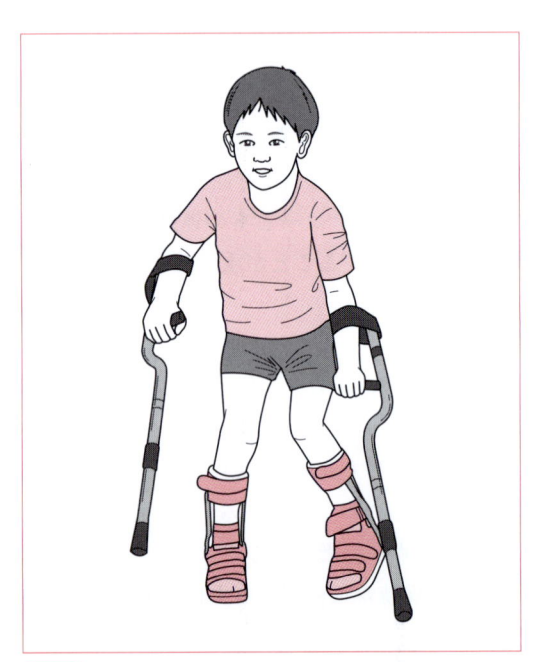

図3 セブンクラッチを用いた歩行場面

このPCWは，屋外での杖歩行が困難な子どもの移動用具として位置づけられる。
3）セブンクラッチ（図3）
　セブンクラッチ（株式会社松永製作所）は，ロフストランドクラッチと前腕支持型松葉杖

の優れた機能をミックスして作成された杖である．前腕カフ部分がスイングし，転倒時，前腕カフで腕を骨折する危険性を防止する役目もある．

　このセブンクラッチは，比較的上肢および下肢機能障害が軽度な子どもが2足歩行を獲得する以前に使用する用具となる．

（米津　亮）

文献

1) Milani-Comparetti a, gidoni AE：Pattern analysis of motor development its disorders. Developmental medicine and Child neurology 9：625-630, 1967
2) Molnar GE：Cerebral PALSY：PROGNOSIS AND HOW TO JUDGE IT. PEDIATRIC ANNALS, 8, 596-605, 1979
3) 坂上　昇：SRCウォーカーにより自発運動が活発になった重度脳性麻痺児の一例，理学療法ジャーナル 28：347-349, 1994

9-5 コミュニュケーション・学習

1 コミュニケーション

　コミュニケーションのきっかけとして，対象者の情報を得ることが必要であり，趣味や好みだけでなく，嫌いなことを知っておくことが重要である．セラピスト側のコミュニケーションの取り方が適切でないために，対象者の意思を十分引き出せていない可能性があることを常に意識しておく．選択肢の選択の技法としては，「直接的」と「間接的」なものがある．「直接的」なものとは，手を伸ばす，言葉で伝える，指を差す，視線を送るなどであり，言葉がわからなくても選択が可能である．「間接的」なものとは，たとえば一つひとつ示される選択肢に対して「Yes・No」で答えることであり，コミュニケーションレベルに合った技法を選択しないとコミュニケーションを上手く取ることはできない（表1）．

表1　選択のレベル

レベル	選択方法	方略
レベル1	二つのものを選択	まず，Aが与えられている．その反応を観察する．次にBを与えてみる．その反応からどちらが好みか判断する
レベル2	二つの実物やシンボルを選択する（Yes，Noサインや物の名前の理解は不要）	二つのものを提示して「どちらがほしい？」と尋ね，視線や手を伸ばした方向からどちらがほしいか判断する
レベル3	二つの実物やシンボルを選択する（Yes，Noサインは必要とするが物の名前の理解は不要）	二つのものを提示して「Aがほしい？」と尋ね反応を待つ．受容のサインがあればそれを与える．拒否あるいは無反応の場合は「Bがほしい？」と尋ね反応をみる
レベル4	二つの実物やシンボルを選択する（Yes，Noサイン，物の名前の理解が必要）	「Aがほしい？ それともBがほしい？」と尋ねる

2章. 知っておくべき治療

表2 要求や拒否を引き出すテクニック

テクニック	方略	具体例
必要なものがすぐに手に入らないよう配慮する	欲しがるものを予想し，意図的にそれを移動するなどしてみる	おやつを鍵のかかる棚にしまってみる，おもちゃをいつもと違う場所に移動する
行動の流れに変化をもたせるよう配慮する	行動が簡単に完結しないよう，意図的に介入してみる	これから遊びで使いたいおもちゃを，あえて片付けてしまい行動を分析する
必要な物をはじめから提示しない	一度に必要なもののすべてを与えないなどして，観察する時間をもつ	食事のときの箸など，必要なものを一部欠いた状態で提示し，行動を分析する
すぐに援助せず，時間を置くようにする	援助を必要としていることが分かっても，すぐに援助せずに観察する時間をもつ	箱のふたが開けられないとき，すぐに手伝わず，経過を観察する
要求に対し意図的に誤った物を提示してみる	要求があってもすぐには与えず，あえて違う物を提示し反応を促す	車のおもちゃを要求しているときに，あえて違ったおもちゃを提示する

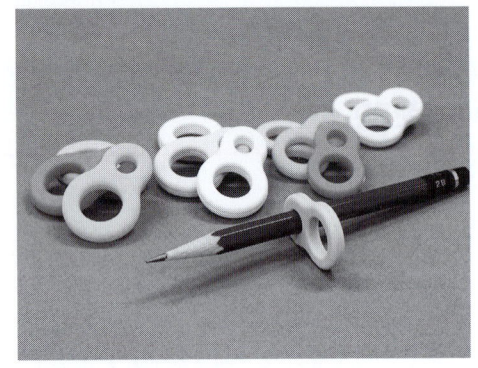

❶ 持ち方補助具（Qリング）
小さな穴に鉛筆などを刺し，大きな穴を親指の付け根まで深くはめると，静的三指握りがしやすくなる

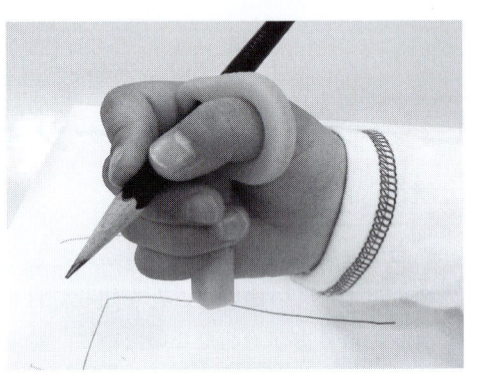

❷ 持ち方補助具（Qグリップ）
Qリングに角柱状の棒が付く．指にはめ，小指側で棒を握ると，Qリングでは上手く持てない状態の者でも利用できる

図1-1 コミュニケーションや学習に利用できる製品（1）

次に重要なのは，「自己決定」を引き出すことである．そのポイントとしては，①返事を待つ，②選択できる情報をすべて提示して，その後に選択を求める，③対象者を信頼する，④何に対しても「Yes」と答える対象者には「No」の答えが求められる聞き方も必要，⑤「Yes・No」以外の「わからない，どちらでもよい」といった選択肢も用意する．対象者の要求や拒否を引き出すテクニック例を表2に示す．

音声言語が利用できない対象者には，コミュニケーション・エイドが有効である．重要なことは，ただその道具を提供するだけではなく，その道具を使いたくなるような場面や環境を設定することである．

2 学 習

学習支援を行う場合には，たとえば運筆動作が上手くなるためにと機能訓練だけに囚われていてはいけない．環境を整えることで，難しい練習をしなくても上手くできる場合がある．たとえば福祉用具[1]や自助具などの利用である（図1）．

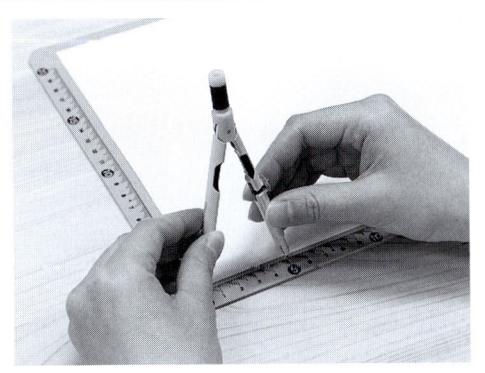

9. 発達障害で用いられる福祉用具，自助具，遊具

❸ シリコン製デスクシート（Qデスクシート）
消しゴムで消す動作やコンパス動作を容易に可能にする

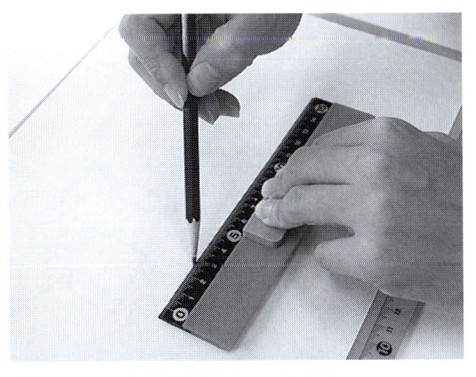

❹ シリコン製定規（Qスケール15）
滑り止めと持ち手が付いているため定規で線を引く動作が容易になる。目盛りの視認性も高められている

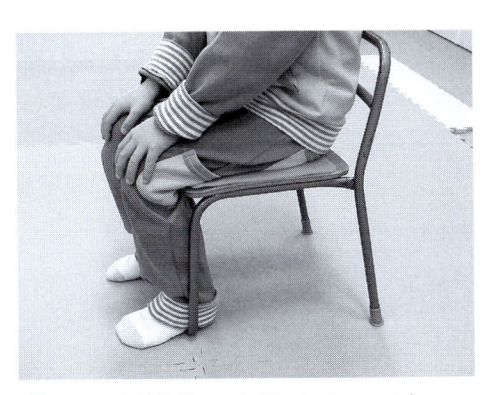

❺ 座面用姿勢保持シート（Qチェアマット）
学習に適した姿勢を保ちやすくする

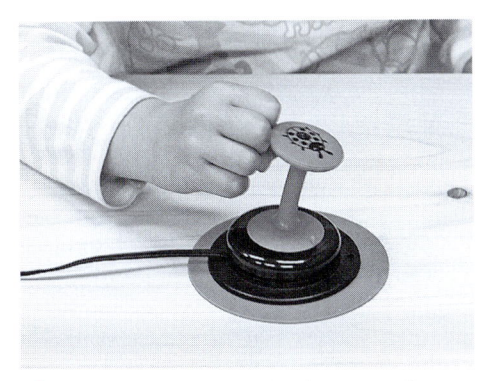

❻ 押しボタンスイッチ補助具（Qスイッチ）
押しボタンスイッチを横方向からの力で押せるようにする。設置が容易な点も特徴的

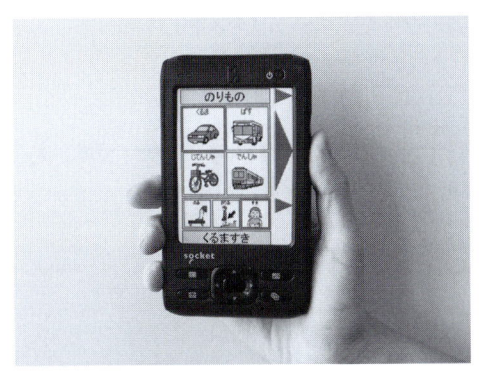

❼ 携帯用会話補助装置（トークアシスト）
携帯情報端末（PDA）をベースとする。タッチスクリーンに表示されるシンボルや文字に触れるだけで，それらに関連づけられた音声が出力される。スケジュール管理や視覚的なタイマー機能付き

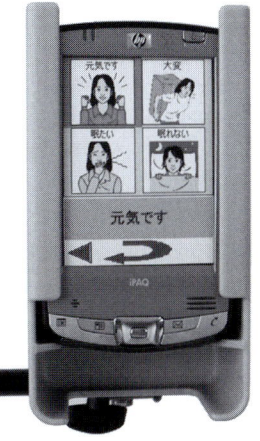

❽ 重度障害者のための意志伝達装置（ハートアシスト）
携帯情報端末（PDA）をベースとする。外部スイッチで操作が可能

図1-2 コミュニケーションや学習に利用できる製品（2）

2章．知っておくべき治療

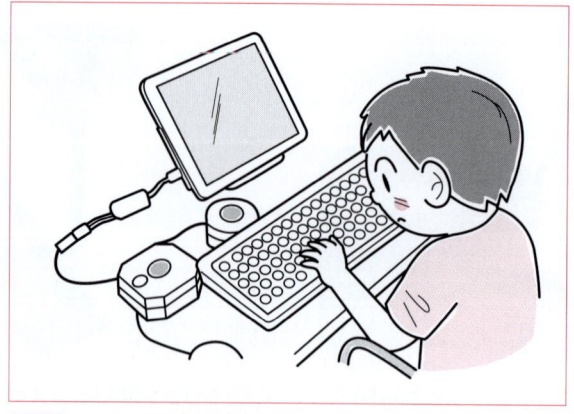

図2 パソコンでの学習

　重度の身体障害をもつ状態であっても，パソコンなどを使いやすくしたり，随意的に動く部分を外部スイッチなど[2]により操作できるようにすれば，学習できるようになる[3]（図2）。医学的知識を活用し，障害特性を把握し，二次障害の予防や疲労などに配慮する必要がある。そのために姿勢管理やスイッチなどのフィッティング技術を高める必要がある。

（鴨下賢一）

写真提供

株式会社ゴムQ　❶～❻
http://www.gomuq.com/

明電ソフトウエア株式会社　❼❽
http://www.meidensoftware.co.jp/top/index.html

文　献

1）東京大学学際バリアフリー研究プロジェクト（AT2EDプロジェクト）公式サイト
　http://at2ed.jp/
2）パシフィックサプライ株式会社ホームページ
　http://www.p-supply.co.jp/comaid/index.html
3）MICROSOFT　ACCESIBILITY社ホームページ　「できマウス。」と「オペレートナビ」でセンター試験に挑戦　http://www.microsoft.com/japan/enable/casestudy/dekimouse.mspx

9-6　遊　び

1　おもちゃとは

　子どもの遊びを観察していると，そこには多種多様のおもちゃの存在が認められる。遊びにとって，切っても切り離せないのがおもちゃである。遊びとおもちゃは表裏一体の関係といっても過言ではない。「おもちゃ」という言葉の由来は，平安時代の「手にもって遊ぶ」行為である「もて（もち）あそぶもの」にあり，それが変化し「おもちゃ」となった。おもちゃ

は玩具とも呼ばれる。おもちゃに似た用語に遊具という言葉もあり、これは「遊びのための道具」という意味である。志田は定型発達児のおもちゃの選び方のポイントについて、以下の7つの要素を挙げている[1]。

　①安全であるもの
　②3歳までは親が選んで与える
　③おもしろいもの
　④丈夫でこわれず長く使えるもの
　⑤さまざまな使い方ができ、発展的なことができてバランスのとれた成長発達を促すもの
　⑥原色（赤、黄、緑など）の明るく楽しい色
　⑦発達段階に合っているもの

　子どもがおもちゃで遊ぶことで、たとえば、バランス能力を伸ばし、物の操作を学習し、想像力が豊かになり、新たな言葉を憶えるといった運動機能、認知機能、言語機能、社会性などの発達のさまざまな領域を伸ばしていく。おもちゃを選び、子どもにただ与えておけばよいのではなく、子どもが遊びに没頭できるような環境を設定することが大切である。

2 おもちゃの安全性

　志田は先述のおもちゃの選び方のポイントで、安全性を指摘している。メーカーで生産されるおもちゃには、日本はもちろん世界各国でさまざまな安全基準が設けられている。日本では乳幼児が口に含むおもちゃ、アクセサリー用具、粘土、ままごと用具などは食品衛生法の適用となり、ヒ素、鉛、ホルムアルデヒド、重金属などの溶出の有無が検査される。

　メーカーによる規制では、日本玩具協会が、おもちゃが安全基準を満たしているのかを検査する。たとえば、おもちゃの強度や形状の安全性、素材、可燃性（特にぬいぐるみなど）、おもちゃの表面の塗料（特に乳幼児が口に入れるおもちゃなど）の安全性を検査し、安全基準に適合していれば、そのおもちゃにSTマーク（Safety Toy markの略）の認証が付与される（図1）。同様に、製品安全協会でもおもちゃが安全基準を満たしているか検査し、適合していればSGマーク（Safety Goods markの略）を付与している（図2）。

　多くのおもちゃには、小型のボタン電池が使用されるため、切れた電池の入れ替えをする際に、子どもが口に入れてしまい誤飲する事故も報告されている。ボタン電池の保管場所に留意する。乳幼児の場合、口に入れるおもちゃで遊びながら誤ってボタン電池を吸い込んだり飲み込んだりする危険性が高い。喉を通過する太さの目安はトイレットペーパーの芯の大

図1　STマーク

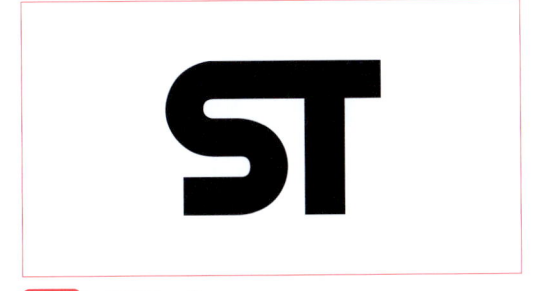

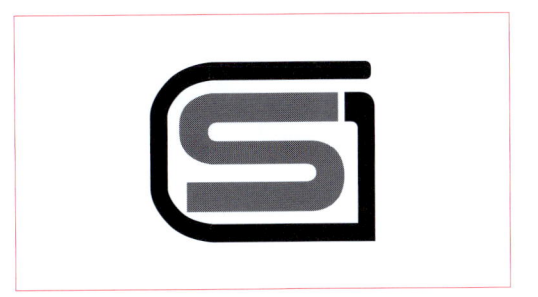

図2　SGマーク

2章. 知っておくべき治療

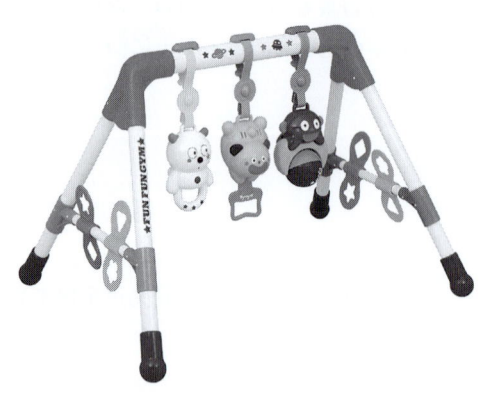

❶ ベビージム
動くおもちゃをみたり，触ったり，音を聴いて遊ぶ

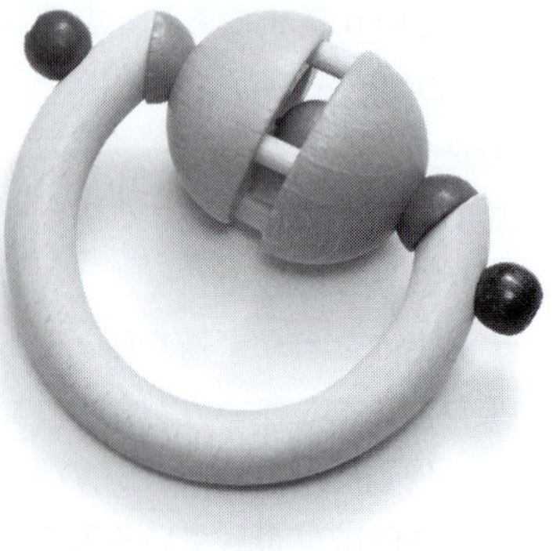

❷ ガラガラ（ベビーラトル）
手に持ち，振って，音を出して遊ぶ

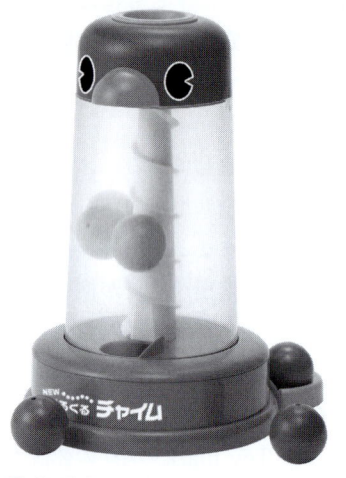

❸ 転がるおもちゃ
動く球を目で追って遊ぶ

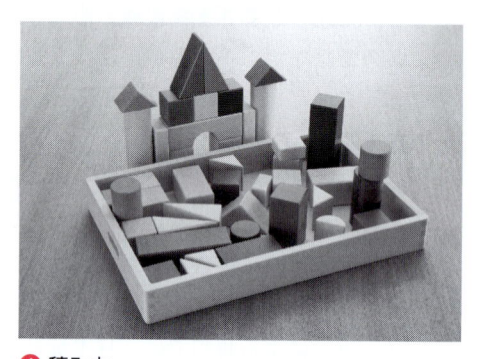

❹ 積み木
積み上げる，並べる，組み上げるなどして遊ぶ

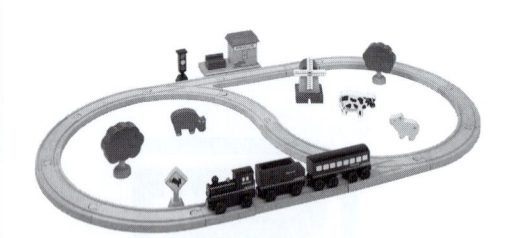

❺ 組み立てるおもちゃ（汽車レール）
レールを組み立て，パーツを組み合わせ，汽車を走らせて遊ぶ

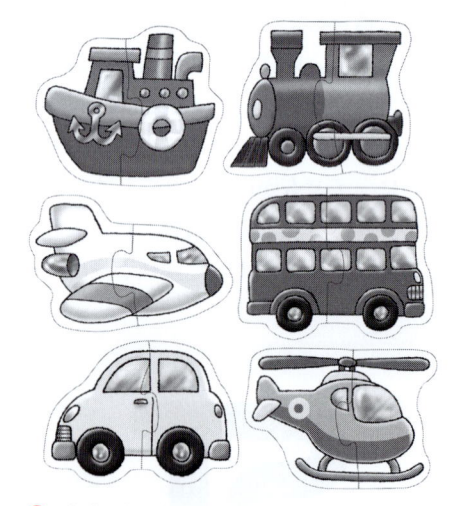

❻ パズル（2ピースパズル）
形状を認識して遊ぶ

図3-1 目と手の協調，追視，巧緻運動機能を養うもの

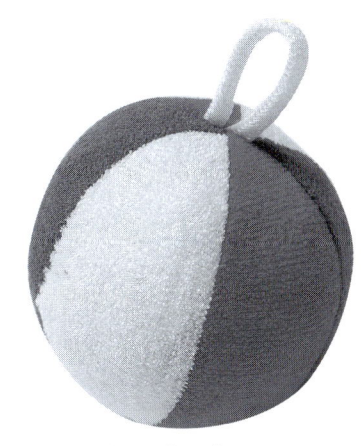

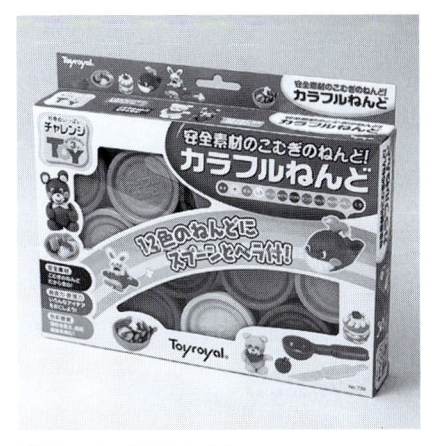

9. 発達障害で用いられる福祉用具，自助具，遊具

❼ ボール（音が出るボール）
触って握る感覚を楽しむ。あるいは，投げる，蹴るなどダイナミックに遊ぶ

❽ 粘土（小麦粉ねんど）
素手の触覚を楽しむ

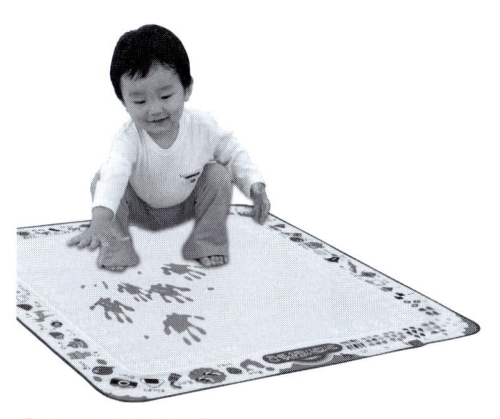

❾ 絵具（水お絵かき）
素手で描画して遊ぶ

図3-2 触覚を養うもの

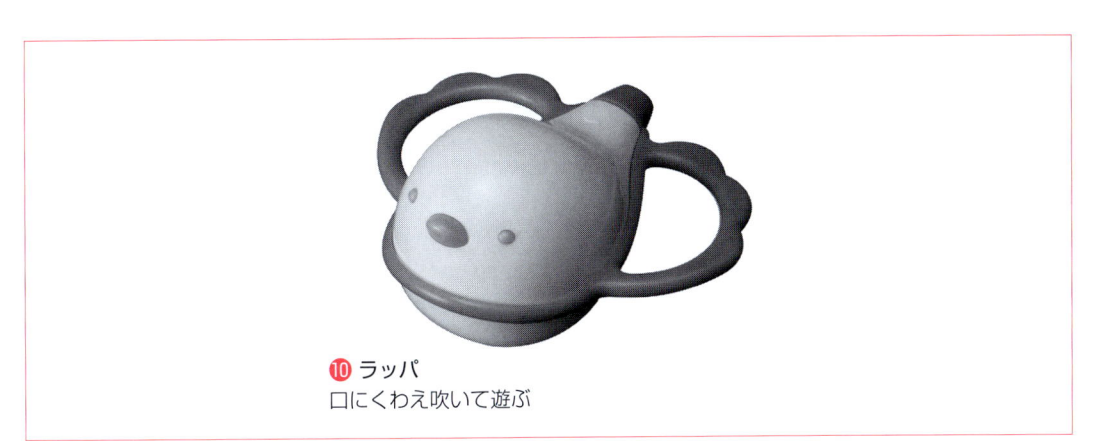

❿ ラッパ
口にくわえ吹いて遊ぶ

図3-3 口腔筋力を養うもの

109

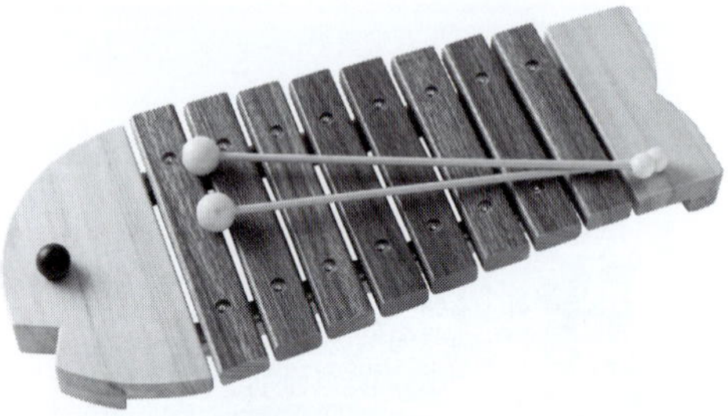

2章. 知っておくべき治療

⓫ 打楽器（シロホン）
叩いて音を出して遊ぶ

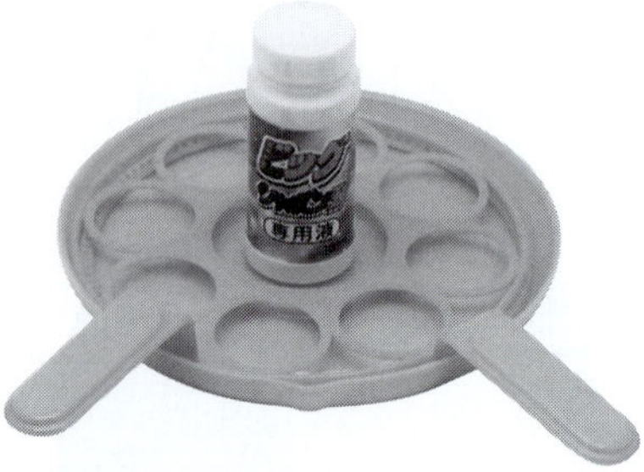

⓬ シャボン玉
上肢でダイナミックに遊ぶ

図3-4　上肢筋力を養うもの

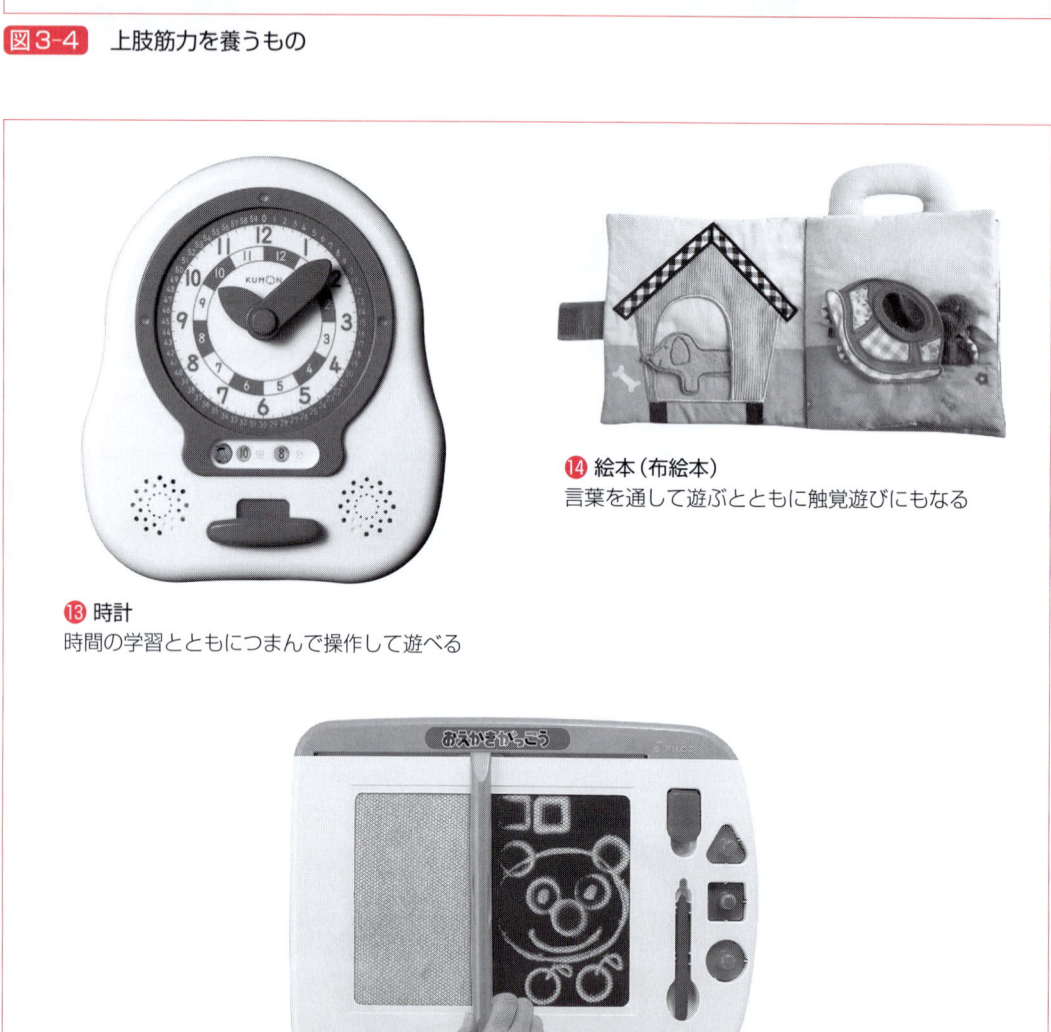

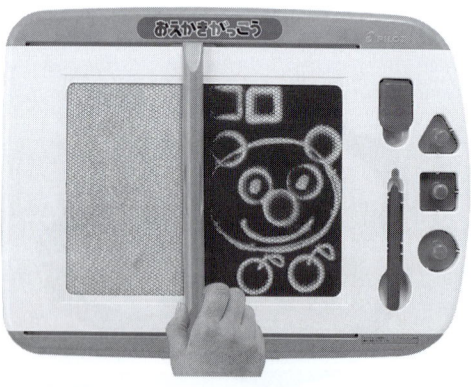

⓭ 時計
時間の学習とともにつまんで操作して遊べる

⓮ 絵本（布絵本）
言葉を通して遊ぶとともに触覚遊びにもなる

⓯ 描画道具（マグネットおもちゃ）
子どもの能力にあわせ描画道具として遊ぶ

図3-5　学習を助けるもの

110

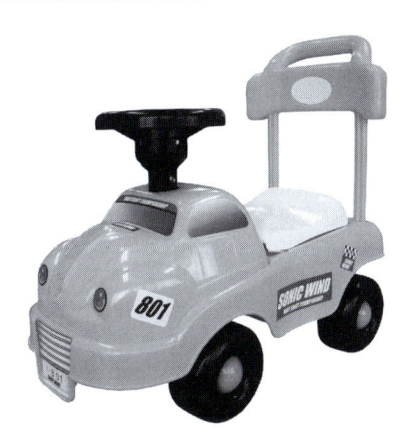

9. 発達障害で用いられる福祉用具，自助具，遊具

⓰ 乗り物（乗用玩具）
またがってこぐ，操作するなどして遊ぶ

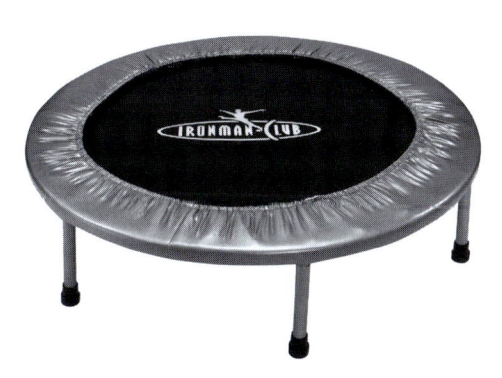

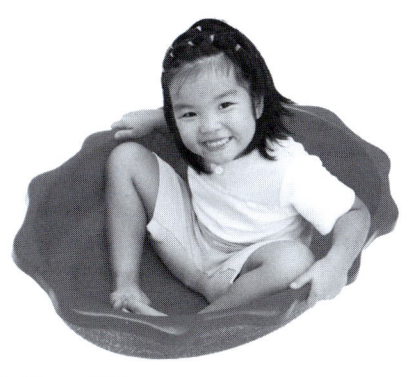

⓱ トランポリン
ジャンプする，揺れるなどして遊ぶ

⓲ バランス玩具
乗って，揺れる，バランスを取るなどして遊ぶ

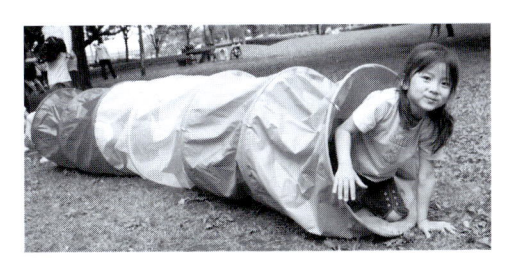

⓳ トンネル
四つ這いなどで通り抜けて遊ぶ

図3-6 粗大運動機能，ボディイメージを養うもの

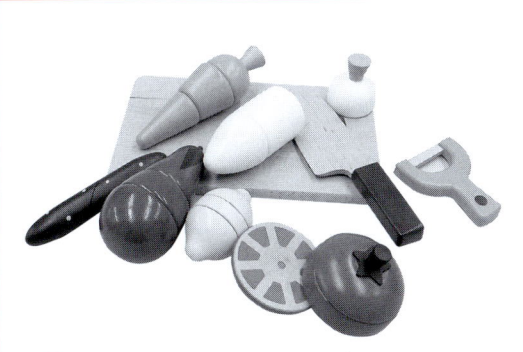

⓴ ままごと玩具（ままごとセット）
ごっこ遊びの道具となる

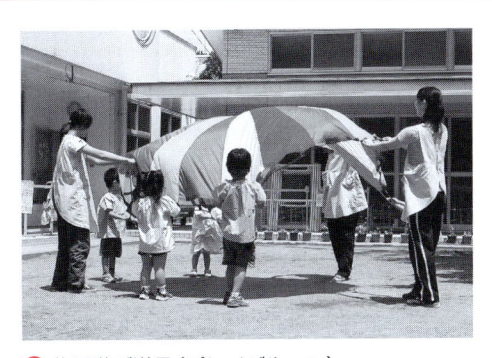

㉑ 集団遊び道具（プレイバルーン）
集団でコミュニケーションしながら遊ぶ

図3-7 社会性を養うもの

きさであり，これを通過するおもちゃは子どもが飲み込めるサイズなので，誤飲しないよう細心の注意を払わなければならない．

3 おもちゃの種類

選択されるおもちゃの種類は，男の子はミニカー，女の子は人形，といった具合に性差による違いがみられる．また，年齢によっても，目的や使う場所によっても，おもちゃの種類は異なる．本項では発達障害の子どもに使用可能な市販のおもちゃについてその種類と使い方の例を紹介する（図3）．

仕様や製品情報などの詳細は各メーカーのホームページなどを参照されたい．なお，これら紹介は主な使用目的を示すもので，使用方法により他の目的に応用することもある（臨床応用はセラピストの発想によるところが大きい）．

（笹田　哲）

写真提供

ローヤル株式会社　❶❽
http://www.toyroyal.co.jp/

株式会社ボーネルンド　❷❹❺❻⓫⓮
http://www.bornelund.co.jp/

株式会社くもん出版　❸⓭
http://www.kumonshuppan.com/

株式会社カワダ　❼⓴
http://ganguoroshi.jp/

パイロットインキ株式会社　❾⓯
http://www.pilot-toy.com/index.php

コンビ株式会社　❿
http://www.combi.co.jp/

株式会社池田工業社　⓬
http://www.yamaine-ikeda.co.jp/

永和株式会社　⓰
http://www.eiwa.tv/index.html

株式会社カワセ　⓱
http://www.kawase01.com/site/index.html

株式会社トッケン　⓲⓳㉑
http://www.tokken.net/

文　献

1) 志田紀子：遊びとおもちゃ．学陽書房，p60，2003
2) 日本玩具協会ホームページ
http://www.toys.or.jp

10. 新生児集中治療室（NICU）

1 NICUにおける理学療法

近年，ハイリスク児の出生数・出生率は増加傾向にあり，NICU（neonatal intensive care unit）へ何らかのハイリスク因子をもち入院する新生児は，出生数約30人に対し1人と報告されている[1]。理学療法の対象は，神経系疾患として新生児仮死（低酸素虚血性脳症），脳室周囲白質軟化症，脳室内出血，脊髄髄膜瘤や先天性筋疾患など，染色体・先天奇形系疾患として奇形症候群，21トリソミー，口唇・口蓋裂など，呼吸・循環器系疾患として慢性肺疾患，胎便吸引症候群，無気肺などであり，それらに加え超・極低出生体重児が挙げられる[2]。

NICUにおいて集中治療を受ける対象疾患は多岐にわたるが，共通していることは生まれたばかりの新生児と家族が分離を余儀なくされることである。超低出生体重児の平均在院日数は4カ月であり，重症仮死や奇形症候群，神経疾患においても2～3カ月である[1]。出生直後の分離は親子の愛着形成に影響し，退院後に乳幼児虐待に発展する頻度が高い[3]ことからも，NICUは新生児と家族が育みあう場でもあるという認識が重要であり，developmental care（DC）という概念のもと，さまざまな取り組みがなされている。

NICUにおける早期介入を実践していくには，その基盤として胎児期からの発達学的知識や，低出生体重児・ハイリスク児の神経生理学的理解および行動学的理解のための知識，さまざまな評価技能，介入モデルなどが必要と思われる。具体的な介入例について紹介する。

2 NICUにおける理学療法の実際（図1）

1）介入目的と時期

NICUに入院したハイリスク児に対する理学療法の主な目的としては，「呼吸循環系の安定」，「ストレスからの保護」，「発達の促進」が挙げられる。介入目的を達成するためには，適切な時期で介入することが重要となる。

修正32～34週未満は，ストレスや不安定な循環動態が脳障害を発症する危険性が高いことから，「呼吸循環器系の安定，ストレスからの保護を図る時期」である。呼吸理学療法やポジショニングにより得られた呼吸循環器系の安定は，エネルギー消費の軽減となり，頭囲体重の発育，結果的には発達の促進に関与することができる[2]。修正32～34週以降は，呼吸が安定，睡眠周期が出現するため，「徐々に刺激が受け入れられる時期」である。反面，刺激を処理しきれず多数のストレス行動が出現する時期でもあり，社会相互作用的かかわりは注意深く進めていく必要がある[2,5]。

修正36～37週頃からは行動覚醒状態も明瞭になり，「社会的相互作用が可能になる時期」である[2]。抱いてゆっくり揺らす前庭感覚を心地よいと感じたり，視聴覚刺激などに対し動きを止めたり，追視することで応答できるようになり，感覚運動能力の発達や環境適応・母子相互作用の強化を促すことが可能となる[6]。

113

2章. 知っておくべき治療

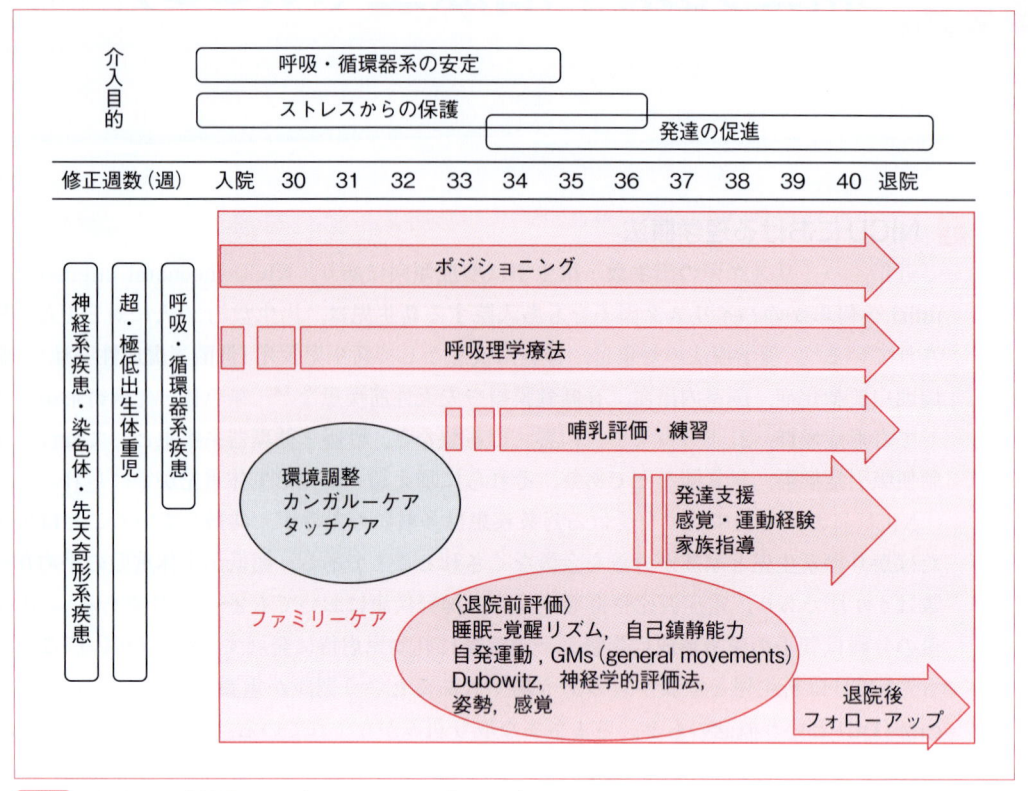

図1 NICUにおけるリハビリテーション介入の流れ
（文献4より改変）

2）具体的プログラム

a. ポジショニング

ポジショニングを導入する目的は，「落ち着ける快適な姿勢を得る」ことと「定型的な不良姿勢を予防し，長期的展望で発達を援助する」の2点である．ここでは，超・極低出生体重児の姿勢の特徴と具体的なポジショニングについて紹介する．満期産児が胎児期後期の成長により子宮内空間が制限され必然的に屈曲姿勢を得ることができるのに比べ，超・極低出生体重児はそのような包み込み姿勢を経験することなく出生するため，十分な屈筋筋緊張をもたず出生直後より重力の影響にさらされる（図2a）．また，生理的屈曲姿勢が得られないことに加え脂肪層が乏しいため，自らのわずかな運動が全身の筋緊張へ影響しやすく安定した姿勢を保持することが難しい[7]．そこで，ポジショニングにより対称的な軽度屈曲姿勢を得て，屈筋の緊張を高め正中位指向を促し不良姿勢の予防につなげる（図2c，図3）．ポジショニングは①バイタルサイン，②ストレスサイン，③姿勢筋緊張と動きより，適宜評価をする必要がある[2,4]．

b. 呼吸理学療法

新生児の呼吸器官（肺・気道や呼吸中枢）は発育途上にあり未熟なため，無気肺や慢性肺疾患などの呼吸障害を合併しやすい．新生児管理において呼吸管理は最も重要な位置を占め，そのことからも呼吸理学療法は欠かせないが，これらの手技は新生児にストレスを与える可

10. 新生児集中治療室（NICU）

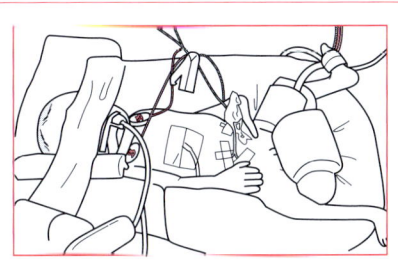

a. 早産児の姿勢的特徴
低緊張で屈曲姿勢を保てない

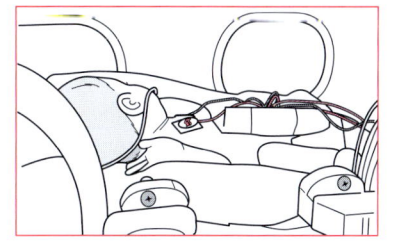

b. 不良姿勢
長期的腹臥位管理による平面的姿勢
上肢のW肢位（肩甲骨後退・肩関節外転・肘関節屈曲）
下肢のM肢位（股関節屈曲・外転・外旋・膝関節屈曲）

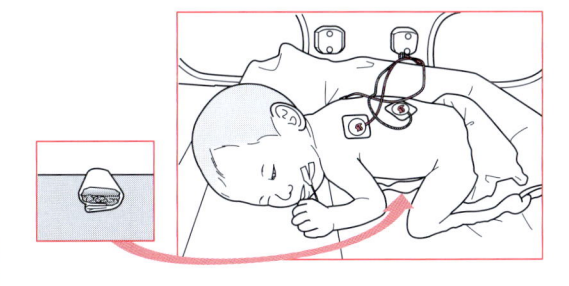

c. 良肢位（屈曲姿勢）の保持
四肢が内転するように外側からの囲みと体幹下のパッドを併用する

図2 超・極低出生児のポジショニング

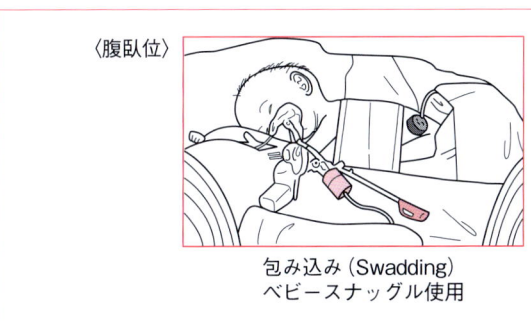

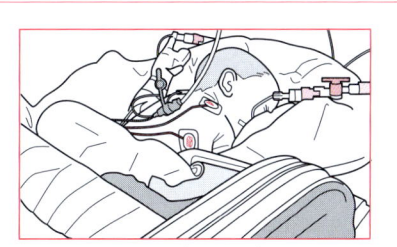

〈腹臥位〉

包み込み（Swadding）
ベビースナッグル使用

囲い込み（Nesting）

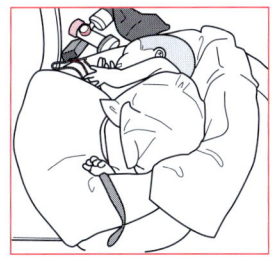

囲い込み（Nesting）
ベビーバンパー使用

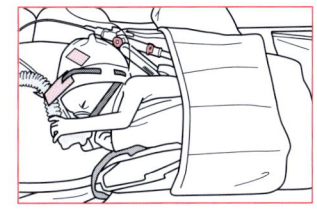

包み込み（Swadding）
新生児ポジショニングマット
〈長野県立子ども病院モデル使用〉
〈側臥位〉

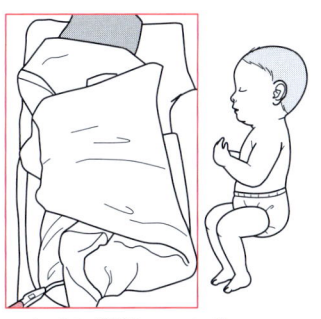

コットでのポジショニング
バスタオルを用いお包み

ポイント：屈曲・内転肢位を援助し不良姿勢を予防する
屈曲肢位・手が口に近づく・足と足が触れるなどで安定化を得る

図3 ポジショニング例

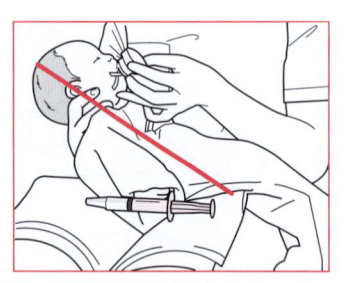

姿勢は頭部を保持し体幹と一直線とする

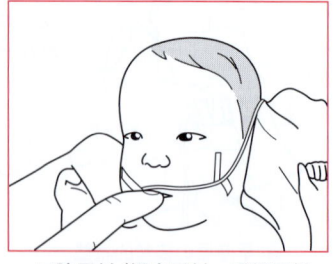

a. 口腔反射（探索反射・吸啜反射・嚥下反射）口腔周囲の感覚評価

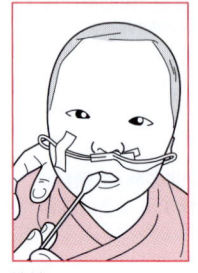

b. 綿棒
糖水などを0.3〜0.5mL湿らせてb, cそれぞれの方法で吸啜・嚥下・呼吸が協調して行えるか吸啜力について評価する

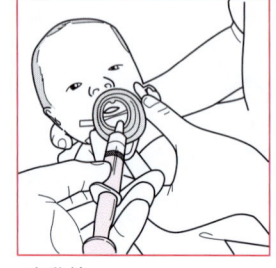

c. 空乳首
糖水などを注ぎながら（1.0mL）連続哺乳の評価開始

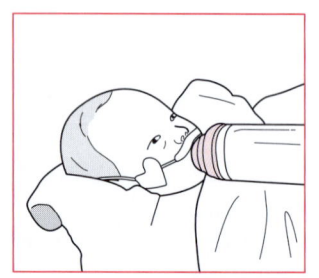

d. 瓶授乳を用い連続哺乳練習

図4　哺乳評価の手順

能性が高いことを理解する必要がある。体位排痰法の効果として，再挿管率の減少や酸素化の改善，気道内分泌物の除去などが挙げられるが，反面，脳障害や肋骨骨折などの重篤な合併症が報告されている。2010年に作成された「NICUにおける呼吸理学療法ガイドライン（第2報）」においても，無気肺の予防・治療の検証が行われ効果も認めた報告もあるが，長期予後の観点から評価した報告はなかったとまとめている[8,9]。新生児に対する呼吸理学療法は，個々の患児の病態生理の特殊性の把握と手技自体の危険性を十分理解したうえで，必要最低限の介入を心がけるべきである。

c. 哺乳支援

NICU入院中のハイリスク児や低出生体重児が哺乳障害や哺乳困難を認めることは少なくなく，哺乳ができるか否かによって家族の心理や習得すべきケアが大きく異なる。そのため哺乳支援は非常に重要である。また，呼吸への影響や誤嚥のリスクを伴い，覚醒状態，バイタルサイン，無呼吸の有無などに十分配慮し介入する必要がある。評価は①探索・吸啜・嚥下反射の有無，口腔周囲感覚，②吸啜・嚥下・呼吸が協調して行えるか，③連続哺乳が可能かを哺乳評価の手順（図4）にしたがい評価する。経験上，脳障害や染色体異常の新生児は，反射の減弱・吸啜力の弱さを認めることが多く，吸啜反射・吸啜力を引き出す支援が有効である。超・極低出生体重児は，吸啜・嚥下・呼吸のそれぞれは可能であっても，それらを同

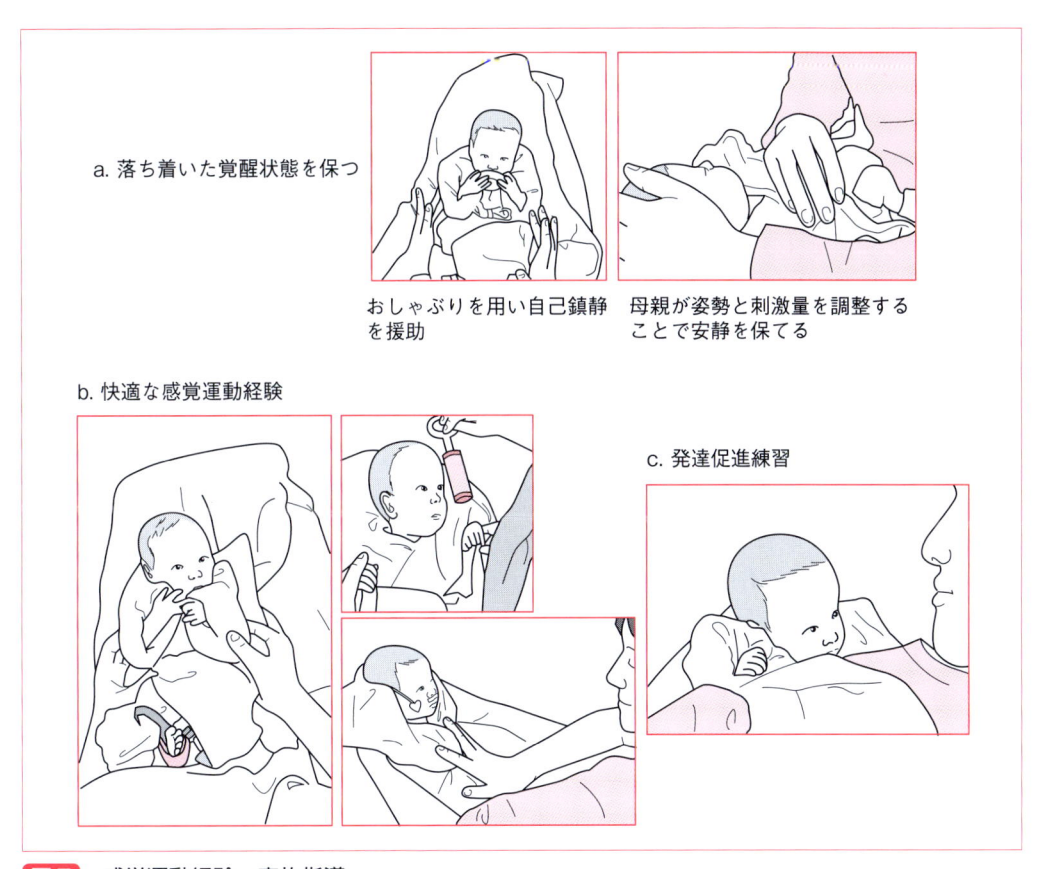

図5 感覚運動経験・家族指導

a. 落ち着いた覚醒状態を保つ
- おしゃぶりを用い自己鎮静を援助
- 母親が姿勢と刺激量を調整することで安静を保てる

b. 快適な感覚運動経験

c. 発達促進練習

時に行うことが困難な場合が多く、SpO_2の低下を起こさないように注意をしながら連続哺乳の練習を必要とすることが多い。

d. 発達支援（感覚運動経験・家族指導）

修正35週頃までは、呼吸循環系の安定やストレスからの保護という形で刺激を限定し、発達を促す。修正36〜37週以降は徐々に社会的相互作用が可能になる時期で、落ち着いて開眼しているときに積極的に家族と新生児の相互作用を促していく援助が大切である。具体的には、1. 落ち着いた覚醒状態を保つための安定した姿勢や刺激、刺激量の調整、2. 快適な感覚運動の経験（視聴覚刺激、触圧覚刺激、運動覚刺激を受け入れ、追視や頭部の回旋運動などが起こる）、3. 発達促進練習が挙げられる（図5）[13]。落ち着きにくい新生児に対しては、タオルで包みしっかりと抱き縦にゆっくり揺れる前庭刺激（抱いている者が揺れる）やおしゃぶりの使用で安静を保つことができる。快適な感覚刺激は、頭部の回旋運動を伴う追視や自らの手を握る運動につながる。このような新生児の能力や変化を家族が実感できることが、家族指導において重要である。

3) NICUにおける新生児発達評価

a. GMs（general movements）

Prechtlらは、新生児における豊富な自発運動パターンのうち最も頻繁に出現し、最も複

雑なパターンを示す全身性の運動を general movements（GMs）と呼んだ。GMs は胎生 8 週頃より出現し，修正 45～48 週頃（満期後 2 カ月）までの間は writhing movements が，修正 45～48 週頃より fidgety movements が出現する。fidgety movements は修正 55～60 週（満期後 5 カ月）頃に随意的な運動へ移行し観察されなくなる。評価方法は，覚醒している新生児を寝かせ，外的な刺激をいっさい与えない自然な状態での自発運動を足側 45°の角度に固定したビデオカメラで記録する。検査者はビデオ記録を観察し，GMs の分類をもとに視知覚による判断を行う。GMs の分類は Prechtl の分類に加え，Hadders-Algra らが考案した分類もある[11]。GMs による質的評価は早産児やハイリスク児の神経学的予後の指標となり，脳性麻痺や知的障害を早期に発見する。

b. Dubowitz 神経学的評価法

Dubowitz により 1970 年から成熟度評価として始まり，その後 1999 年に評価項目を新たに更新し，在胎 37～42 週での評価を可能とするために在胎週数別にスコアリングシステムも作成した。評価は全 34 項目からなり，① tone（10 項目），② tone patterns（5 項目），③ reflexs（6 項目），④ movements（3 項目），⑤ abnormal signs（3 項目），⑥ behavior（7 項目）の 6 つのカテゴリーから成る。実施には 15～20 分を要し，評価方法は 5 段階評価を採用している。評価結果を週数ごとの採点表をもとにスコアリングし，その合計点で発達の未熟性や異常性について判断する。正期産児の 90％以上が合計 30 点以上であったことより，30 点未満であればフォローアップの対象と判断されるが，早産児は 30 点以上を獲得できることは少ない[12]。

4）行動覚醒状態（state）

Brazelton の行動覚醒状態の分類が現在最もよく使われており，state 1：深い眠り，state 2：浅い眠り，state 3：うとうとした状態，state 4：静かで覚醒している状態，state 5：動きを伴う覚醒，state 6：泣くという 6 つの行動覚醒状態に定義づけられている。未熟児の行動覚醒状態の評価のために Brazelton のものを改正した Als らによる分類もある[5]。

3 NICU における作業療法

NICU における作業療法については，西出や鴨下が報告している。西出は早産児の作業療法は「脳の自発的起動能力を表す全身運動の評価」と「子どもが周囲の環境や人間と常に相互作用しながら成長・発達していることを示す発達理論」の二つを概念的基盤としていると述べ，GMs と Als の共生理論モデルを紹介している[14]。鴨下[15]は極低出生体重児における学習障害発生率が高いことから，早期より作業療法士が介入し，かつ長期的に精神運動発達や感覚統合，行動上の問題，身辺自立などの評価指導を行う必要性を述べている。また，NICU における発達評価として新生児行動評価（neonatal behavioral assessment scale；NBAS）を紹介している。

（長谷川三希子）

文　献

1）楠田　聡：NICU の必要病床数の算定に関する研究．「周産期母子医療センターネットワーク」による医療の質の評価とフォローアップ・介入による改善・向上に関する研究（主任研究者：藤村正哲）分担研

究．厚生労働科学研究費補助金疾病・障害対策研究分野子ども家庭総合研究，2008．
2) 木原秀樹：早産児・新生児に対する理学療法．大城昌平，木原秀樹 編：新生児理学療法．メディカルプレス，p160-167．2008
3) 小泉武宣：ハイリスク家庭への周産期からの援助に関する研究．「虐待の予防，早期発見及び再発防止に向けた地域における連携体制の構築に関する研究」厚生科学研究費補助金（子ども家庭総合研究事業），1999
4) 木原秀樹：赤ちゃんの発達と発達ケア．動画で手技がみるみるわかる新生児発達ケア実践マニュアル．メディカ出版 p28，2009
5) 今川忠男：行動機構の行動発達理論．発達障害児の新しい療育．三輪書店，p45-66，2000
6) 安達みちる，他：ディベロプメンタルケアとしてのポジショニングと感覚運動経験の実際．仁志田博司，楠田 聡：超低出生体重児，新しい管理指針．メジカルビュー社，p226-229，2006
7) 今川忠男：NICUにおける療育：ポジショニングを中心として．発達障害児の新しい療育．三輪書店，p67-73，2000
8) 田村正徳，他：NICUにおける呼吸理学療法ガイドライン検討委員会．NICUにおける呼吸理学療法ガイドライン（第2報）．日本未熟児新生児学会雑誌 22：139-149，2010
9) 木原秀樹，他：NICUにおける呼吸理学療法の有効性と安全性に関する全国調査の結果—第2報—．日本未熟児新生児学会雑誌 21：57-56，2009
10) 仁志田博司：新生児の呼吸整理と特徴．新生児学入門（第2版）．医学書院，p232-241，1994
11) 木原秀樹：発達評価・発達支援．赤ちゃんの発達と発達ケア．動画で手技がみるみるわかる新生児発達ケア実践マニュアル．メディカ出版．p118-119．2009
12) 烏山亜紀：DUBOWITZ神経学的評価表．大城昌平，木原秀樹 編：新生児理学療法．メディカルプレス，p115-134．2008
13) 安達みちる，他：ハイリスク新生児への理学療法．東京女子医科大学総合医療センター 編：周産期マニュアル．メディカ出版．p335-338，2008
14) 西出康晴：NICUにおける早産児のための作業療法．OTジャーナル 33：624-629，1999
15) 鴨下賢一：NICUにおける作業療法士の役割—長期フォローの経験から—．OTジャーナル 33：630-636，1999

3章 それぞれの疾患における理学療法・作業療法

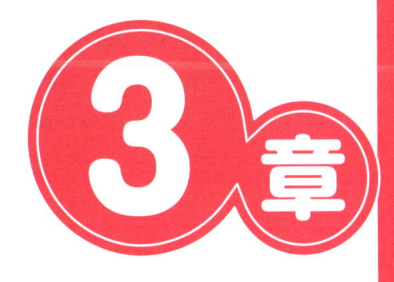

1. 中枢神経に起因する疾患
―周産期

1-1 痙直型脳性麻痺（概説）

1 痙直型脳性麻痺の定義および特徴

　わが国で広く知られる脳性麻痺の定義としては，1968年に厚生省研究班が定めた「脳性麻痺とは，受胎から新生児期（生後4週間）までの間に生じた脳の非進行性病変に基づく，永続的なしかし変化し得る運動および姿勢の異常である。その症状は満2歳までに発現する。進行性病変や一過性運動障害または将来正常化するであろうと思われる運動発達遅延は除外する」が最も一般的である。脳性麻痺は前述の定義が示すように厳密に原因を特定しているわけではない。このために多彩な個体差が存在する。特に発生頻度が高いのは痙直型とアテトーゼ型であり，混合型は痙直型・アテトーゼ型混合の場合が多い。痙直型脳性麻痺は伸張反射亢進と関節運動の減少を特徴としている。他動的でも自動であっても関節運動時に筋緊張が亢進し，なめらかな関節運動が阻害される。

2 痙直型脳性麻痺の分類

　麻痺は四肢体幹それぞれで程度が異なる場合が多い。麻痺の程度により以下のように分類される[1]。四肢麻痺（Quadriplegia, Tetraplegia），両麻痺（Diplegia），対麻痺（Paraplegia），

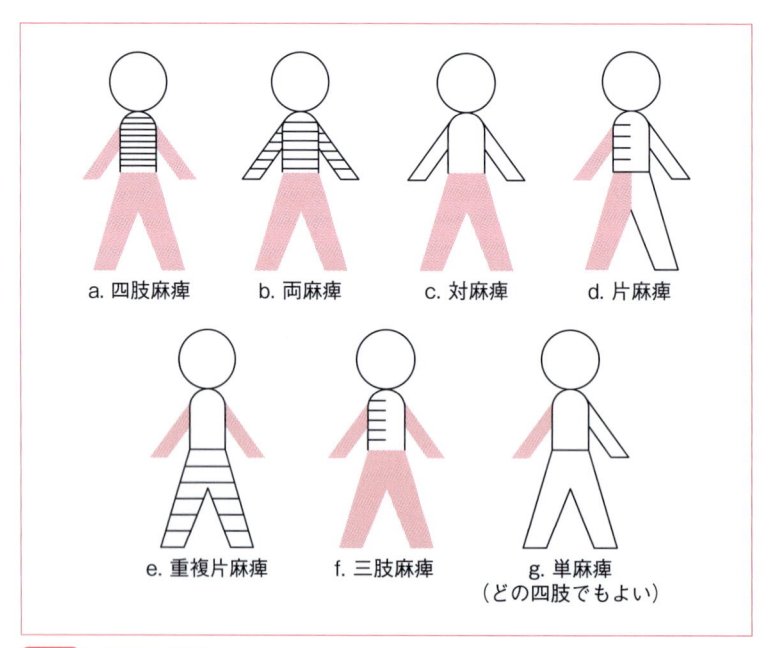

a. 四肢麻痺　　b. 両麻痺　　c. 対麻痺　　d. 片麻痺

e. 重複片麻痺　　f. 三肢麻痺　　g. 単麻痺（どの四肢でもよい）

図1　麻痺の分類
横罫：軽度の麻痺，赤の網掛け部：重度な麻痺
（文献1より改変）

片麻痺（Hemiplegia），重複片麻痺（Double hemiplegia），三肢麻痺（Triplegia），単肢麻痺（Monoplegia）である（図1）。

3 痙直型脳性麻痺の原因

脳性麻痺の原因は出生前の原因として胎内感染，胎内無酸素症，胎内脳出血などがある。出生時では機械的呼吸閉鎖，無気肺，胎盤剥離などがある。出生後では外傷，感染，血管性障害などがある。脳障害の状況も個体差が大きいが，錐体路に障害をもつ場合，痙直型脳性麻痺の原因となる。錐体路は大脳皮質運動野から（図2），脊髄を下降し前角細胞に至る。さらに前角細胞から伸びる運動神経は，直接骨格筋へ接合する。運動神経は脊髄から骨格筋への遠心性経路であるが，筋内の筋紡錘から脊髄への求心性神経経路が存在する。この求心性経路と遠心性運動神経は前角細胞で連絡しており，反射ループを形成している。筋紡錘が置かれている骨格筋が引き伸ばされると運動神経が刺激され，引き伸ばされている骨格筋が反射的に収縮する。この現象が伸張反射（腱反射）である。本来伸張反射は上位中枢により制

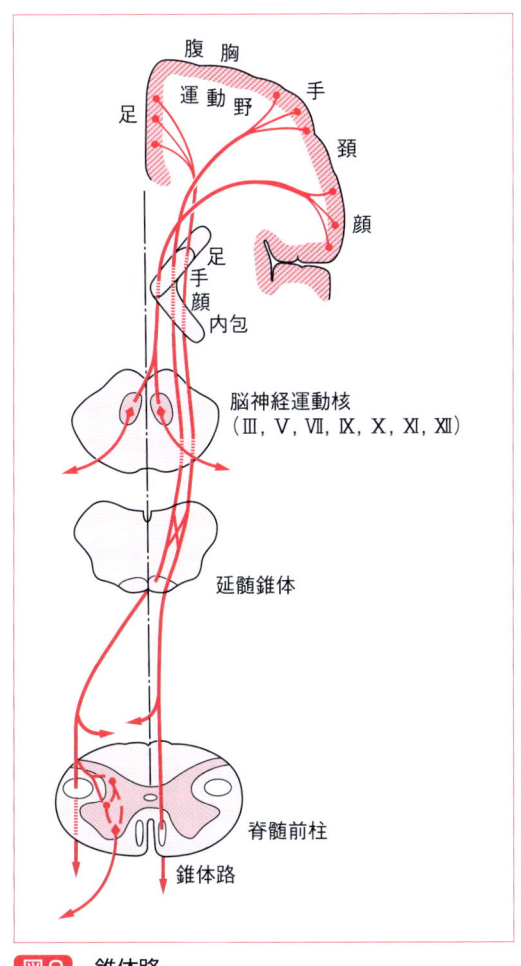

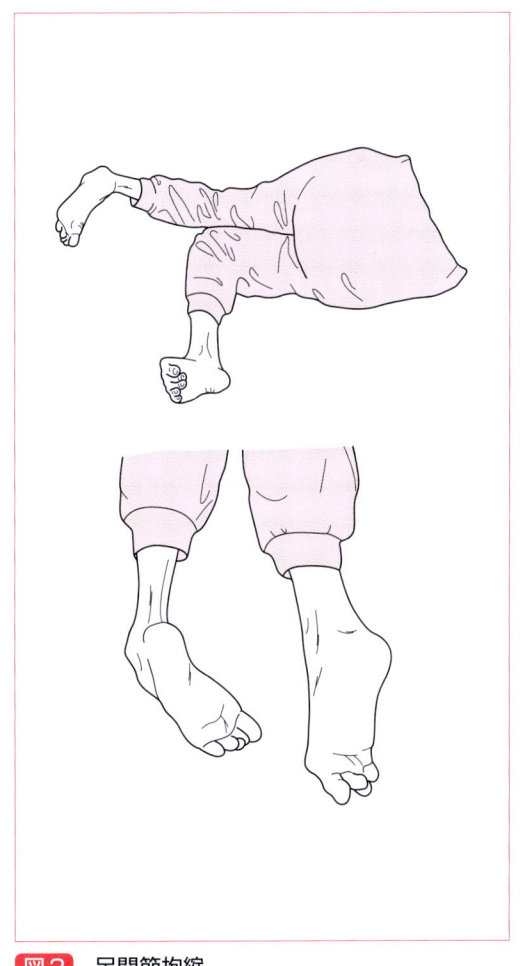

図2 錐体路
（文献2より改変）

図3 足関節拘縮

御され，骨格筋は一定の緊張を保っている．上位中枢が損傷を受けた場合，反射ループの活動が強く現れ，解放現象と呼ばれる．痙直型脳性麻痺は伸張反射解放現象を主症状としており，伸張反射は亢進し，筋緊張は高まり，スムーズな関節運動は阻害される結果となる．

4 合併症

痙直型脳性麻痺では筋緊張亢進があり，関節運動が障害される．これに伴い関節可動域制限，関節拘縮，変形が起こる．同様の原因で脊柱側弯となることも多い．図3は下肢関節可動域制限を示す症例である．

（新田　收）

文 献

1) 津山直一：脳性麻痺研究．同文書院，p170, 1985
2) 真島英信：生理学（改訂第18版）．文光堂，p255, 1986

◆ 痙直型脳性麻痺に対する理学療法介入

1 評 価

痙直型脳性麻痺では，円滑な運動が阻害される．こうした異常な運動は姿勢反射統合の問題と解釈される．観察される運動中の異常姿勢は姿勢反射が未成熟な状態と考えられる．姿勢反射は統合・協調して姿勢・運動を調節しており，未成熟な場合，異常運動の要因となる．具体的には原始反射が残存している場合，運動が円滑に行われない．このことはその後の運動発達を阻害する原因となる．評価は日常の運動を観察し，異常な要素を見出すことに焦点が当てられる．

対象児の自由な運動を観察し評価する．可能な限り多くの情報を得る目的で，対象児の運動を引き出す．検者はおもちゃなどを利用して対象児の活動性を高める．遊びに代表される自然な運動の中に，床上動作，座位姿勢，立位姿勢，移動といったさまざまな場面を設定し，運動を観察する．

解析は以下の手順で行う．
①対象児のおよその運動発達レベルを記録する．
②運動中に四肢の不自然な動きがあるかを観察する．不自然さがあれば，具体的にどのような動きなのかを記録する．
③記録を元に，正常発達では観察されない不自然な動きについて検討する．

動きの不自然さに影響する要因としては，関節可動域制限，筋力低下，疼痛などが挙げられるが，こうした要因の背景には姿勢反射の未成熟さがある．

そこで，運動に影響を与えている姿勢反射について考察する．原始反射が影響し運動の円滑さが阻害されることが多い．

2 解釈

　原始反射も立ち直り反応，平衡反応も刺激と反応の関係は常に完全なOn-Offの関係にあるわけではなく，一定の刺激に対して反応の強さが変化する．脳性麻痺では不完全な反応状態での停滞がしばしば観察される．一定の平衡反応が出現しているのに，なお原始反射の影響が同時に観察されることもある．Milani-Comparetti[1]は姿勢運動発達検査表（p262，参照）のなかで，原始反射と立ち直り反応および平衡反応の関係をまとめている．例として①巻き戻し反応が出現するには非対称性緊張性頸反射が消失していなければならない．②保護伸展反応が可能になるには，モロー反射が消失していなければならない．評価ではこれらを参考とし円滑な運動の阻害因子となっている原始反射を検討する．

3 解説

●原始反射[2]

　出生後早期に出現し，やがて表面的には観察されなくなる反射であり，次のようなものがある．

1）陽性支持反応

　足底あるいは足趾に対する圧刺激により屈筋群，伸筋群の両方に同時収縮が起こる．

2）緊張性迷路反射（TLR）

　腹臥位では四肢および頸部，体幹の屈筋の緊張が高まり，背臥位では逆に伸筋の緊張が高まる．

3）非対称性緊張性頸反射（ATNR）

　頭部を体幹に対して回旋させると，顔面側上下肢が伸展し後頭部側上下肢が屈曲する（図1）．

4）モロー反射

　背臥位で頭部を後方に倒すと，はじめ肘関節伸展，肩関節外転，手指を開き，続いて上肢屈曲位に戻る．

5）対称性緊張性頸反射（STNR）

　頭部を挙上すると前肢を伸展し後肢を屈曲する姿勢となり，頸部を前屈すると前肢を屈曲し後肢を伸展する．

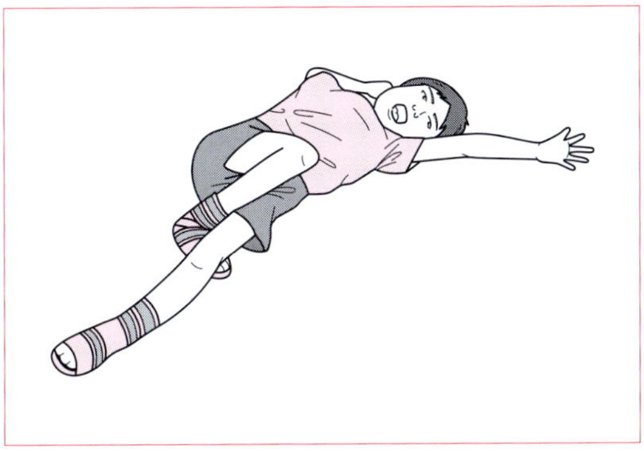

図1　非対称性緊張性頸反射（ATNR）

6) 足底把握反射
足裏を母指で圧迫すると，足趾は屈曲する。

4 介入方法

Ⓐ 介入の考え方[3]

　介入は主に原始反射を抑制し，立ち直り反応および平衡反応を引き出すことに焦点が当てられる。原始抑制は反射を誘発する刺激をできるかぎり排除することよって行われる。また，立ち直り反応および平衡反応を引き出すためには，繰り返し反応を引き出すための刺激を与える。これらにより，原始反射は抑制され，立ち直り反応，平衡反応が強化された状態を作り出す。原始反射に対する刺激を排除することができない場合，典型的な反応姿勢を回避することにより，刺激と反応の連携を崩す。つまり原始反射の反応パターンとして観察される四肢体幹の動きを他動的に抑え，完全な反射姿勢となることを防ぐ。具体的には1) 非対称性緊張性頚反射を抑制する目的で後頭部側の上肢屈曲，体幹の伸展を抑制する，2) 陽性支持反応を抑制する目的で股関節内転を抑制するなどが考えられる。原始反射を抑制し，関節のコントロールの目的で補装具の導入も検討する。

Ⓑ 運動機能と介入方法

1) 寝返り不能（巻き戻し反応陰性）に対する介入
　膝関節を後方より把持し，骨盤回旋を行い，体幹，肩甲帯の回旋を促す（図2）。

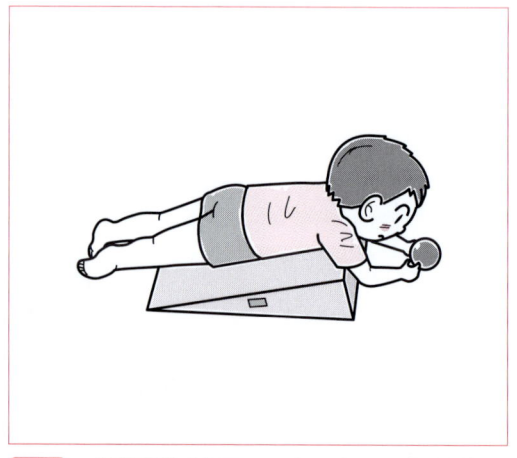

2) 定頚不能（空間での立ち直り反応陰性）に対する介入
　腹臥位とし，頭部挙上を促す。三角マット，タオルなどを利用し上体を浮かし肘立て位に近い姿勢を作る。おもちゃにリーチさせるなど工夫する（図3）。

3) 座位保持不能（前方保護伸展反応陰性）に対する介入
　ボール上腹臥位とし緩やかに揺することで四肢体幹伸展筋緊張を緩和する。骨盤を保持し，緩やかに前方に上体を移動，頭部床面接近に対し上肢伸展を促す（図4）。

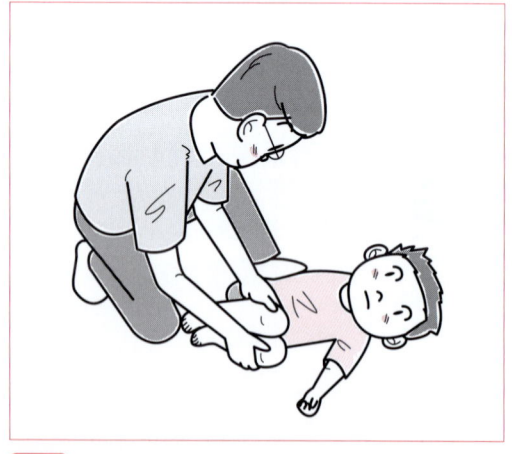

図2　寝返り不能（巻き戻し反応陰性）に対する介入

図3　定頚不能（空間での立ち直り反応陰性）に対する介入

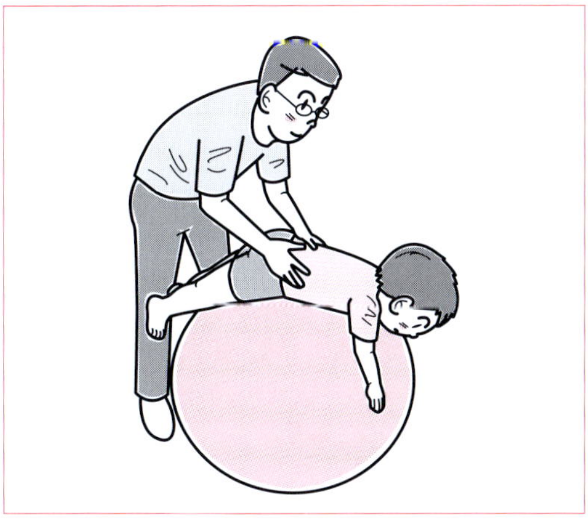

図4 座位保持不能（前方保護伸展反応陰性）に対する介入

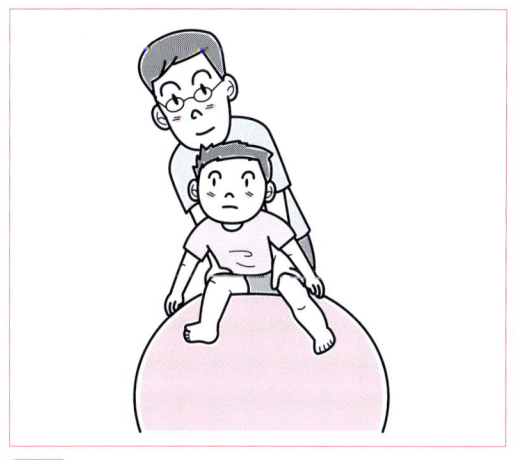

図5 座位保持不能（側方保護伸展反応陰性）に対する介入

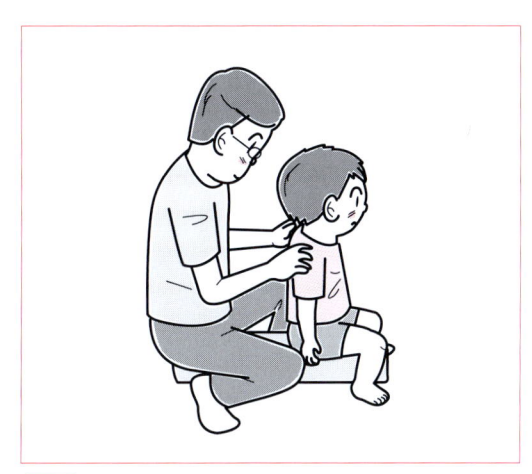

図6 つかまり立ち位が不安定（足底把握反射陽性，陽性支持反応陽性）に対する介入

4）座位保持不能（側方保護伸展反応陰性）に対する介入

　ボール上座位とし，骨盤あるいは大腿部を保持，左右の重心移動に対応し傾斜側への上肢伸展を促す（図5）。

5）つかまり立ち位が不安定（足底把握反射陽性，陽性支持反応陽性）に対する介入

　ロール上椅子座位とし，股関節，膝関節は約90°屈曲位で足底前面が床に接地する姿勢を作る。骨盤あるいは大腿部を保持して緩やかに左右へ重心移動し，頚部，体幹の立ち直りを促す。下肢に筋緊張が亢進するようであれば，足底全体が床面に接地することを確認し，股関節を軽度外転に保持する（図6）。

6）立位保持不能（立位平衡反応陰性）に対する介入

　前方のボールに寄りかかる形で立位とし，ボールを叩く，ボール上のおもちゃにリーチするなどして遊ばせる。陽性支持反応による下肢筋緊張亢進が観察される場合は，股関節を軽

図7　立位保持不能（立位平衡反応陰性）に対する介入

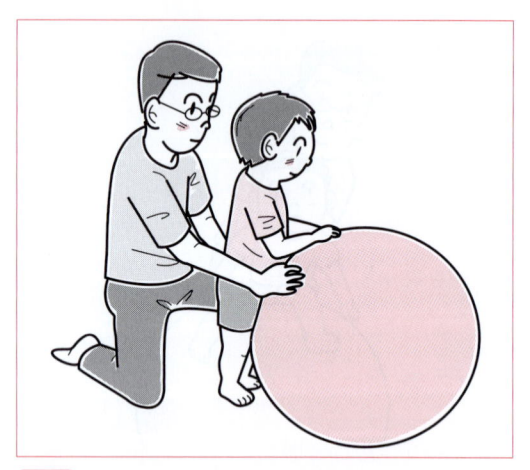

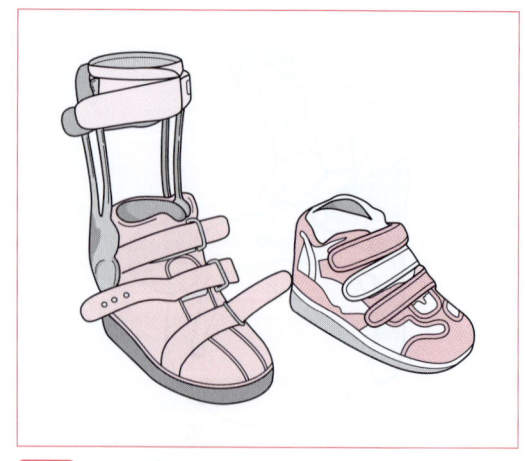

図8　短下肢装具

度外転位に保ち内転筋筋緊張亢進を抑制する．逆に下肢支持性が弱く，膝関節をロックして体重を支えようとする場合は，膝関節を保持し軽度屈曲位に保持する（図7）．

C 補装具の活用[4]

痙直型脳性麻痺では関節変形が進行する可能性が高い．特に足部は底屈位，内反位，あるいは外反位などで可動域が制限される．特に足部では底屈筋緊張が強く，底屈・内反位で関節運動が制限されることが多い．変形予防としての装具使用は，運動発達において立位が不能であっても処方される．

歩行など運動時には，より動的なコントロールが必要となる．異常歩行の例としては踵接地に足関節が背屈しない，足底接地で足関節が底屈しているなどがある．あるいは足底接地で足関節が大きく背屈するなどがある．これに対して，装具は踵接地の底屈を一定に制限する（図8）．

（新田　收）

文献

1) Milani-Comparetti A, Gidoni EA：Routine developmental examination in normal and retarded children. Dev Med Child Neurol 9：631-638, 1967
2) 細田多穂，柳澤　健 編：理学療法ハンドブック（改訂第3版）．協同医書出版社，p710-740, 2000
3) 新田　收：脳性麻痺による姿勢異常に対する理学療法．理学療法 24：208-214, 2007
4) 柳澤　健 編：理学療法ゴールド・マスター・テキスト 5．中枢神経系理学療法学．メジカルビュー社，p210-219, 2009

1-2 アテトーゼ型脳性麻痺（概説）

1 アテトーゼ型脳性麻痺の定義および特徴[1,2]

　脳性麻痺の定義は痙直型脳性麻痺の項に示したとおり，病因発生の時期を限定しているだけで詳しい原因を特定していない。このため観察される症状は多彩である。アテトーゼ型（Athetosis）は痙直型に次いで発生頻度が高い脳性麻痺の類型である。アテトーゼ型は不随意運動型と翻訳されるように，随意的ではない筋の緊張・弛緩が繰り返されることを特徴としている。新生児期には筋の緊張が正常範囲を下回る低緊張を示す場合も多いが，月齢とともに不随意運動が現れ，生後1年前後でアテトーゼ型の脳性麻痺であることが明らかになる。手関節は尺屈・掌屈することが多く，目と手の協調運動の発達が特に阻害される。アテトーゼ型脳性麻痺は基本的に四肢麻痺として表れる。しかし，不随意運動が上肢に強い，一側上下肢が強いなどといった麻痺の程度差はあり得る。

2 アテトーゼ型脳性麻痺の分類[3,4]

　アテトーゼ型脳性麻痺は筋緊張の程度に個体差が大きく，緊張の強さと運動の特徴から類型化することが可能である。アテトーゼの型に関してはWinthrop Phelpsが以下の12類型に分類している。

　①回旋型（rotary），②振戦型（tremor），③異緊張型，ジストニー型（dystonic），④身ぶるい型（shudder），⑤鞭打ち型（flail），⑥緊張型（tension），⑦非緊張型（non-tension），⑧片麻痺型（hemi），⑨頸腕型（neck-arm），⑩聴覚障害を伴うアテトーゼ（deaf athetosis），⑪バランス困難型（balance release），⑫感情無統制型（emotional release）

　この12類型は学問的に類型化したものではなく，Phelpsが臨床所見から便宜的にまとめたものであった。このためにさまざまな見直しが行われている。1956年にAmerican Academy of Cerebral Palsyが示した脳性麻痺分類では，この12類型から③異緊張型，ジストニー型（dystonic），⑥緊張型（tension），⑦非緊張型（non-tension）の3類型だけを取り上げている。これらの特徴を以下に示す。

1）異緊張型，ジストニー型（dystonic）
　数分間頸部，体幹，上下肢に強い回旋の筋緊張が観察される。回旋は運動の最終域で保たれる。動きは非常に緩慢であり強い筋緊張を伴う（図1）。

2）緊張型（tension）
　筋緊張が持続的にみられるが伸張反射の亢進はない。強い筋緊張のために回旋運動，振戦など不随意運動が隠され，観察されにくい場合がある。筋緊張が低下すると不随意運動が出現する。

3）非緊張型（non-tension）
　筋緊張が低い状態である。ただし不随意な筋緊張の変化がみられる。一時的な状態で成長に伴い緊張型へ移行する場合も多い。

| 図1 | 特徴的な回旋姿勢 |

| 図2 | 大脳基底核と視床 |
(文献5より改変)

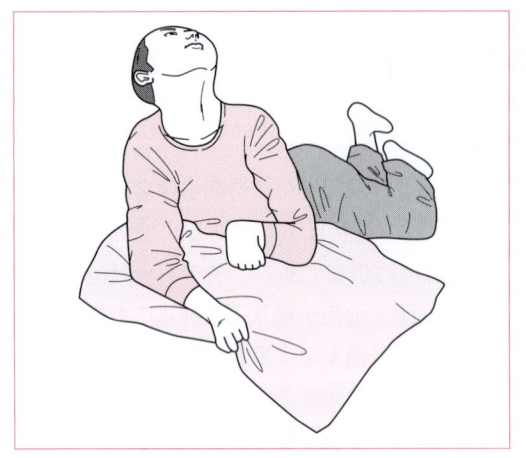

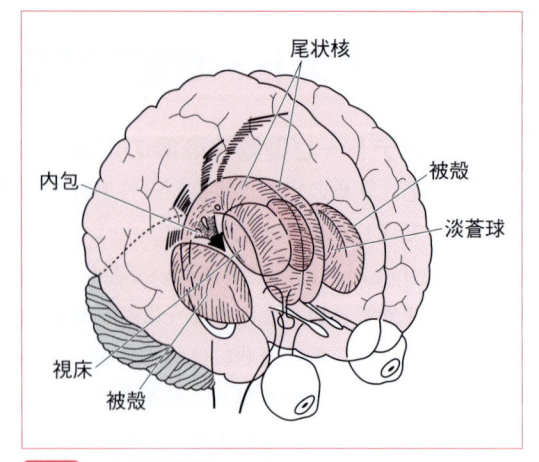

3 アテトーゼ型脳性麻痺の原因

　アテトーゼ型脳性麻痺は核黄疸が原因となることが知られている。核黄疸では基底核に病変がみられる。アテトーゼ型脳性麻痺は黄疸以外では外傷性などでも原因となるが、不随意運動は基底核の機能異常が引き起こしていると考えられる。大脳基底核は尾状核、被殻、淡蒼球、視床下部の総称であり、これに中脳の赤核、黒質を含める場合もある（図2）[5]。基底核は錐体外路系の中継核として、筋緊張の調整、不随意運動の調整などを行っている。錐体外路障害としてはパーキンソン病があるが、アテトーゼ型脳性麻痺も同様に筋緊張調整障害といえる。

4 合併症

　脳性麻痺は加齢に伴い疼痛を訴えることが多い。特にアテトーゼ型脳性麻痺の成人では頸部、肩甲帯、腰部に疼痛の訴えが多い。疼痛により日常生活活動（activities of daily living；ADL）の低下、精神的苦痛を伴い生活の質の低下を引き起こす恐れもある。このような疼痛は、アテトーゼ型脳性麻痺に特徴的な不随意運動によって、椎間板変形、脊柱アライメント異常が引き起こされることが原因である。肩関節、股関節などにおける疼痛、亜脱臼も観察される。特に頸椎と腰椎では椎間板変形にとどまらず、脊柱管狭窄、環軸関節亜脱臼となる場合もあり、こうした症例では四肢体幹の感覚異常や運動麻痺が観察され、運動機能が極端に低下する[6]。

（新田　收）

文　献
1) 津山直一：脳性麻痺研究. 同文社, p69-89, 1985
2) 五味重春, 他：リハビリテーション医学講座 11巻 脳性麻痺. 医歯薬出版, p1-21, 1993
3) Sidney Keats：高松 鶴吉 訳：脳性麻痺. 医歯薬出版, p45-49, 1967
4) 佐藤孝三, 他：脳性麻痺. 医学書院, p25-52, 1971
5) 杉浦和朗：イラストによる中枢神経系の理解〔第3版（カラー版）〕. 医歯薬出版, p68, 1998
6) 浦野典子, 他：アテトーゼ型脳性麻痺を伴う頚椎症の術後成績不良例の治療経験. 整形外科と災害外科 56：612-614, 2007

◆ アテトーゼ型脳性麻痺に対する理学療法介入

1 評　価

　アテトーゼ型脳性麻痺は随意的ではない筋の緊張・弛緩が繰り返されることを特徴としている。四肢における麻痺の重度さに程度の差はあっても，全身性に不随意な筋緊張が観察される。不随意運動は主に原始反射に影響されていると考えられる。非対称性緊張性頸反射，対称性緊張性頸反射，緊張性迷路性反射などはアテトーゼ型脳性麻痺の特徴的な姿勢を裏付けるものといえる。評価は痙直型脳性麻痺同様に，日常の運動と姿勢を観察し運動発達の状態と姿勢反射の獲得状況を記録する。このことで対象児の特徴を把握することができる。

　ところで姿勢と運動の発達では，姿勢制御が成熟した後に随意運動が発達する。姿勢の安定性が保証されなくては四肢を自由に使うことができない。これは四肢分離運動の発達として捉えることもできる。

　アテトーゼ型脳性麻痺では錐体外路系が障害されるために，姿勢制御は成熟せず月齢を重ねても原始反射の影響を受け続ける。原始反射は全身性の反応であり，分離運動の発達は阻害される。アテトーゼ型脳性麻痺ではこのように運動発達が阻害され，また姿勢制御と随意運動の関係が正常発達と異なる進化を示す場合もある。たとえば頸部・体幹が安定せず姿勢保持が不能であるのに，上肢あるいは下肢に一定の随意性が発達しており，臥位・姿勢保持装置による座位など，姿勢が支持された状況下で随意的に四肢を操作することが可能な場合がある。このため，アテトーゼ型脳性麻痺ではどの部位に随意性が高いかを評価することが重要である。同時に姿勢制御に関しては未成熟な場合が多く，全身のどの部位を支持すれば姿勢が安定するかを評価する。

　アテトーゼ型脳性麻痺では繰り返される不随意運動と極端な姿勢から疼痛が誘発される場合が多い。理学療法評価では上記の動作評価と並行して疼痛評価も必要である。評価尺度としては VRS（verbal rating scale）[1]，face rating scale[1,2]，MPQ（McGill pain questionnaire）[3,4] がある。

2 解　釈

　アテトーゼ型脳性麻痺児における動作では，姿勢・動作の個別性が大きい。ADLにおいても多様な姿勢・動作で自立する可能性がある。通常自立不可能と考えられる機能状態であっても，動作の工夫，機器の利用などによって自立する場合も少なくない。こうした動作の個別性は，対象児が動作を遂行するうえで重要な視点となる。

　機能評価で得た情報から対象児の運動機能を分析し，四肢・体幹において比較的随意性が高い部位を検討する。さらに随意性を最大限に引き出すことが可能な姿勢および利用可能な自助具・装具などの検討を行う。

　図1は，背臥位での食事動作を示している。本症例は運動機能障害が重篤であり，自力での座位保持ができない。また上肢の随意性も低く，上肢での食事動作が不可能となっている。このため，左上下肢をベルトで固定することによって，体幹を安定させ，下肢でスプーンを把持し食事を行っている。なお，このとき，スプーンは足で把持しやすいよう改造されたものを使用し，食器も平らで滑りにくいよう配慮されている。

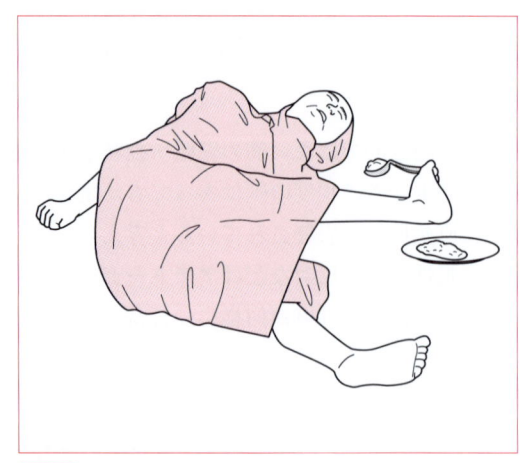

図1 背臥位での食事動作

3 介入方法

A ADLに対する介入

脳性麻痺児は一般的に10歳を過ぎると，機能の大幅な改善を望むことは難しくなってくる。このため，幼児からの継続的な反復繰り返し練習が年長になってからの自立度向上につながる[5]。乳幼児に対しては正常運動パターンを念頭に置いて動作の指導を行い，ある程度年長の場合は実用性を重要視して，場合によっては代償動作を利用した動作であっても日常的な自立を目指す。年長のアテトーゼ型脳性麻痺児を観察すると，さまざまな方法で日常生活の自立を実現している。これらの多くは代償動作を用いたものである。代償動作は個々に異なり一般化して捉えることが困難である。このためにその指導方法について個別に対応する。ここでは，プログラム作成の指標としてさまざまな動作バリエーションを以下に示す[6,7]。

1）食事動作

座位で行うが，姿勢保持を目的として，ベルト，マットなどを必要とし，食器固定台，特殊スプーンなど，個々の状態に適応した配慮によって動作が可能である。

図2は，ベルト，マットなどによって姿勢を固定し，車いす用テーブルの上に食器固定台を置いたときの食事動作を示している。なお本症例はスプーンを把持したまま食事動作を最後まで行うことが不可能なため，スプーンは右手に固定されるように配慮されている。

2）更衣動作

図3は，臥位での更衣動作を示している。本症例は座位保持を自力で行うことができず，臥位での動作となっている。しかし，上肢の随意性は比較的高く上肢で動作を行う。

図4に示す動作も臥位での更衣動作であるが，本症例は下肢によって行っている。本症例は上肢の随意性が低くこのような動作となっている。

3）車いすへの移乗動作（図5）

本症例は起立不能のため，主に上肢の筋力で移乗する。上肢でアームサポートあるいはバックサポートを支持し，肘関節および全身を屈曲させ，回旋しながら体幹を座面へ引き上げる。

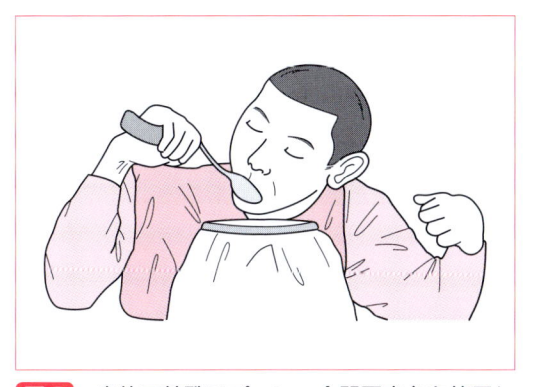

図2 座位で特殊スプーン，食器固定台を使用しての食事動作

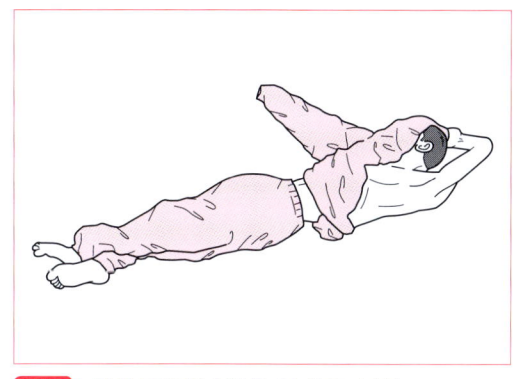

図3 臥位での更衣動作（上肢による）

a. 右下肢で上衣を保持し，左上肢に袖を通す

b. 最後に頭を通し，右下肢で上衣を引き下げる

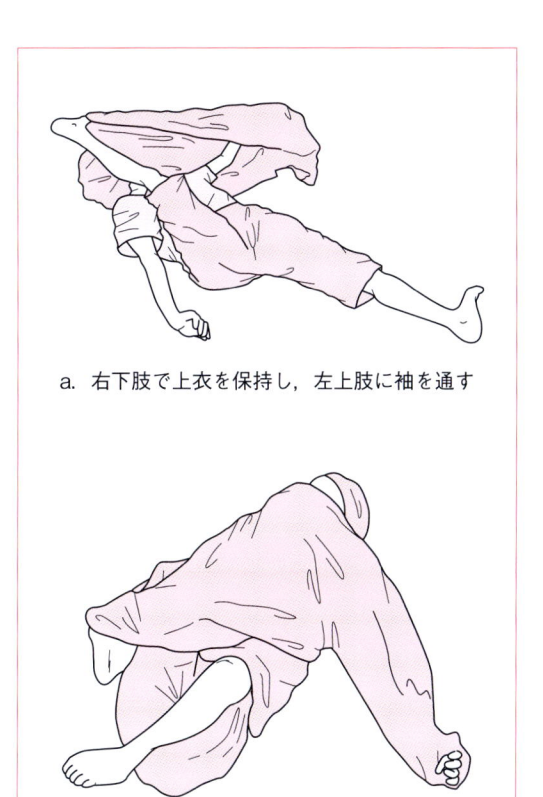

図4 臥位での更衣動作（下肢による）

a. 右上肢でバックレストを保持し，主に上肢の力で体幹を引き上げる。

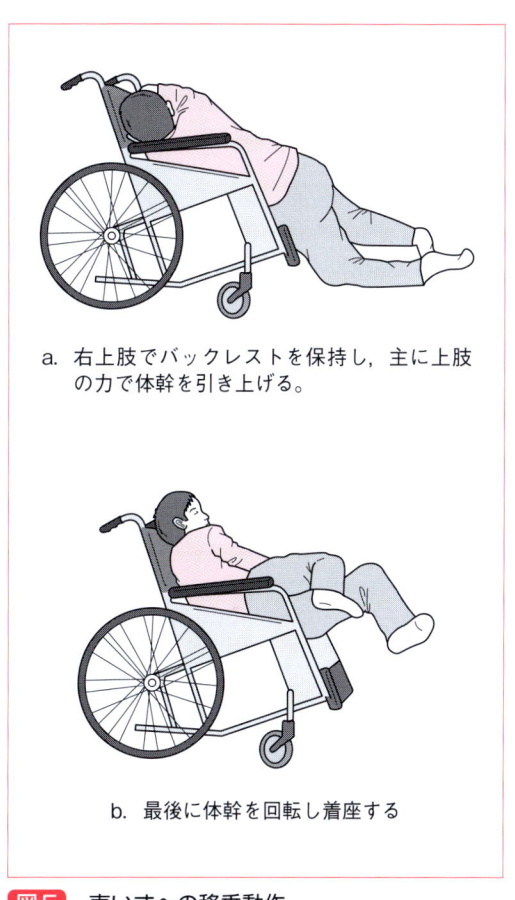

b. 最後に体幹を回転し着座する

図5 車いすへの移乗動作

4）下肢による車いす駆動動作

下肢で自力駆動する。両下肢で床を交互に蹴ることにより前方に駆動する。このとき，車いすは下肢での駆動を考慮し，普通型車いすに比較し座面が低く，床面から座面までの高さを下腿長に合わせて設計される必要がある。

❷ 疼痛に対する介入

疼痛に対する解釈・介入は本書では詳細に述べないが，疼痛緩和理学療法に準じて行う．疼痛の原因には同一姿勢を取り続けるための筋疲労が第1に挙げられる．これに対しては，①筋緊張を低下させる姿勢を取らせる，②マッサージ，③温熱療法，などで血行改善を図る．椎間板変形など，さらに重度なものでは外科的治療が必要となる場合もあるので，前述したADLにおける代償動作指導において，負担が大きい身体部位についてあらかじめ検討しておく必要がある．不自然な姿勢であっても動作自立のため完全には抑制できない場合は，動作後，筋ストレッチをするなど筋緊張を低下させることを習慣化するよう指導する．

（新田　收）

文　献

1) Jensen MP, Karoly P, Braver S：The measurement of clinical pain intensity；a comparison of six methods. Pain 27：117-126, 1986
2) Wong DL, Baker CM：Pain in children；comparison of assessment scales. Pediatr Nurs 14：9-17, 1988
3) Melzack R：The McGill Pain Questionnaire；major properties and scoring methods. Pain 1：277-299. 1975
4) 横田直正，時村文秋，田中純一，他：慢性疼痛患者に対する簡易型マクギル疼痛質問表の信頼性．整形・災害外科 48：773-777, 2006
5) 寺山久美子：脳性まひに対する"CONSERVATIVE THERAPY"の治療効果について．理学療法と作業療法 9：590-594, 1975
6) 新田　收：成人脳性麻痺者の日常生活活動―その分析の試み―．理学療法 15：804-809, 1998
7) 新田　收，中嶋和夫，松浦孝明，他：脳性麻痺児者における車椅子移乗動作に関する分析．姿勢研究 11：113-122, 1992

1-3 痙直型・アテトーゼ型脳性麻痺

◆ 痙直型・アテトーゼ型脳性麻痺に対する作業療法介入

1 評　価

1）評価内容

子どもは，身体を操作し自分の意志でコントロールしながら環境のなかで他者とかかわっていく．これらを繰り返し，自らの意志で動きをコントロールする身体の自己効力感を育てていく．脳性麻痺の子どもは早期から運動が制限され，自分の意志で思うように身体を操る自己効力感を得る機会が損なわれている可能性がある．このため，「体をこう使えばうまくやれる」，「体をこのようにしてみたい」など，子どもが自身の身体運動をどのように受け止めているのか，意志を評価することが大切である．脳性麻痺児のなかには，知的機能が良好で言語理解は可能でありながら，意志表出が困難な場合も観察される．これに対する評価法として，小児版・意志質問紙（PVQ）（p296，参照）や成人版の意志質問紙（VQ）がある．子どもに内省できる能力が備わっている場合の評価法には，自己認識を把握する小児版・作業に関する自己評価（COSA）（p296，参照）がある．

脳性麻痺児は感覚障害も併せもっていることが多いので，感覚の評価も見落としてはならない。そのため，固有受容覚，前庭覚，触覚，視覚，聴覚などの各感覚刺激に対する反応（過反応，低反応）を十分に観察する。感覚調整障害により適切な運動が妨げられ，これらがさらに異常な感覚入力をもたらし，知覚，認知にも悪影響を及ぼして負のスパイラルに陥ることが多い。よって，運動障害のみならず感覚障害との両側面から子どもの行動を分析する必要がある。たとえば両麻痺にみられる視知覚の問題は，視覚情報の処理過程の問題と合わせて斜視，頭部と眼球運動の分離性，目と手の協調性も含め評価する。

2）タイプ別運動機能評価のポイント

a. 痙直型両麻痺

上肢と下肢の麻痺を比べた場合，下肢の方が重い傾向にあるが，上肢に麻痺がないわけではない。よって下肢の麻痺を補うための過剰な努力による代償動作が上肢にどのように影響しているのかをみる。股関節内転内旋，膝関節屈曲，尖足によりバランス反応が低下する。座位姿勢では割り座などの悪い姿勢がパターン化していないかを確認する。

b. 痙直型四肢麻痺

上肢，下肢ともに動きが制限されるため，必要以上の努力から連合反応が出現し，制限された動作となる。この特徴からもたらされるリーチ範囲の制限，手の操作性の稚拙さが，遊びやADL，学習などにどのように影響を及ぼしているかを評価する。

c. 痙直型片麻痺

健側の片手使用により健側に強い代償動作や患側との非対称性がみられる。患手を使わなくても動作ができるという悪循環に陥る。患手をどのように使おうとしているのか，どういう場面で患手のみの使用が著明なのか評価する。患手をどの程度，どういう場面で使うと動作が改善されるのかよく観察する。

d. アテトーゼ型

不随意運動により，正中位の保持，両手動作，目と手の協調性獲得は困難となる。不随意運動により極端な伸展と屈曲パターンとなりがちである。このため，同一肢位での姿勢保持や，手指の操作は力加減の調整が困難となっている。

3）具体的な評価方法

遊びの評価においては，おもちゃやパソコンを使用しているときの座位バランス，リーチ，手指機能（握り，ピンチ，手内操作）などの運動機能の評価と感覚，認知系の評価となる目と手の協調性，おもちゃなどの操作における触覚，固有覚，視覚の処理能力，構成能力の評価を行い，遊ぶ子としての役割を制限している要因を探る。その子らしい遊びが発揮できるために，どの姿勢で，身体のどこを介助し，おもちゃをどのように使うと正常な感覚運動体験ができ，自己効力感が高まるのかを検討する（図1）。

母親に対しては，抱き方，おもちゃの選択能力，その子にあった遊ばせ方，母子間で遊びが行えているのかを評価する。

ADL場面では食事，更衣，排泄，入浴などを遂行する際に，移動能力の程度，体幹と座位機能，リーチと両手の協調性の制限が，どのように影響を及ぼしているのかを分析する。食事の例では座位姿勢保持の状態，スプーンですくう動作や摂取動作時の筋緊張，連合反応，嚥下機能，口腔原始反射残存，触覚防衛時の口腔感覚なども評価する。座位保持装置，カッ

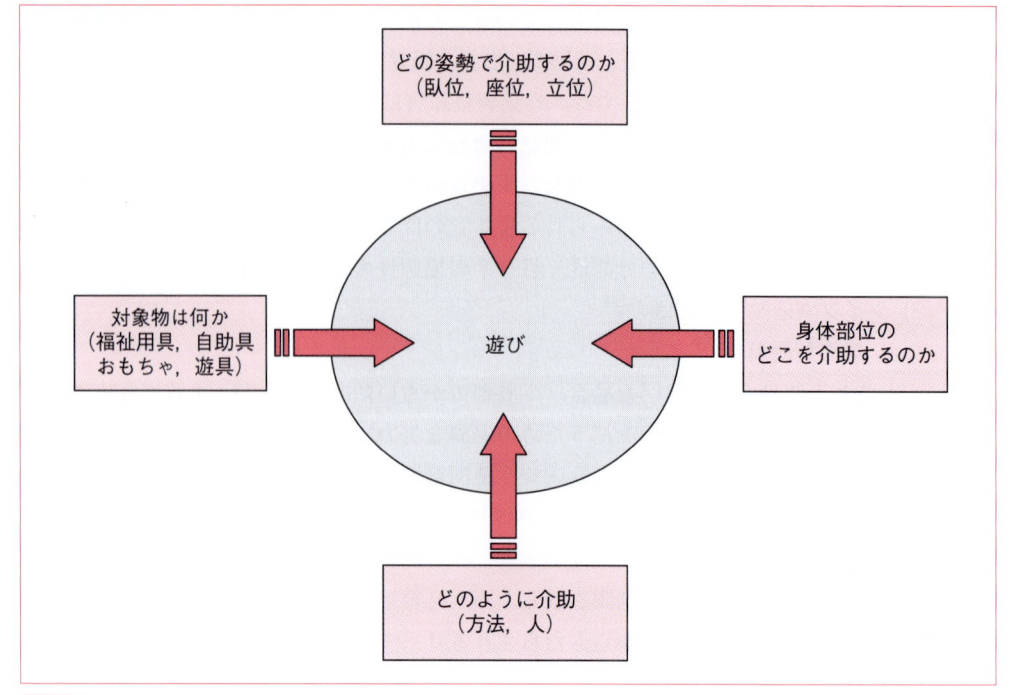

図1 遊びの介入の視点

図内:
- どの姿勢で介助するのか（臥位，座位，立位）
- 対象物は何か（福祉用具，自助具，おもちゃ，遊具）
- 遊び
- 身体部位のどこを介助するのか
- どのように介助（方法，人）

トアウトテーブルの導入やスプーン，コップ，食器などの自助具作成も検討する．対象児にとって食事が有意義な時間となり，意味のある作業になるようにしていく．ADLの評価法には，子どものための機能的自立度評価法（WeeFIM）（p291，参照），リハビリテーションのための子どもの能力低下評価法（PEDI）（p291，参照）がある．

環境面の評価は，子どもを取り巻く環境が身体を意図的に操作できるアシスティブな環境になっているのか，合理的な配慮がどの程度なされているのか，環境が物理的バリアになっているものはないか調査する．たとえば，物の配置を変える，あるいは除去するなどし，どの方法がよいか評価する．友達，ボランティアなどの人的支援の必要性も検討する．親の療育に対する価値観や育児観を把握する．親は正しく介助できる技能をもっているのか，障害特性への理解はどの程度なのかも評価する．保育園などであれば，園内での遊びの環境，学齢期では学校，教室での学習環境，青年期では職場環境を分析していく．

最後に，乳幼児期，学齢期，思春期などのライフステージによって，課題などが大きく異なるため，各ライフステージでの課題に留意する．

2 解釈

運動障害（姿勢異常パターン，代償動作など），感覚統合，認知機能の低下が，遊び，ADL，学習，就労にどのように影響しているのかを解釈する．身体を操ることに対する自己効力感はどの程度なのか，意志の状態も評価する．自助具やクッションの使用，座位保持装置の導入，介助の仕方の変更，環境の工夫の必要性もみていく．二次障害（関節変形，拘縮）による予後予測も必要である．

乳幼児期，学齢期，青年期など，各ライフステージによって介入が異なるので，それらの特徴と解釈を以下に示す。

<u>1）乳児期</u>

母親への育児に対するフォローが重要となる。子どもと母親に負担のかからない生活習慣を築いていく。母親へ遊びのアドバイスを行い，母子関係の安定化や遊びを通して，触覚，深部感覚，前庭覚などのさまざまな感覚の体験を促していく。

<u>2）幼児期</u>

乳児期に比べ，できないことに対する苦手意識を自覚してくるので自己効力感の低下を防ぐ。自尊心を損なわせないように育成する。探索的遊びを通して，連合反応，動作の非対称性を防ぎ，対称的な姿勢で両手での活動を促す。年長児では就学に備え，机上での座位姿勢保持，座位保持装置の工夫や移動手段も工夫する。集団への参加，読み書きなどの学習基礎能力を獲得するよう指導する。

<u>3）学齢期</u>

家庭生活に加え学校生活・放課後生活が大きなウェイトを占める。学校生活でのADL自立度を高める。学校でのルーチンワーク，教材，自助具，移動手段を工夫し学習環境を調整する必要がある。学校集団での役割遂行による満足度と自己効力感，自尊心の向上を目指す。学校訪問し教師と連携しながら進める。子どもの地域社会への参加，余暇活動を支援する。

<u>4）思春期</u>

変形，拘縮などの二次障害を予防する。社会生活への参加を促す。職業の選択（意思決定）を行う。社会人・職業人としての役割を担うことの大切さを教える。交通機関の利用法，買い物，調理，金銭管理方法の取得，対人交流コミュニケーションや職場環境の整備が必要となる。

3 介入方法

介入の考え方および介入方法の具体例を，以下に示す。

<u>1）介入の考え方</u>

脳性麻痺の子どもは身体を意図的に操作して環境を探索し，身体を通して環境に働きかけ，有能感を体得していく機会が損なわれている可能性が高い。そこで意思決定の機会を設け，意志を働かせ，環境を自分の力でうまく変化させたという，身体を動かすことによる自己有能感を少しでも高められるように心がける（図2）。

障害のタイプ別に分けた運動機能への介入の配慮点を以下に示す。

　a．痙直型四肢麻痺

全身の抗重力伸展活動とバランス能力を促す。四肢の運動制限が強い傾向になるが，どの姿勢で，どこを介助すれば，子どもなりの動きの自発性が引き出せるかを工夫する。

　b．痙直型片麻痺

麻痺手を使わない傾向にあるため，健手のみの使用によるボディイメージの非対称性を増長させないようにする。麻痺手を遊びやADLなどに使うことの意味を教え，子どもが麻痺手を使ってみたいという気持ちを引き出すよう働きかける。

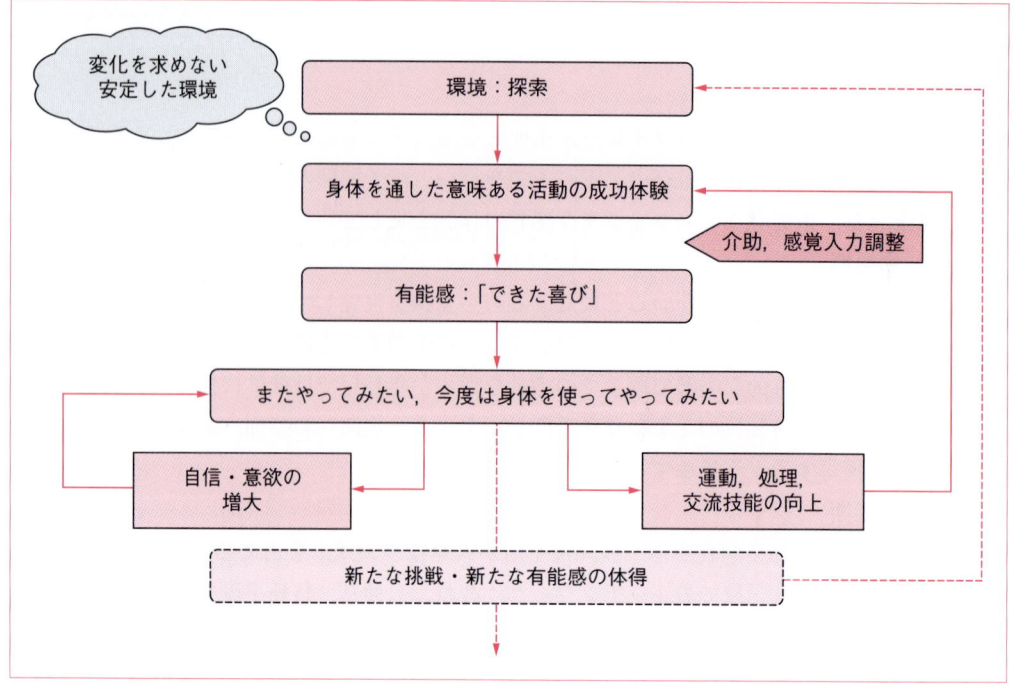

図2 意志への介入

c. 痙直型両麻痺

股関節内転内旋，膝関節屈曲，尖足によりバランス不良となるため，下肢の支持性などのバランス能力の発達を促していく．遊びやADLでは下肢の機能が上肢の機能に影響するので両者に差が出ないように注意する．

d. アテトーゼ型

四肢と体幹が対称的で，持続的な協調された活動を促す．ストレスなどの心理的な要因や過度な感覚刺激も不随意運動を誘発するので留意する．

ADL，手段的日常生活活動 (instrumental activities of daily living；IADL) への介入では，服の着替え，スプーンでの食物摂取などの一連の動きに伴い，異常な感覚を取り入れることによって，適切な運動が妨げられる．それが知覚，認知にも悪影響を及ぼし負のスパイラルに陥ることが多い．よって子どもの状況をみながら身体を介助し，運動をコントロールしながら，姿勢保持具や自助具を用いたアプローチを検討する．受け身的習慣が強い場合は，過介助にならないように心がけ，「やれる，ひとりでやってみたい」という気持ちと能動性を引き出していく．また疲労を考慮し生活習慣を築き上げていく．介助は親の考え，価値観にも左右されるため，それらをきちんと把握し，適宜親への適切な介助指導を行う．子どもと親の両者にとって実現的で継続可能な生活習慣を築いていく．

遊びへの介入では，子どもにとって必要と考えられる感覚運動を遊びのなかで体験（体幹の対称性，頭部のコントロール）できるようにする．あわせて，感覚統合モデルの視点から適切な感覚の入力を図りつつ，適応反応を引き出していく方法を検討する．運動障害によって移動範囲が制限されるが，できるだけ探索の機会を作り，興味を引き出し，子どもが身体

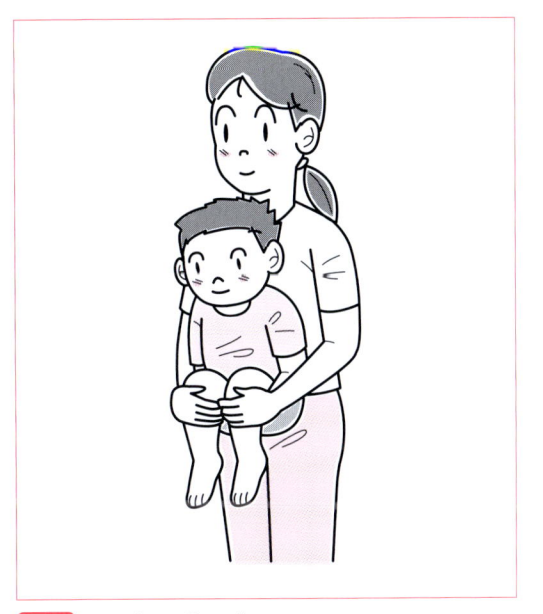

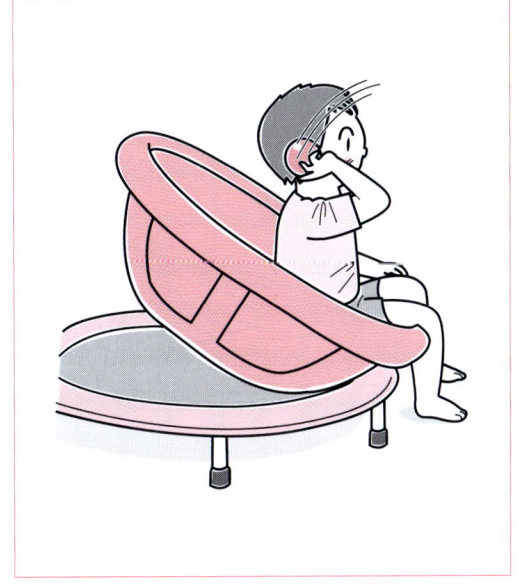

図3 子どもの抱き方

図4 トランポリンなどを組み合わせたバランス遊びの例

を使って意志を表出できる作業への参加を促していく。おもちゃのスイッチの作成，ポジショニングに留意し，姿勢保持具の導入など，遊びの環境を設定する。

このように ADL や遊びでは，主体的な動きが制限されることが多いが，人間作業モデルによる視点から環境を調整し，受け身的な「される子の役割」から「する子の役割」へ徐々に転換を図り有能感，達成感が得られるように，子どもにとって意味のある作業への参加に結びつくよう可能な限り働きかける。

<u>2）介入方法の具体例</u>

　a．母親への遊びの支援例（アテトーゼ型，乳幼児期）

伸展パターンを助長させないように，子どもを包み込むような母親の骨盤の上での抱き方（図3），子どもが反応しやすいおもちゃの選び方，触覚，深部感覚，前庭覚などのさまざまな感覚が体験できる遊ばせ方をアドバイスする。セラピストが役割モデルとなって母親が遊びを継続していけるようにフォローする。

　b．バランス遊びを促す介入例（両麻痺，学齢期）

トランポリンの上にボール様遊具を置き，子どもはその中に座ってボールを投げ，カゴの中に入れる遊びを設定する（図4）。骨盤が後傾する場合は滑り防止マットを敷く。両足が床から浮かないように注意して，足底全体をしっかりと接地させる。

ボール様遊具の揺れに対する前庭覚の入力を調整しながらバランス反応を促す。バランス遊びに没頭でき自信がもてるよう働きかけていく。

　c．視知覚機能に対する介入例（両麻痺，学齢期）

上記の例のようなバランス遊びの中に，好きなキャラクターを探すゲームを設定して，身体の動きの変化に合わせて物の追視，輻輳などの眼球運動と両眼視が円滑に機能するよう働きかける。

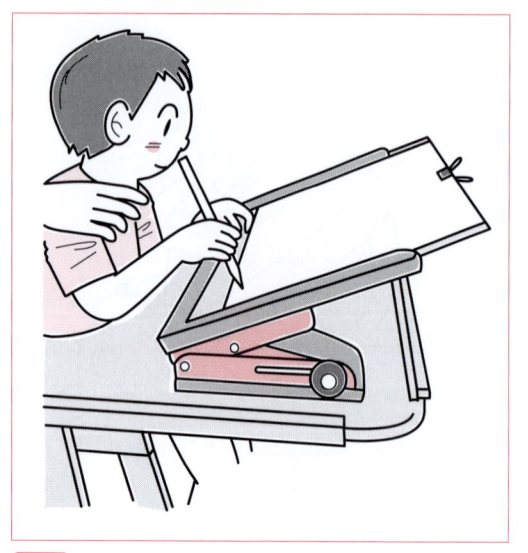

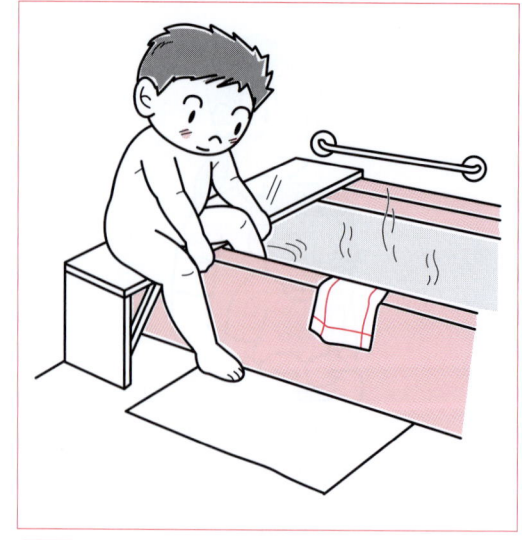

図5　傾斜台　　　　　　　　　　図6　バスボードの導入

　　d. 構成能力に対する介入例（アテトーゼ型，学齢期）
　椅子に座り，足底を床に接地させ，坐骨結節支持となるように良好な座位姿勢に整えてから，机上でパズルや積み木遊びを行う。セラピストは両肩甲帯を介助しながら上肢の運動をコントロールして，両手の操作をサポートする。パズルや積み木などの遊びを通じて空間位置関係，構成能力の向上を図る。
　　e. 書字に対する介入例（両麻痺，学齢期）
　書くときに筆圧が弱く，顔を机に近づける姿勢不良の学齢期児童に対しては，小学校に訪問して傾斜台を作成（図5）し，それを机上に設置する。椅子の座面には滑り防止マットを敷く。鉛筆の柄を太くした自助具を作成し書字の練習を行う（p183，図3，参照）。小学校の授業への参加を支援する。授業参加者としての役割遂行を可能にするとともに，自己効力感，自尊心の向上も図っていく。
　　f. 更衣に対する介入例（両麻痺，幼児期）
　床上でズボンを履くと，過剰な力で操作するため連合反応が出現し，全身伸展パターンとなり着脱が困難な場合には，長座位で壁に寄りかかりながらズボンを履くという方法で練習を繰り返す。介助量が多い状況では，受け身的習慣パターンから，徐々に自分でやるように習慣化させることで，意欲と主体性を促していく。
　　g. 入浴に対する介入例（片麻痺，学齢期）
　入浴は，浴槽のまたぎにバスボードを導入（図6）し，浴槽内でのしゃがみ動作では，浅く腰かけられるように手すりと高台を導入する。過剰な力が軽減し，立ち上がり，またぎが自力で可能となるように働きかける。入浴が次第に子どものペースで行えるよう，入浴が楽しみの時間となる新しい習慣となるように働きかける。
　　h. 食事に対する介入例（四肢麻痺，幼児期）
　通常の椅子では座位姿勢が不良となるため，座位保持装置を導入する。さらに頭部の安定性を図るためヘッドレストを取りつける。セラピストの指を子どもの口唇周辺に当て，口唇

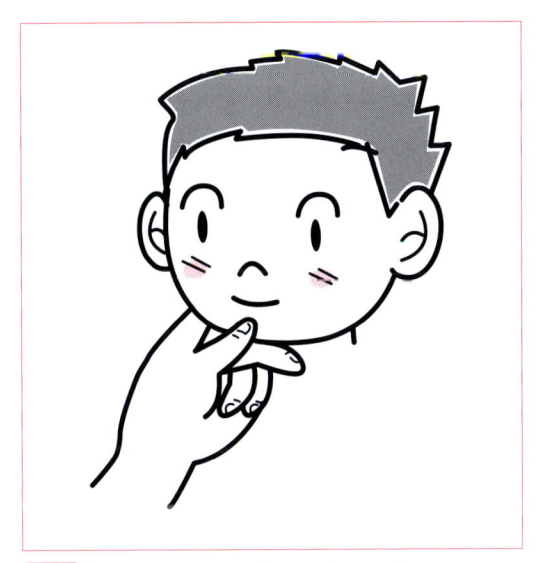

図7 前方からの頭頸部コントロール

部，下顎の運動をコントロールする（図7）．口腔原始反射の誘発を防ぐため，金属製からシリコン製のスプーンに変更し食物摂取を促す．

　i．**母親に対するADLの支援（共通）**

母親に，食事，更衣，排泄，入浴など，介助の方法を示し，なぜその方法がよいのかを説明する．母親とよく話し合い，協業の姿勢で，その母親に適した介助方法を指導する．

　j．**学校訪問による支援例（アテトーゼ型，思春期）**

中学校の通常学級に在籍している場合には，学校訪問を行い関係者と話し合う．授業観察，個別指導を通して，学習環境について担任，コーディネーターに校内移動の仕方などを提案する．たとえば，教室の移動，特に階段での移動時の介助方法，各階別の車いすの設置，校外学習時のボランティア，授業での補助教材の検討，車いすに合う机の検討，試験時間の延長などがある．合理的な配慮がなされるように，継続してコーディネーターと連携していく．

　k．**就労の介入例（両麻痺，青年期）**

企業に勤めている成人の場合では，職場環境について上司とよく話し合う．具体的な内容は障害の特性の正しい理解や使用している電動車いすの仕組み，操作方法，ワークステーションでのバリアフリー化，職員と会話するときに使用しているコミュニケーションエイドでの会話の留意点，機種の説明などがある．合理的な配慮について相互で十分協議していく．

〔笹田　哲〕

文　献

1) 福田恵美子 編：標準作業療法学 発達過程作業療法学．医学書院，2006
2) Finnie NR 編著：梶浦一郎，鈴木恒彦 訳：脳性麻痺児の家庭療育（原著第3版）．医歯薬出版，1999
3) 穐山富太郎，川口幸義 編著：脳性麻痺ハンドブック―療育にたずさわる人のために．協同医書出版社，2007
4) 日本リハビリテーション医学会 監：脳性麻痺リハビリテーションガイドライン．医学書院，2009
5) PEDI Research Group：里宇明元，近藤和泉，問川博之 監：PEDI―リハビリテーションのための子どもの能力低下評価法．医歯薬出版，2003

6) 里宇明元, 関　勝, 問川博之, 他：こどものための機能的自立度評価法 (WeeFIM). 総合リハ 21：963-966, 1993
7) Kielhofner G：山田　孝, 有川真弓 訳：小児版・作業に関する自己評価2.1版 (COSA v2.1) 使用者用手引き. 日本作業行動研究会, 2008
8) Geist R, Kielhofner G 編：山田　孝 訳：小児版意志質問紙 (PVQ) 使用者用手引き. 日本作業行動研究会, 2007

1-4 精神遅滞（概説）

1 精神遅滞の定義および特徴

　精神遅滞の診断基準として，米国精神医学会による「DSM-Ⅳ-TR 精神疾患の診断・統計マニュアル（新訂版）」やWHOの国際疾病分類第10版（ICD-10）がある．DSM-Ⅳ-TRの定義では三つの基準が設けられている．

　①明らかに平均以下の知的機能（知能指数IQ70以下），②同時に現在の適応機能の欠陥または不全が以下のうち二つ以上の領域で存在する（コミュニケーション，自己管理，家庭生活，社会的/対人的技能，地域社会資源の利用，自律性，発揮される学習能力，仕事，余暇，健康，安全），③発症は18歳以前である．

　この基準により診断する場合，まずは発症年齢が18歳以下であることを確認する．次に知能指数（intelligence quotient；IQ）を測定する必要がある．IQは標準化された知能検査を実施し以下の式によって算出する．

知能指数（IQ）＝（精神年齢／暦年齢）×100

　代表的な標準化された知能検査として，田中ビネー式知能検査，WPPSI，WISC-Ⅳ，グッドイナフ人物画知能検査がある．検査でIQが70以下で，適応機能の障害に当てはまれば，精神遅滞と診断される．知的機能の水準によって，表1[1]のように精神遅滞を分類している．

　また，精神遅滞についてはアメリカ精神遅滞学会（AAMR）でも定義されている．そこでは，精神発達を発達期，知的機能，適応行動の三つの概念で捉えている．すなわち，精神遅滞とは，発達期（18歳以下）にはじまり，一般的知的機能が有意に低く，かつ適応行動に制限がある状態と定義している．また，IQによる分類を廃止し，支援の程度による分類を採用した．この分類では4段階設け，「必要に応じて支援」，「一定の期間は支援が必要」，「一定の条件下では継続的な支援が必要」，「いかなる条件下でも支援が必要」となっている．IQがいくら

表1　精神遅滞の分類

分　類	IQ	％
1. 軽度精神遅滞	50〜75	85
2. 中等度精神遅滞	35〜49	10
3. 重度精神遅滞	20〜34	3〜4
4. 最重度精神遅滞	19以下	1〜2

軽度精神遅滞が全体の約85％を占める　　　（文献1より）

表2　適応技能の10領域

1. コミュニケーション（communication）
    言葉に限らず，どのような方法でも意思の疎通ができればよい
2. 身辺処理（self-care）
    トイレ，食事，着脱衣，衛生，身だしなみなどの技能
3. 家庭生活（home-living）
    家で生活するための技能で，衣類の整理，食事の準備，後片づけ，家の安全などの技能
4. 社会的技能（social skills）
    人と人とのやりとりの技能
5. 地域社会の利用（community use）
    買い物したり，交通機関を利用したり，図書館や公園などを利用する技能
6. 自己指南性（self-direction）
    自分で選択したり，スケジュールに従って行動したり，状態・状況・興味などに応じて適切な行動がとれるという技能
7. 健康と安全（health and safety）
    自分の健康上の変化を認識し，予防や治療的対応を図る技能，あるいは自分の安全を守ることができる技能
8. 実用的学業（functional academics）
    日常生活に最低限必要となる読み・書き・計算する技能
9. 余暇（leisure）
    自分の好みや選択に基づき，娯楽や文化的活動を身につける技能
10. 仕事（work）
    地域社会で働くことのできる技能，あるいはそれに関連して必要な技能

（文献2より）

表3　精神遅滞の類義語の比較

行　政	医　学
精神薄弱 ↓ （1999年4月変更） ↓ 知的障害	精神遅滞 （mental retardation）

かではなく，どのような支援が必要なのかという視点に基づいている。適応行動は，10領域の適応技能を取り上げている（表2）[2]。AAMRの第9版では，適応行動の制限は，10領域の適応技能の中から，二つ以上制限がある場合としている。

精神遅滞の類義語に「知的障害」という言葉がある。知的障害は行政用語で，「精神薄弱」を改め，1999年4月以降，知的障害に変更された（表3）。

2 原　因

精神遅滞の原因は多種多様である。主に遺伝要因と環境要因に分けられる（表4）[3]。遺伝要因とは，染色体異常（ダウン症候群，フェニルケトン尿症，プラダー・ウィリー症候群，アンジェルマン症候群など），先天性脳奇形，代謝障害（クレチン病），内分泌障害，などであり，これが原因となり精神遅滞をきたす。一方，環境要因には，出産前後の感染症（トキソプラズマ症），外傷，虐待，恵まれない養育環境などが挙げられる。このように子どもの遺伝要因と母体も含めた環境要因が原因となるが，精神遅滞の原因が不明なケースもある。

表4	精神遅滞の原因

遺伝的原因
- 先天性代謝異常（リソソーム蓄積病，アミノ酸代謝異常など）
- 大脳変性疾患（変性神経疾患の項参照）
- 染色体異常（Down症など）
- その他の先天奇形症候群（Rubinstein-Taybi症候群，Cornelia de Lange症候群など）
- 神経皮膚症候群（結節性硬化症など）
- 遺伝性の大脳形成異常（滑脳症，全前脳胞症など）
- その他，大脳の明らかな形成異常や変性を伴わない遺伝性知能障害（脆弱X症候群，伴性劣性の非症候性精神発達遅滞など）

環境的原因
胎生期
- 毒物・薬物・放射線への曝露（アルコール，メチル水銀，フェニトイン，バルプロ酸など）
- 先天性感染症（HIV，サイトメガロウィルス，トキソプラズマなど）
- 母体の疾患（低栄養，糖尿病など）

周産期
- 早産（それに伴う脳室周囲白質軟化などによる）
- 低酸素・虚血性脳症

生後
- 中枢神経感染症（脳炎，髄膜炎）
- 毒物・薬物・放射線への曝露
- 頭部外傷
- 低栄養
- 生後早期の内分泌・代謝異常（低血糖など）
- 脳腫瘍
- 虐待・ネグレクトなど養育環境の不良

特発性，あるいは多様な原因が知られているもの
- 広汎性発達障害（自閉症など）
- 先天性水頭症
- 先天性甲状腺機能低下症
- けいれん性疾患（てんかん）

（文献3より）

3 症　状

　運動発達の遅れ（定頸，座位，歩行）や言葉の遅れ，対人関係などの社会性の遅れがみられる。年齢によっても異なるため症状は一様ではない。ストレスがかかる状況下では問題行動（ひきこもり，自傷行為，他者への暴力）が生じやすい。

　乳幼児期には，語い数が少ない，理解力が低く言葉の遅れ，友達との遊びが続かない，などの特徴がみられる。また，食事，服の着替え，トイレなどのADLの自立が不十分で，3歳児健診時に判明する場合もある。学齢期には，記憶力，表現力，意思伝達能力が乏しく，学習の遅れがみられる。同年齢と比べADLに時間がかかり，指先が不器用である。集団生活のルールを守ることが苦手なため集団への不適応となり，そのストレスから問題行動が生じる場合がある。

4 合併症

　運動障害，視力障害，聴覚障害，また，うつなどの精神症状を合併するケースもみられる。

5 治 療

精神遅滞そのものを根治することは困難である。精神遅滞の原因となる疾患の治療を行うことによって，精神遅滞を予防することは可能である。原因が多岐にわたるため，早期に診断を受け，原因を探りできるだけ早い時期に治療，療育，教育をすることで，長期的予後の改善が図られる。同時に，子どものみならず，母親などの養育者への支援も重要である。

（笹田　哲）

文　献

1) 高橋三郎，大野　裕，染矢俊幸 訳：DSM-Ⅳ-TR精神疾患の診断・統計マニュアル（新訂版）．医学書院，p63-64, 2003
2) アメリカ精神遅滞学会 編：精神遅滞─定義・分類・サポートシステム（第9版）．学苑社，1999
3) 森川昭廣，内山　聖，原　寿郎 編：標準小児科学（第6版）．医学書院，p676, 2006
4) 江草安彦 監：重症心身障害療育マニュアル（第2版）．医歯薬出版，p56, 2005〔American Association on Mental Retardation：Mental retardation — definition, classification, systems of supports (9th ed). p40-41, 1992〕
5) 陣内一保，安藤徳彦，伊藤利之：こどものリハビリテーション医学．医学書院，2007

◆ 精神遅滞に対する理学療法介入

1 評　価[1-5]

精神遅滞児の粗大運動の発達過程には偏りがあり，平衡反応退行が一時的に生じたり，姿勢反応の発達が完了した後，独歩までに数カ月を要したりなど偏った経過がみられることが多い。将来，精神遅滞が疑われる子どもは，乳児期の早期には運動発達（定頸など）の遅れや偏り，低筋緊張，後期には歩行開始の遅れなどで理学療法を受診することが多い。

運動発達検査では特に運動の遅れ，運動の偏り，運動の不自然さがみられる。運動の不自然さは運動発達が遅れていることもあるが，体幹を中心とした低緊張などの機能障害を呈することが多い。運動発達の検査以外にも関節可動域で過可動性や，筋緊張の評価と拮抗筋のバランスの評価，姿勢反射の有無，四肢巧緻性の検査，感覚検査などの理学療法評価を実施する。その他，四つ這い・歩行での四肢の交互性・交叉性などの四肢の協調性の程度の把握が必要となる。また，扁平足などの足部の評価を行うことで，立位・歩行機能面の評価とつながる。

評価は以下の手順で行う。
① 運動機能の粗大運動の発達評価（デンバー式発達評価などの一般的な評価指標の利用）
② 姿勢反射，姿勢応答の質的な評価（量ではなく，ぎこちなさなどの質的評価が重要）
③ 関節可動域の過可動性，筋緊張の評価，感覚の過敏性の評価
④ 四肢の協調性（交互性・交叉性）や座位・立位バランスの評価
⑤ 微細運動の評価

幼児期では最も一般的な運動発達の検査を実施する。PEDIでも使用できる項目を利用して評価できる。多くの運動発達は認知機能の低下で十分な指示にしたがった行動はできない可能性があるが，いつも行っている遊びなどの面からも多角的に評価を行う。

日本版ミラー幼児発達スクリーニング検査（JMAP；2歳9カ月〜6歳2カ月）の下位項目26項目のうち，比較的選別性の高い項目を簡易検査として使用し，視覚視空間認知能力，目と手の協応能力，指示の理解，構音，運動能力（片足立ち）のなかで運動機能に関連する項目に関して評価できる。

精神発達が重度な場合，成長とともに変形などの二次障害の多いことが報告されており，学齢期以降において変形の有無，平衡反応テスト，平衡応用動作，筋緊張の評価を行う。

2 解　釈[1,2]

精神遅滞児の運動の経験の少なさが運動の発育を阻害する。

運動発達面は運動の経験が少なく自らの身体意識を確立できないことで，適切な筋緊張を保持する機能面が幼児期より十分に発達しない。

精神発達の遅れにより運動面に遅れが伴っていることを理解し，精神面の発達も促しながら運動面の治療を実施していくことが，将来的な社会生活への適応行動や精神発達をも相乗して発達を促通することにつながる。

3 介入方法

A 介入の考え方[1〜3]

精神遅滞児は認知機能に障害があるため，生後早い段階から運動の経験が少なく，運動が多様化しない。つまり，発達の偏りによって生じた運動の発達遅滞であるため，十分な正常発達がみられない。その不足している運動発達にPT・OTが介入することが第1目的となる。特に乳幼児期に運動発達遅滞や筋緊張低下により，姿勢変換機能が十分に発達していないことが目立つ。その影響により，四肢の巧緻性障害，協調性が阻害されるため体幹の機能向上と協調性に対して理学療法を実施していく。また身体意識の発達が未熟であり，身体意識が希薄となり，身体の使い方がぎこちない。また，感覚の過敏さが残り，嫌な感覚を避ける傾向がある。そのため運動の広がりをもつことができず運動感覚の成長が不十分であるから，この感覚の異常に対してもアプローチしていく。

B 運動機能と介入方法

誘導や介助を必要とする行動から自発的な行動を促し，介助量を少なくする。精神遅滞児は，精神面を伸ばしていくと運動面に関しても相関するように伸びていく。

1）体幹の低緊張に対する介入

トランポリン，バランスボールを利用して振動刺激によって体幹筋の同時収縮を促す。立位が困難な場合は座位にて実施する（図1）。子どもが好む振動頻度を考慮し，体幹に適切な筋緊張を促すように一緒にジャンプする。抗重力姿勢での感覚運動の経験は関節・筋肉に適度な筋緊張を与え，身体軸を正常に維持することに役立つ。

2）上肢支持・下肢の支持に対する介入

体幹中心の筋緊張が低下していることから，腹臥位・パピーポジションによる肩甲帯周囲の支持性の向上を促す。頭部挙上を促し，目と手を協調させておもちゃで遊んだり，リーチ動作を行い，体幹の中枢部の支持性を高めて目的動作を遂行させる。下肢では足部を全足底接地させて支持をいれて，体幹の筋緊張を整えて，リーチ動作などを促して骨盤帯周囲の支

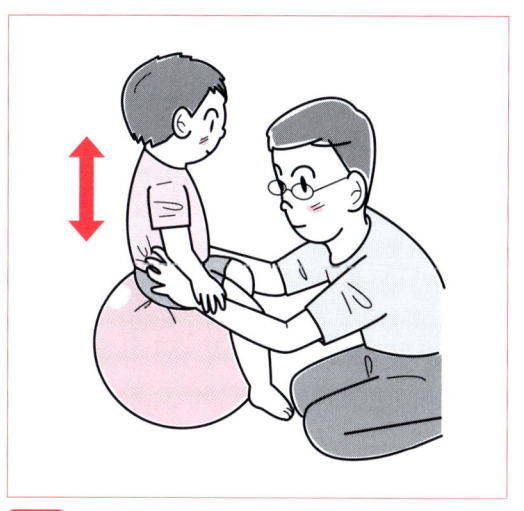

図1 バランスボールによる体幹低緊張に対するアプローチ

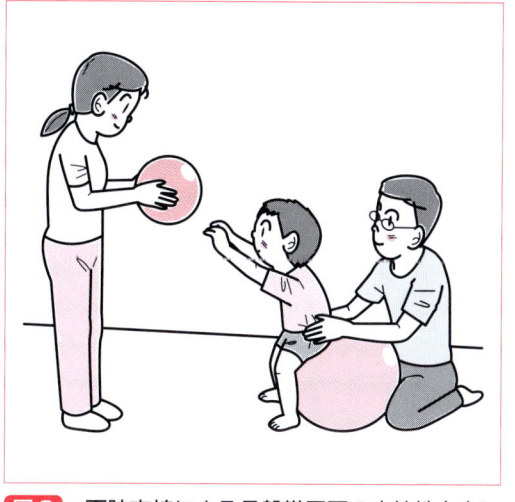

図2 下肢支持による骨盤帯周囲の支持性向上に対するアプローチ

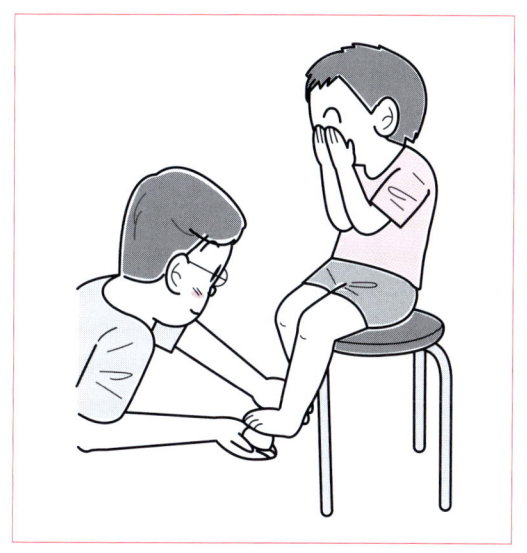

図3 足底や手掌の凹凸の部分を識別させる課題を出し，身体意識に対する介入

持性の向上を狙う（図2）。

3）触覚・感覚に対する介入

　砂場や粘土などが嫌いな子どもが多いので，その嫌いな刺激を直接与えるのではく，似たような刺激から介入を始める。たとえば，ゴムボールやザラザラしたボールを利用する。感覚に慣れきて可能であれば，探索課題などを併用して感覚入力を促す。

　触覚を刺激する方法として，PT・OTが子どもの身体部位に触れ，どの部位に触れているかを答えさせたりするなど，子どもに自分の身体を意識させる。その他，物を使うこと以外にもマットや柔らかな心地よい布の上で転がる運動をする。体性感覚刺激だけではなく，

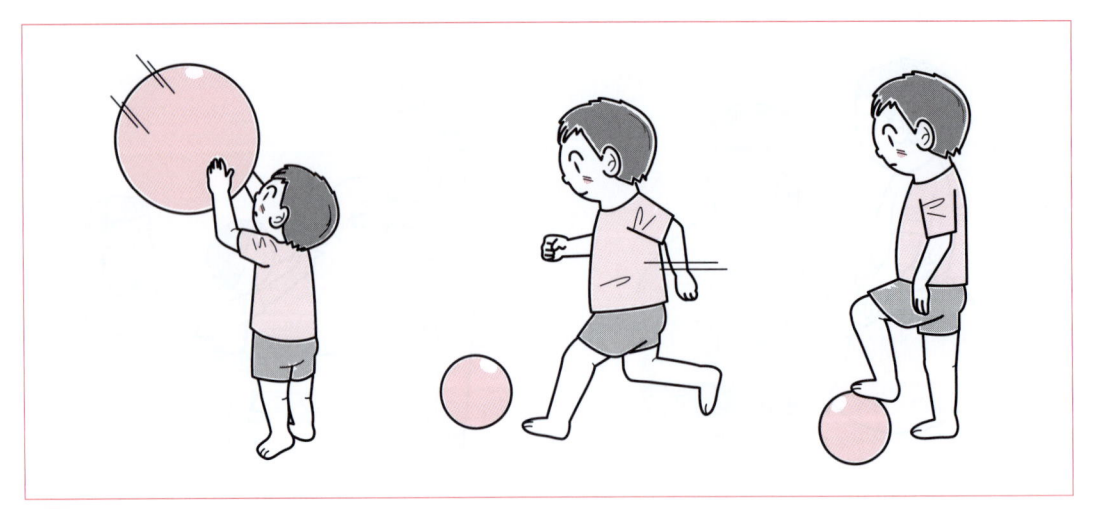

図4 ボールを投げる・受け取る，ボールを蹴る・止める

豊かな身体の揺れ感覚（前庭感覚・加速度感覚）の経験である「抱っこ」，「ゴロゴロ」を通して身体の揺れ感覚を楽しむことで平衡感覚を向上させていく。

視覚を遮断して身体部位・位置を認識させるために，足底や手掌の凹凸の部分を識別させる課題を出す（図3）。両手に片手ずつ異なる硬さのスポンジなどを触れさせて識別することで，身体の意識を高めていくなどの感覚刺激から自らのボディイメージを高めていく。

4) 知覚（入力）と運動反応（出力）の連合，協調性に関する介入（視覚・聴覚−運動への介入）

石蹴り，ボール蹴り，ボール投げなどの視覚と運動に対する協応性に対するアプローチを行う（図4）。音楽や指示にしたがって運動することで，聴覚と運動に対する協応性を高めることに対してアプローチする。単刺激に対して行動が可能になったら，二つ以上の感覚器官からの知覚（入力）を連合させる。さまざまな感覚と自己の関係性をもたせることで身体意識，特に身体像の形成を促し，動きの拡大や知的発達などの軸になる機能を高めていく。

空間意識が乏しいということは，身体意識の乏しさに結びつく。空間意識は空間で自己の身体を操り，ボールを投げたり受けたり，空中にぶら下がっているボールを叩いて，障害物を乗り越えたりすることにより発達を促す。

5) 筋感覚刺激に対する介入

ものにつかまってのぶら下がり運動で肩甲帯周囲筋の同時収縮を促し，かつ筋の伸張感を感じさせたり，トンネル遊具をくぐり抜けたり，机や椅子の下など障害物の間を這い回る運動をする（図5，6）。このような多様な感覚刺激に対する運動が，身体意識を高めるために重要である。

6) スキップ・ケンケンパーの介入

正常発達であれば片足立ちは3歳，スキップは5歳で到達する。つまり，その到達レベルまでに身体内部の機能が運動発達レベルに到達している。精神遅滞児では，到達していてもリズミカルに全身を協調して動かすことが困難であることが多く，分節的に動作が遂行可能になったらリズムに乗って短時間の運動から時間を延ばしていく（図7）。時間意識はリズミカルな運動の要素であり，リズム運動で時間意識を高めることが可能である。

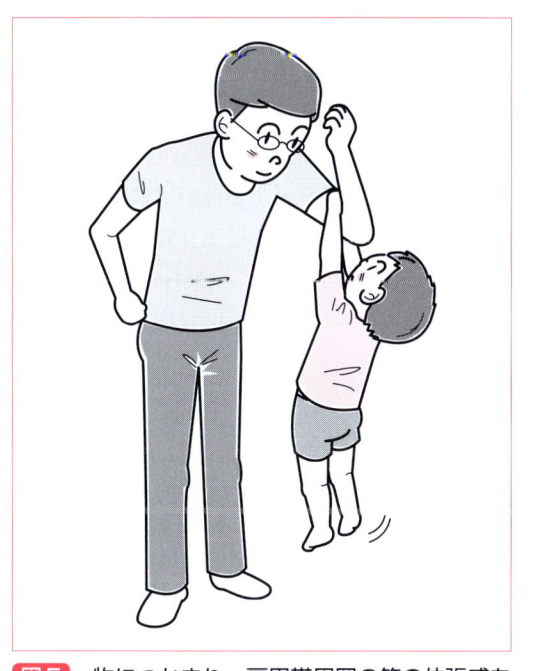

1. 中枢神経に起因する疾患―周産期

図5 物につかまり，肩甲帯周囲の筋の伸張感を感じる

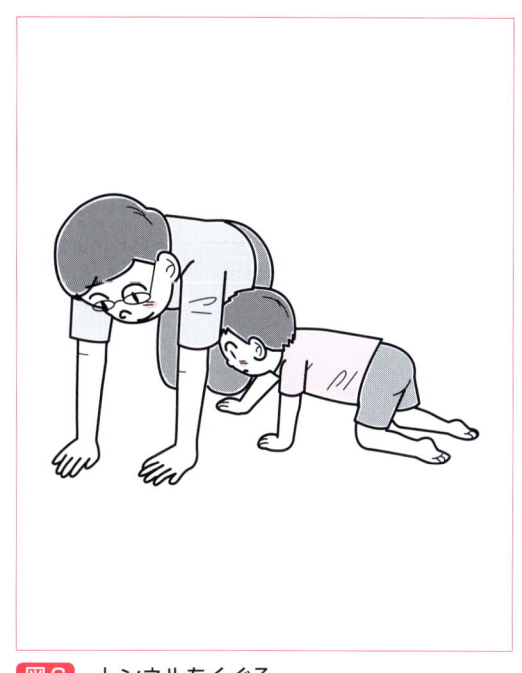

図6 トンネルをくぐる

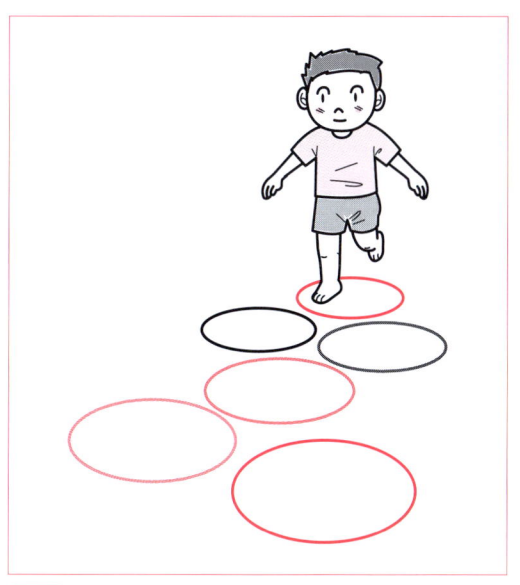

図7 ケンケンパーを利用して立位バランスの向上とリズム性を促し介入

図8 平衡機能に対する介入

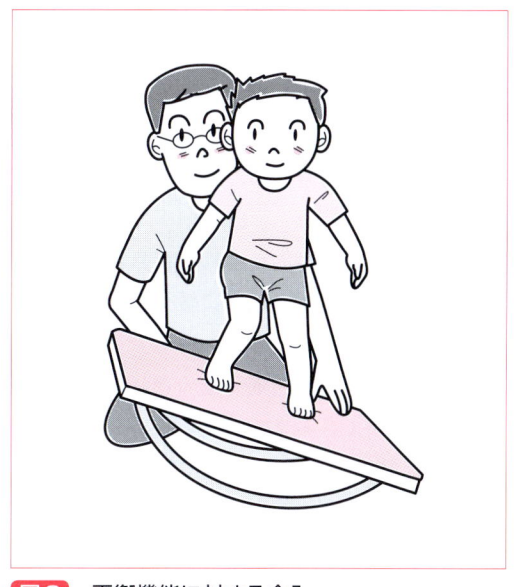

7）平衡機能に対する介入

左右・前後の平衡機能に対してアプローチする。立位で困難な場合は座位や膝立ち位などを利用して立ち直り反応を引き出し，平衡反応を促通できるように刺激を与える（図8）。

8) 立位の筋骨格系への介入

学齢期以降では立位において足底アーチが崩れやすいため，正しい靴の選定もしくはインソールを作成する。

ⓒ 他職種とのチームアプローチ

理学療法士は知能検査を行わないが，知能検査をスムーズに進行するために目や手を使いやすくしたり，コミュニケーションをとりやすくさせるための最適な環境を整えるために運動機能の低下に対してもアプローチを行う。

（松田雅弘）

文　献

1) 井上　保，鶴見隆正 責任編集：理学療法 MOOK15 子どもの理学療法．p80-92，三輪書店，2008
2) 伊藤利之 監：発達障害児のリハビリテーション．永井書店，p174-185，2008
3) 宮尾益知 編：ADHD・LD・高機能 PDD のみかたと対応．医学書院，p34-128，2007
4) Suzann K, Darl W, Robert J：Physical Therapy For Children. Elsevir, Philadelphia, p591-624, 2006
5) 日原信彦：発達障害に対する医学的リハビリテーションのあり方．MB MED REHA 103：33-42，2009
6) J Winnick：小林芳文，永松裕希，他訳：子どもの発達と運動教育．大修館書店，p63-94，大修館書店，2000

◆ 精神遅滞に対する作業療法介入

1 評　価

作業療法を必要とする精神遅滞（mental retardation；MR）は，原因不明の全般的な精神発達の遅れを特徴とするものから，原疾患があり，それにより特徴的な発達の遅れと偏りなどを示す場合がある。その特徴によって，以下のように分類される[1]。

1) 精神遅滞

知能の全般的な遅れを特徴とし，運動機能，認知機能，言語機能などが同程度の遅れを示す。加齢とともに緩やかに発達していく。

2) 精神運動発達遅滞

乳幼児期に運動発達の遅れが目立つ精神遅滞であるが，麻痺などの運動障害は伴わない。歩行ができるまでは運動障害が前景になりやすい。

3) 肢体不自由を伴う精神遅滞

脳性麻痺や筋ジストロフィーなどの運動障害を伴う精神遅滞。

4) 自閉性障害を伴う精神遅滞

自閉性障害の子どものおよそ4分の3に精神遅滞を伴う。特異的なコミュニケーション障害や行動上の問題をもつ。

5) その他

視覚障害や聴覚障害を伴う精神遅滞がある。また，乳児期の急性脳症や脳炎後遺症で重篤な精神（運動）遅滞を残すことがある。

以上，MRは，原疾患によりさまざまな臨床像を示すので，作業療法では医学的な診断や臨床心理士による評価情報を収集し，原疾患や全般的な発達状況を把握したうえで，どのよ

うな支援のニーズがあるか評価を行う．

　乳幼児期では，言語的な検査に従えないことが多いため，行動観察を通した評価が中心となる．遠城寺式乳幼児分析的発達検査法や JDDST-R（日本版デンバー式発達スクリーニング検査）などスクリーニング的な発達検査表を利用して，全般的な発達プロフィールや，運動発達，認知発達など各領域の発達の状況を捉えておくと行動観察における特徴が理解しやすくなる．

　乳幼児期の主な評価項目は，①感覚-運動発達，②母子や家族とのコミュニケーション（かかわり），③遊び，④身辺動作（食事，排泄，着替えなど）である．それらの活動に対して困難となっている事項の原因を，姿勢・運動，感覚・知覚・認知，感覚統合，作業遂行過程などの視点から分析し，発達段階に沿った支援のニーズを明確にする．

　また，集団療育場面や家庭での生活状況なども聴取・観察し，日常生活のなかで困ることや，生活場面で改善できる方法を評価する．

　幼児期後半から就学までの時期については，身辺動作の自立度や，学習関連活動について評価する．また，集団内でのルールや他児とのかかわり，指導者，教師との関係など，社会性の評価も行う．保護者からの情報だけでなく，関係する保育士や児童指導員，臨床心理士などからも情報を収集しておくと，目標が立てやすい．

2 解　釈

　精神遅滞は，知能の遅れによる発達領域全般の遅れだけでなく，原疾患によっては運動機能や認知機能の発達に偏りやばらつきがみられる．その特徴を理解したうえで個々の子どもに合わせた支援を行う[2]．また，子どもの全体的な発達をみて，ADL を通して自然に発達が期待できる領域と，発達が停滞していて介入の必要がある領域に分けて，作業療法支援のあり方を決定する．

　さらに，作業療法では，心身機能の発達を支援するだけではなく，活動や社会参加レベルから個々の子どものニーズを把握し，今ある能力を生かして楽しく遊んだり，身辺動作を自立したりすることで子どもの生活を豊かにし，発達につなげていくという側面も大きい．したがって，障害されているところに焦点を合わせるだけでなく健常な部分を十分に生かして今の生活を充実させることを心がける．

3 介入方法

Ⓐ 介入の考え方

1）感覚運動発達

　座る，立つ，歩くといった基本動作の発達は，姿勢反射・反応や姿勢筋緊張といった機能だけでなく，触覚，固有感覚，前庭感覚，視覚，聴覚などさまざまな感覚器官からの情報が脳で統合され適応反応の結果として出現する．

　したがって，運動発達を促すために，運動機能に合わせて，感覚刺激の量や質を調整する．

　乳児期，幼児期前半では，大人との身体を使った遊びや，おもちゃなどを用いて，運動発達とともに，ボディイメージの発達を促す．また，視覚，聴覚，触覚刺激への気づきから探索的な活動へと導く．

独歩を獲得し，周りの環境に関心を示し始めたら，自発的な遊びを通して試行錯誤する力や応用動作の発達を促す。

2) ADL

毎日行う身辺動作や遊びが，子どものさまざまな機能の発達を支える。したがって，作業療法では，個別的な介入だけでなく，生活場面で子どもに多くかかわる保護者や保育士に身辺自立に向けた介助の法方や遊ばせ方などを支援する。

もし，運動機能障害や行為障害，感覚統合などの問題で明らかに活動が制限されている場合は，個別的な介入を行い生活場面に反映させる。

身辺動作の練習においては，認知能力，集中力，運動能力に合わせて，指示の与え方，段階づけ，環境設定などを工夫する。

3) 道具の操作，学習関連動作

身辺動作や学習関連動作では，スプーンや箸，筆記道具，ハサミなどさまざまな道具の操作を必要とする。その基礎となる，目と手の協調，両手の協調，巧緻動作の練習を行う。

同時に，上肢機能の背景となる姿勢・運動の発達も促す。精神遅滞児では，知能低下と併せて，ボディイメージの弱さが姿勢コントロールや手の使い方に影響を与える場合も多いので，普段からさまざまな感覚運動経験を通して身体認識を高める。

また，子どもが集中しやすい環境を整えたり，操作しやすい道具を紹介したり，テーブルや椅子を調整することも大切である。

4) 感覚調整障害を有する精神遅滞児への介入

触覚防衛や重力不安など，感覚調整障害が原因で他人や環境に対する不安感や行動に問題が生じている場合は，それを理解した対応策や感覚統合療法を行う。

B 介入方法の具体例

1) 身辺動作に対する介入

a. 動作の簡易化

靴の着脱練習で，靴のかかと部分にもちやすいように輪をつける。スプーンですくう練習では，すくいやすい皿を使うなど，最初は未熟な動作でも一人でできるように支援する。

b. 動作過程の段階づけ（スモールステップ）

①逆行連鎖化（backward chaining）による段階づけ（表1）：感覚運動能力と動作分析に基づいて，動作の後方よりスモールステップで動作を形成化する。動作が終了すると「できた」という結果が明確になる。最初は他者がほめるなど形成化を強化するが，しだいに自分で完

表1 動作形成に基づいた段階づけ backward chaining（Tシャツを着る）

STEP1	STEP2	STEP3	STEP4
シャツの裾をもつ	シャツの裾をもつ	シャツの裾をもつ	シャツの裾をもつ
腕を袖に通す	腕を袖に通す	腕を袖に通す	腕を袖に通す
頭を襟に通す	頭を襟に通す	頭を襟に通す	頭を襟に通す
裾を下に引く	裾を下に引く	裾を下に引く	裾を下に引く
出来上がり	出来上がり	出来上がり	出来上がり

白色は子どもが一人で行う。灰色は介助と一緒に行う

表2 感覚運動発達に基づいた段階づけ（ボタンはめ）

STEP1	小さなものをつまむ，粘土をちぎるなどpinch機能が発達する
STEP2	小さな穴につまんだ物を入れる。形や方向を合わせて入れる。
STEP3	ひも通しなど両手の持ち替え動作ができる
STEP4	相手の洋服や自分の洋服でボタンをみながらはめる
STEP5	みなくても手の運動感覚ではめる

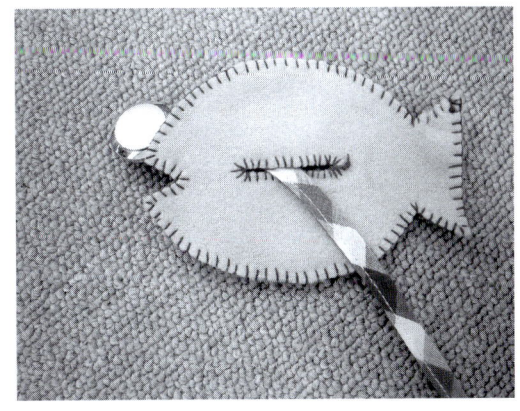

図1 手作りのおもちゃでボタン通しを練習

表3 認知能力に基づいた段階づけ

STEP1	他動的に動きを誘導されながら感覚運動経験を通して動作学習する
STEP2	個別場面で，身振や動作カードを示し，模倣を通して学習する
STEP3	決まった場所や対象物の前で，言葉かけや動作カードを示され動作を行う
STEP4	状況に応じて言葉かけや動作カードで動作を行う
STEP5	周りの状況をみて，あるいは自分で判断して行う

（文献3より一部改変）

成の喜びを感じるようになる。

②感覚運動発達に基づいた段階づけ（表2，図1）：ボタンはめを例に説明する。はじめは，子どもの興味ある遊びや活動を用いて手指の機能発達を促し，だんだんと両手動作や目と手の協調など，ボタンはめに必要な動作を練習する。

③認知能力に基づいた段階づけ（表3）[3]

認知能力に応じて，介助者が他動的に動作を教える方法から，しだいに動作を示す絵カードや言葉かけで動作が行えるようになり，最終的には自分で判断してできることを目指す[3]。

2）道具の操作に対する介入

姿勢が不安定な子どもは，カットアウトテーブルなどを利用し，肘がテーブルから落ちないようにすると，姿勢が安定し，かつ上肢の操作が行いやすくなる（図2）。

スプーンや箸は，さまざまな自助具が市販されているので，子どもの能力に応じて利用し，操作能力の発達を促す。

ハサミは，初期段階で開く動作が難しく，開くときにハサミが不安定になりやすい。持ち手の輪の部分を子どもの手・指の大きさに合わせて調整すると安定し，開きやすくなる（開きを補助するバネつきハサミも市販されている）。

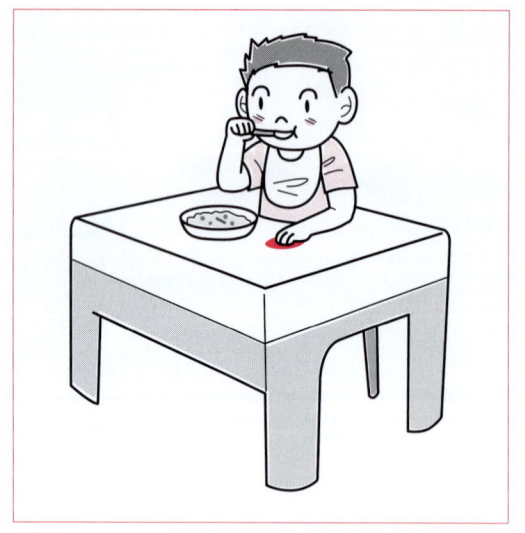

図2 カットアウトテーブルの利用
手を置く位置にマークをつけて食事姿勢をイメージさせる

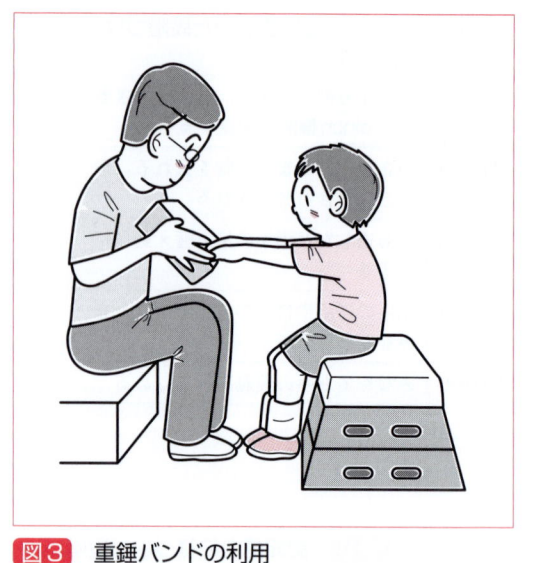

図3 重錘バンドの利用
上下肢のイメージを明確にするため，足首に重錘バンドを巻く

3）ボディイメージの発達に対する介入

　普段から，子どもの自発的な感覚運動遊びなどを通して，ボディイメージを育むことが大切であるが，図3のように足首に重錘バンドなどを巻き，足で支えることで，姿勢が安定しているイメージで上肢活動を行わせることができる。

（福山英明）

文献

1) 中山　修：精神発達の障害に対する作業療法．佐藤　剛 編：作業療法学全書 改訂第2版 第6巻 作業治療学3 発達障害．共同医書出版，p182-192，1999
2) 坂爪一幸：変わりだした知能感．日本発達障害福祉連盟 編：発達障害白書2008年版．日本文化科学社，p31-33，2007
3) 石井　葉 監：知的障害児・者の身辺自立 第1巻 ジエムコビデオライブラリー．ジエムコ出版，1999

1-5 重症心身障害（概説）

1 重症心身障害の定義および特徴

1）重症心身障害の定義

重症心身障害児（以下，重症児）という診断名はない。重症児は医学診断用語というより行政関連用語である。重症児の認定，入所措置，行政サービスの内容の検討，判定などの目的に使用された。児童福祉法のなかに，重症児について定義されている。重症児の区分については，大島一郎が考案した「大島の分類」が広く使用されている（図1）[1]。

大島の分類は，縦軸で知的障害の程度，横軸で肢体不自由の程度を表し，この二つの要因で分類している。それに基づくと重症児は大島の分類の区分1〜4に該当するものとされている。区分5〜9は周辺児と呼ばれる。

2）動く重症児とは

動く重症児の定義はない。精神遅滞であって著しい行動異常を有する子どもや，精神遅滞以外の精神障害があって著しい行動異常が出現する子どもを指す場合が多い。動く重症児とは，大島の分類の区分5, 6, 10, 11, 17, 18の範囲に相当する。

また，強度行動障害という分類もある。動く重症児のなかで独立して扱うことがある。強度行動障害とは，自傷，他傷，興奮，パニック，強度のこだわりなどの，激しく，周囲の人々に深刻な影響を及ぼす行動障害のことである。強度行動障害の判定基準（表1）[1]が示されている。下記基準によって6カ月以上さまざまな強度の行動障害が継続している場合，10点以上を強度行動障害とする。

3）超重症児とは

超重症児の判定基準があり，たとえば，レスピレーター管理になっていれば10点，気管内挿管，気管切開は8点など，スコアの合計点数が25点以上で，6カ月以上続く状態を超重

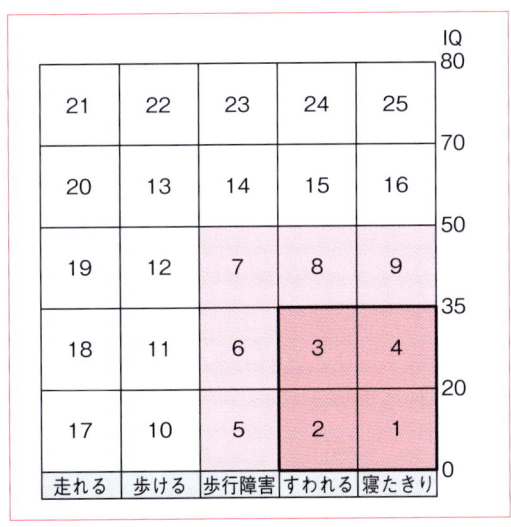

図1 大島の分類
（文献1より）

表1 強度行動障害の判定基準

行動障害の内容	1点	3点	5点
1. ひどい自傷	週に1・2回	一日に1・2回	一日中
2. 強い他傷	月に1・2回	週に1・2回	一日に何度も
3. 激しいこだわり	週に1・2回	一日に1・2回	一日に何度も
4. 激しい物壊し	月に1・2回	週に1・2回	一日に何度も
5. 睡眠の大きな乱れ	月に1・2回	週に1・2回	ほぼ毎日
6. 食事関係の強い障害	週に1・2回	ほぼ毎日	ほぼ毎食
7. 排泄関係の強い障害	月に1・2回	週に1・2回	ほぼ毎日
8. 著しい多動	月に1・2回	週に1・2回	ほぼ毎日
9. 著しい騒がしさ	ほぼ毎日	一日中	絶え間なく
10. パニックがひどく指導困難	—	—	あれば
11. 粗暴で恐怖感を与え，指導困難	—	—	あれば

（文献1より）

症児と判定する。超重症児は，レスピレーターなどの呼吸管理の継続的，かつ濃厚なケアをたえず必要とする。

2 原　因

　重症心身障害の原因は一つとは限らず多要因であるが脳の機能障害が第1に挙げられる。児童福祉法では重症心身障害児における脳の機能障害は18歳までの時期に発症するとされている。脳機能障害は遺伝子異常，染色体異常，中枢神経系の感染症，事故，虐待などによって引き起こされる。また，低酸素脳症，仮死などによる分娩の異常による原因が高い。

3 主な病態

　脳性麻痺，知的障害，てんかんの合併が重症心身障害の主な病態である。治療の遅れは難治化を招くので適切な早期の治療が望まれる。ほかに，運動障害，コミュニケーション障害，呼吸障害，摂食障害，排泄障害がみられる。

4 合併症

　重症心身障害の合併症は，呼吸器疾患，消化器疾患，骨・筋疾患，神経疾患，皮膚疾患，泌尿器疾患，精神疾患などさまざまである（図2）[2]。なかでもてんかんの合併率は高い傾向にある。呼吸器疾患は，肺炎による感染は重症化する可能性が高いので的確な早期治療が必要である。体位変換などで痰を出すことが困難なケースもあるので，痰がたまらないよう適宜，体位変換をする。消化器疾患では，便秘が多く腸閉塞になるケースもある。消化器の機能低下によって胃液が逆流し，逆流性食道炎，潰瘍になることもある。上記の合併症は，年齢が進むにつれて重症化することが多い。

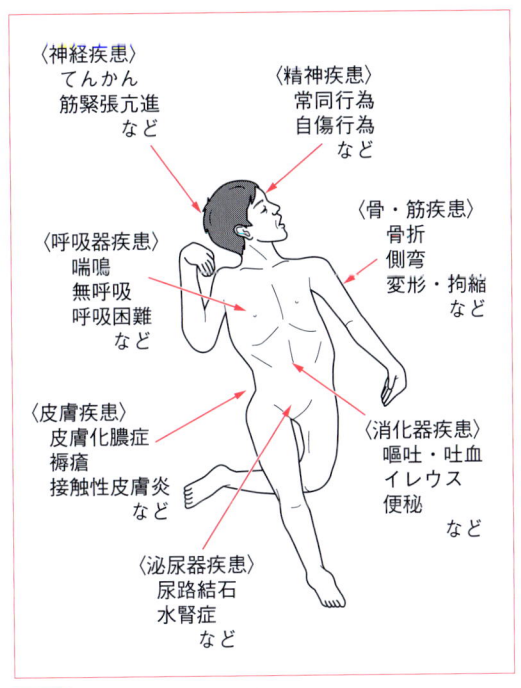

図2 重症心身障害の合併症
（文献2より改変）

5 治　療

　根本的な治療薬はなく薬物療法は合併症や行動障害に対して行われる。筋緊張緩和の薬剤，抗痙縮薬，精神症状では注意困難に対する中枢刺激薬，幻覚妄想への抗精神薬，抗不安薬などが投薬される。関節拘縮，変形などの改善，疼痛軽減の目的に，整形外科的な手術が行われることもある。呼吸障害が重度になれば，気管切開，人工呼吸器，酸素療法などが行われる。消化器系であれば，便秘には結腸刺激薬，イレウスに対する外科的手術などが行われることもある。ほかにも症状の程度に合わせて治療法は多岐にわたる。医学的な管理のもと，療育やリハビリテーションなどが必要である。

〔笹田　哲〕

文　献

1) 厚生労働省法令等データベースサービス：強度行動障害特別処遇加算費の取扱いについて
http://wwwhourei.mhlw.go.jp/cgi-bin/t_docframe2.cgi?MODE=tsuchi&DMODE=SEARCH&SMODE=NORMAL&KEYWORD=%8b%ad%93%78%8d%73%93%ae%8f%e1%8a%51&EFSNO=11757&FILE=FIRST&POS=0&HITSU=10
2) 江草安彦 監：重症心身障害療育マニュアル（第2版）．医歯薬出版，p24，2005
3) 江草安彦 監：重症心身障害通園マニュアル（第2版）．医歯薬出版，p24，2004

◆ 重症心身障害に対する理学療法介入

1 評　価

　評価を行う具体的な項目は，障害の全体像，コミュニケーション能力，身体機能，ADL，変形，拘縮である[2]。重症心身障害児・者（以下，重症児・者）の本質的な問題を捉えるために対象者の全体像の情報が非常に重要であり，理学療法の介入や理学療法を展開していくもととなる。

1) 全体像
　全体像の把握は本人，本人を取り巻く環境などの項目から成り立つ。
　①第1印象
　②出生・生育歴
　③家族，周囲の人間との関係
　④本人や家族の「関心事」
　⑤睡眠，覚醒のパターン，リズム
　⑥てんかん，けいれん発作
　⑦皮膚の状況

2) コミュニケーション能力
　重症児・者の場合，多くの障害により自分を表現することが困難な場合も多い。また反対に，相手を理解することが困難な場合もあり，相互作用を築くうえでのコミュニケーション能力について評価を行う。
　①非言語的コミュニケーション
　②言語的コミュニケーション
　③自己表現能力
　④本人への作用に対する反応
　⑤ストレスに対する反応

3) 身体機能
　重症児・者は多くの障害を抱えている場合が多く，機能的な障害ばかりに目を向けるのではなく，どのような機能的活動ができるかという点に焦点を合わせることが重要である。
　①運動機能：発達段階相応の基本的な運動能力と動作遂行能力について評価を行う。
　②姿勢保持能力：重症児・者の多くは，自発運動の制限，移動能力の制限から姿勢保持が困難な場合が多い。評価の段階ではどのような姿勢が保てるかという視点に基づき評価を行う。
　③視覚機能：視覚機能はコミュニケーションや外的環境との相互作用を深める糸口となる。視覚機能として定位，注視，追視の評価を行う。
　④呼吸機能：重症児・者の呼吸障害は，最も多い死亡要因として報告されている[4]。呼吸障害の要因は延髄や橋の障害により呼吸リズムなどが保てなくなる中枢性呼吸障害と上気道狭搾，拘束性換気障害，ガス交換障害などの末梢性呼吸障害に大別することができる。呼吸機能は，喀痰能力について姿勢や活動を含めて考慮する。

4）ADL

　重症児・重症者のADLは介助量が多く，本人の視点に加えて両親などの介助者の視点からの評価が重要である。

①摂食・嚥下機能：摂食・嚥下機能は呼吸機能や姿勢保持能力と関連があり，栄養摂取方法（経管・胃瘻・哺乳・経口），食事に要する時間，食形態（流動食，軟食，きざみ食など），水分摂取（経口，スプーン，ストロー，コップなど），摂取量，食事姿勢（頸部・体幹の位置関係など）の評価を行う。

②更衣：重症児・者は特徴的な上肢のW肢位変形や下肢の伸展筋緊張などにより更衣動作に対する介助量が増えることがある。評価は介助量がどのポイントで増えているのか客観的に捉えることと，両親や介助者から主観的な情報を収集するとよい。

③整容・清潔：尿意や便意を訴える方法やオムツの不快感を訴える能力などを含めながら評価を行う。

5）変形，拘縮

　重症児・者の変形，拘縮は自発運動の制限による姿勢の固定や重力の影響，筋緊張の問題，環境的因子などから非対称的な姿勢を示すケースが多い。

①頭部：自発運動の低下，過度な筋緊張や長期間におよぶ臥位姿勢と重力の影響から頭部は非対称的な形を示す場合もある。

②脊柱：脊柱のX線画像により側弯はCobb角による計測方法，椎体の捻れはNash & Moe法により0°〜4°までの5段階で評価する[5]。

③胸郭：胸郭の形状評価（フレア，非対称性など）のほかに定量的な計測方法として，今川により提唱されている胸郭扁平率は剣状突起レベルの胸郭の厚さ/幅により胸郭の扁平化を定量的に計測できる[6]。

④上肢・下肢：上下肢は関節可動域による評価を行う。その他，股関節脱臼についてはX線画像から大腿骨頭側方偏移率（Migration Percentage）により計測する[7]。

2 解釈

　目標設定は，評価より得られた結果をもとに現実的な目標設定を行う。この場合の現実的な目標とは，近い将来に実現可能な事柄である（長期目標）。次に長期目標をいくつかの短期目標に分け体系化し，スモールステップ（短期目標）の設定を行う。その後，理学療法介入による目標の達成度を確認しながら，目標設定が妥当かどうかの再点検を行い，目標再設定，理学療法介入へとつなげていく（図1）。

　なお，三間表では，本人が過ごしている24時間の生活時間を円形の表にし，「時間」，「空間」，「人間」の観点によって生活を捉える（いつ，どこで，だれと過ごしているか？　というような視点）。また，エコ・マップは，人と人とのかかわりの相関図であり，本人を中心とした人間関係を理解・把握する目的で使用する。矢印による方向性や太線・細線を用いることで，本人に対する影響を明確にできる。

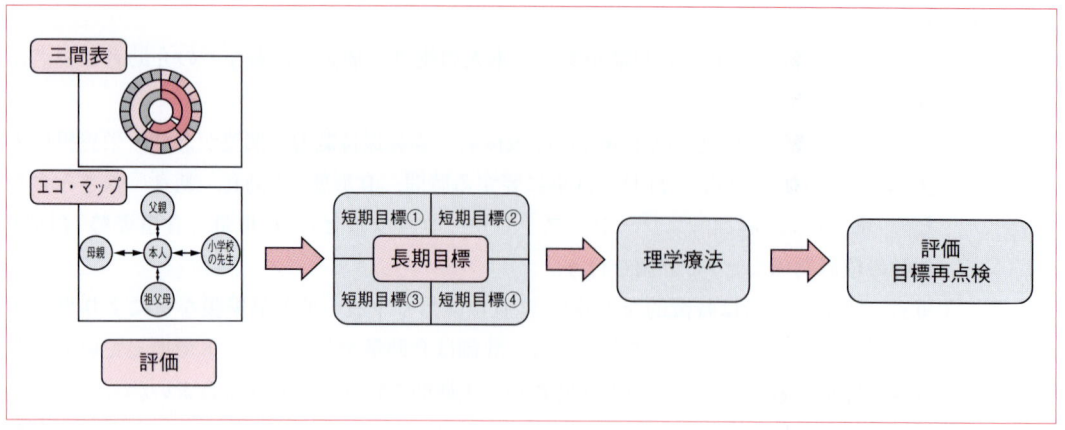

図1 理学療法介入の流れ
評価ツールを使用して長期目標および短期目標を設定する

3 介入方法

1) 関節可動域に対する介入

過剰な筋緊張に対する介入方法として、愛護的にゆっくりと関節を動かすことにより筋肉をストレッチしながら他動的に動かすことができる。四肢だけでなく、頸部・脊柱、胸郭など全身の関節に対して行う。

2) 全身的姿勢管理（ポジショニング）に対する介入

ポジショニングの考え方は、①本人が安全に、安心してとれる姿勢であること、②単一のよい姿勢ではなく、「複数の姿勢による連続した姿勢・体位の変化」であること、③ポジショニングによって他者や環境との相互作用を深めることができること、である。

ポジショニングの目的は、褥瘡や関節の変形・拘縮の予防だけではなく、呼吸障害の予防や改善、胃食道逆流症（GER）の予防などが挙げられる。24時間の姿勢管理を設定する際は、保護者や他職種のスタッフがポジショニングの目的を十分に理解していることが重要である。

3) 姿勢保持装置・車いすに対する介入

広い施設内や屋外など自力移動が困難な重症児・者にとって姿勢保持装置や車いすはADL、およびQOL上大きな意味をもつ。姿勢保持装置は、座位保持装置、立位保持装置、臥位保持装置に分類され、座位保持装置が種類も多く、療育や家庭で最も活用されている（図2）。またその他、強化段ボールを利用した姿勢保持具なども市販化されている。

姿勢保持装置は、目的を明確にし、使用者のニーズに沿ったものを作製する。

4) 呼吸障害に対する介入

呼吸障害に対する介入は換気の改善と分泌物や痰などによる閉塞要因を取り除く目的として行われる。重症児・者の肺理学療法は、①上気道の確保、②リラクセーション、③ポジショニング、④用手的呼吸介助手技による換気改善などが含まれる。

① 上気道の確保：背臥位では筋緊張による頸部位置や舌根沈下、下顎の後退による上気道通過障害が起こりやすいため、頭頸部と肩の位置関係を含めた姿勢調整が必要である。
また側臥位や腹臥位は比較的上気道通過障害を緩和しやすい姿勢である。

② リラクセーション：安楽な呼吸を促すために頸部周囲、および胸郭の柔軟性を引き出す

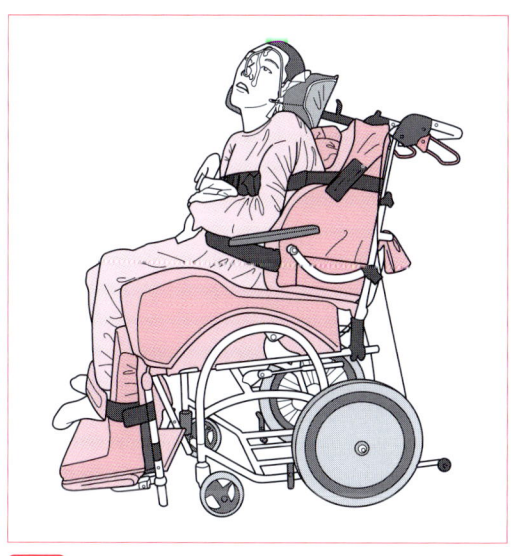

図2 座位保持装置
座位保持装置は重症児・者の ADL や QOL に大きな意味をもつ

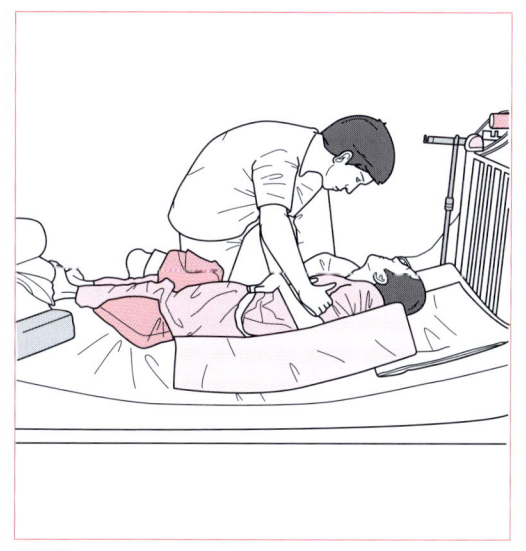

図3 重症児・者に対する呼吸介助手技
安楽な姿勢を設定し，呼気に合わせて胸郭を手掌で圧迫する

ような皮膚や筋のマッサージや関節可動域の確保が必要である。

③ポジショニング：上記記載の全身的姿勢管理にも共通するが，本人にとって楽な姿勢を複数組み合わせた姿勢管理を行う。日常生活では，背臥位や側臥位，腹臥位，座位などのポジショニングを設定する。腹臥位は腹臥位マットなどを利用すると設定しやすい。また姿勢の基本的な考え方は，腹部のリラックスを図るため，頭部・体幹を中間位にし，脊柱伸展位とする。

④用手的呼吸介助手技[8]：排痰のみを目的とするのではなく，呼吸のリズムを整えることで深い呼吸を促し，換気を改善する。方法は，対象者の呼吸のリズムと運動の方向に合わせて徒手的に胸郭を動かすことで換気を促進する方法である。基本的な手技としては，気道確保しやすいリラックスした姿勢をとらせ呼気に合わせて胸郭を手掌で圧迫していく（図3）。その他，アンビューバック加圧を用いた陽圧換気療法などを組み合わせて呼吸障害に対してアプローチを行う。

（原田光明）

文献

1) 江草安彦 監：重症心身障害療育マニュアル（第2版）．医歯薬出版, p23-24, 2005
2) 黒川幸雄, 菊池延子, 田村美枝子 編：臨床理学療法マニュアル．南江堂, p465-471, 1996
3) 浅倉次男 監：重症心身障害児のトータルケア．へるす出版, p175-180, 2006
4) 折口美弘, 中村博志：重症心身障害児（者）の死因分析からみた生活支援．日本重症心身障害学会誌 31：75-80, 2003
5) 島巣岳彦, 国分正一 編：標準整形外科学（第9版）．医学書院, p468-469, 2005
6) 今川忠男：脳性まひ児の24時間姿勢ケア．PT ジャーナル 41：537-546, 2007
7) 今川忠男 監：脳性まひ児の24時間姿勢ケア．三輪書店, 2006
8) 江草安彦 監：重症心身障害療育マニュアル（第2版）．医歯薬出版, p188, 2005

9) 日本リハビリテーション工学協会，SIG姿勢保持編集：小児から高齢者までの姿勢保持—工学的視点を臨床に活かす．医学書院，p31-45，2007
10) 浅倉次男 監：重症心身障害児のトータルケア．へるす出版，p175-180，2006

◆ 重症心身障害に対する作業療法介入

1 評 価

1) 生活環境・習慣評価

重症児は医学的治療が必要なケースが多い．合併症はてんかん，側弯症，便秘，呼吸器感染症など多様である．医師から投薬や医学的処置，禁忌事項などの情報を積極的に収集し介入時に役立てる．

子どもは本来，外界に関心を向け，身体を動かしながら周囲を探索する．環境と調和を図りながら応答的な環境のもとで，徐々に自分のペースで主体的に生活（遊び，睡眠，食事，排泄など）リズムを確立させていく．これに対し重症児は他者のペースのルーチンで過ごす可能性が高く，応答的環境というより低刺激環境のもとで一日のほとんどを受け身的に過ごすことが予想される．また，遊び，セルフケア，休息の作業バランスは，休息が作業全体時間に占める割合が高くなる傾向にある．

したがって重症児の評価の視点は，第1に合併症，医学的管理が必要であるためリスクマネジメントを事前に把握したうえで，環境評価（低刺激環境の程度と応答的な場面があるのか）と，重症児の典型的な一日の習慣パターンがどのように構成されているのか，習慣評価を並行していくことが重要となる（図1）．

環境評価の内容としては，狭い移動範囲などから生活空間が限定されていることもあり，低刺激環境に陥る傾向にある．そのため，探索的な環境が提供されているのか，職員とのかかわり，他人との交流の機会がどれくらいあるのか，応答的な場面はあるのかなどの習慣パターンを調査する．一日の時間の流れにあわせて習慣パターンを調べる評価法には，作業質

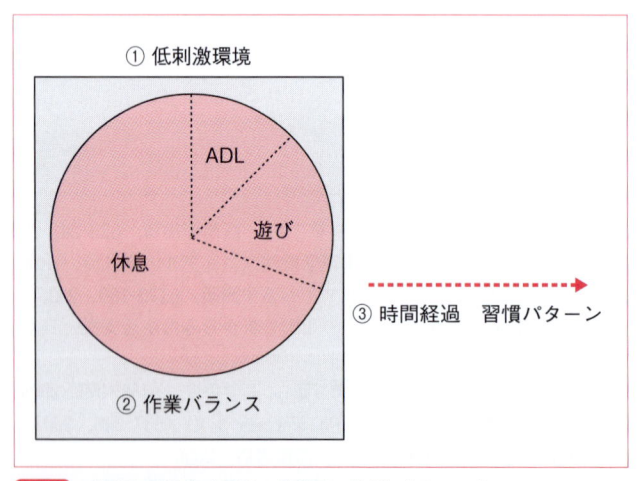

図1 評価の視点（環境，習慣，作業バランス）

問紙（OQ）が有用である。重症児は，遊び，ADL，休息の作業バランスの視点では，休息が大きなウェイトを占めることが予想される。この休息の時間をどこで，誰と，どのようにして過ごしているのかも捉えておくべきことである。

2）姿勢評価

重症児は移動や姿勢が制限されている。日中どのような姿勢（臥位，座位など）で過ごしているのか，長時間同じ姿勢をとっているのか，日中の生活をタイムテーブル化し，それと照らし合わせて検討する。常同行動，自傷，他傷などの問題行動が観察される場合には，頻度，時間帯，状況などからその原因を分析していく。

3）コミュニケーション・遊び評価

重症児は意志の表示を把握しにくい面がある。だからといって評価を省略することは避けられなければならない。運動機能が極度に制限されていても理解力があり，身振り，表情，笑顔，アイコンタクトがとれるケースもみられるので個々の微妙なサインを見逃さないように心がけ，個々にあった意志伝達の手段を明らかにする。意志の評価法には，意志質問紙（VQ）や小児版・意志質問紙（PVQ）がある（p296，参照）。

遊びは，ひとり遊びで持続しないことが多い。個々の感覚ニーズを明らかにしてどの感覚入力が有効なのか，感覚刺激を楽しめる遊びを探る。

4）ADL評価

ADLは全介助のケースが多い。したがって，評価では介助の程度，職員のペースで行っていないか，自力で動作を促した方がよいのか，重症児にかかわる職員・保護者との連携の必要性などを検討する。ADLには姿勢の状態が影響するので，ポジショニング，姿勢保持具，スプリント，自助具の導入の有無，家族にADLを指導する必要性も検討する。日本重症児福祉協会による「個人チェックリスト」があり，ADL，問題行動，遊び，コミュニケーションの領域を網羅的に把握できるので比較し分析してみることも有益である。全般的な発達をみる検査としては，遠城寺式乳幼児分析的発達検査法（p262，参照）や新版K式発達検査2001（p288，参照）などがある。

2 解　釈

重症児は医学的治療が行われ，呼吸器，てんかんなどの合併症から多様な症状を呈するのでそれらの症状がADLや遊びにどのように影響しているのか検討する。また自傷・他傷などの問題行動の背景となる原因を探る。ADLや遊びが，姿勢の問題により制約されていることが多いので，ポジショニングや姿勢保持具などの導入の必要性を検討する。

運動に制限があっても，どの感覚への入力が外界への興味を引き出すのか，感覚刺激（視覚，聴覚，触覚，固有覚，前庭覚，嗅覚など）をどのように調整して遊びにどう展開していけばよいのか分析する。

評価していくと問題点ばかり山積してくるが，どのように応答的な環境を調整すれば，意味のある作業に少しでも参加できるのかなど，重症児が可能なかぎり主体的にかかわれる状況を分析していく（図2）。

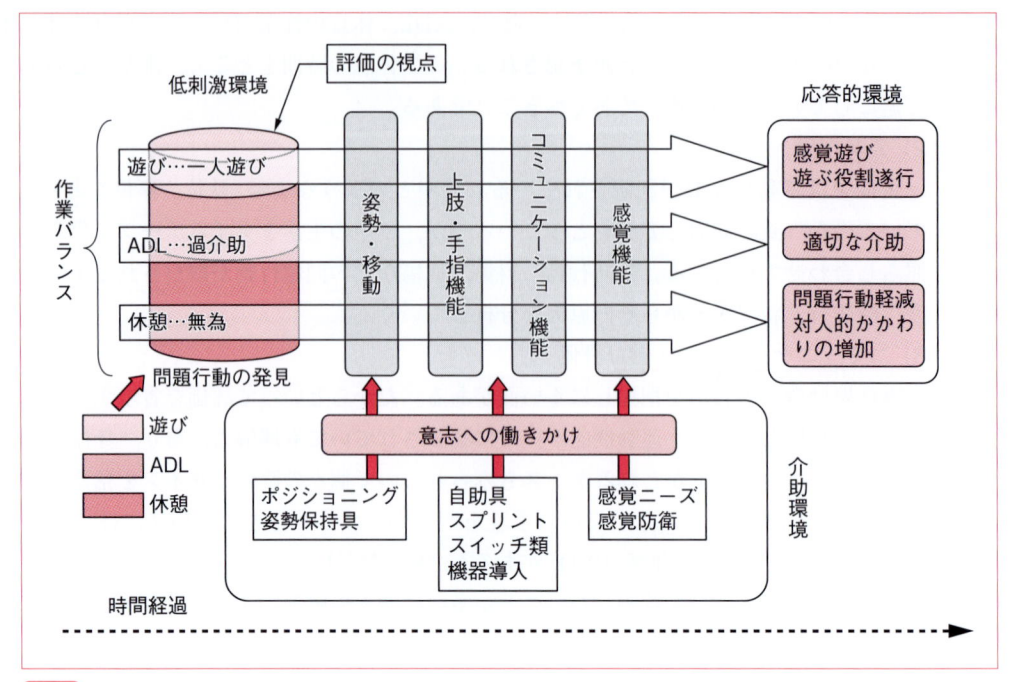

図2 重症児への介入の視点

3 介入方法

1) 介入の考え方

　重症児は医学的治療，合併症から多様な症状を呈しているので禁忌事項を押さえリスクマネジメントを適切に実施する。自傷・他傷などの問題行動の背景となる原因を探り環境を調整する。

　ADLは全介助のケースでも，ポジショニング，自助具，姿勢保持具，シーティングアプローチにより，主体性が引き出され意欲が高まり介助量の軽減に結びついていくので，これらによる介入の必要性を考慮する。

　遊びへの介入では，感覚刺激を楽しめる遊びを探る。そのためにどの感覚を使えばよいのか，感覚ニーズを明らかにしそれに合わせたおもちゃの選定，スイッチなどの改良，ポジショニング，姿勢保持具，シーティングアプローチを導入し，満足感と遊ぶ子としての役割を創出していく(図2)。

　言語的なコミュニケーションは困難であっても，コミュニケーションボード，スイッチを工夫することにより意志伝達手段が得られる。コミュニケーションスキルを開発しコミュニケーションへの介入も検討する。個別OTとのかかわりのみならず小集団を編成し他人とかかわる機会を設定し交流を楽しむ場面を作る。

　このように重症児はADLと遊びの両者にさまざまな制限を受けているが，人間作業モデル(MOHO)の視点から環境を調整し受け身的な「される子の役割」から「する子の役割」へ徐々に転換を図り，可能な限り作業への参加に結びつくようアプローチする。

　施設入所の場合，受け身的な生活が多い。したがって，できるだけ主体的な生活をもたら

図3　バランス遊び

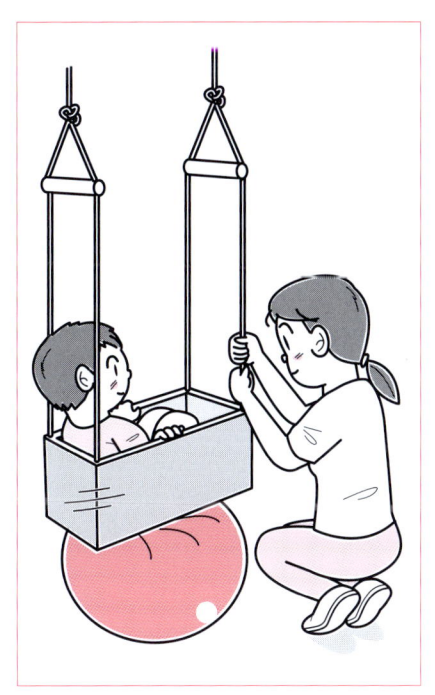

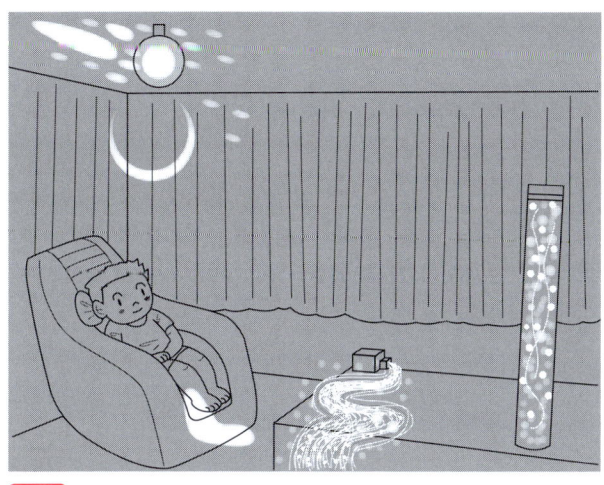

図4　スヌーズレン

すために，休憩時間の過ごし方にプラスの循環を起こさせるような介入方法も検討する．そのため，OTのみで行動するには限界があるのでOT以外の他職種や保護者と連携しチームとして，病棟やオープンスペースでの他人とのかかわり方にチームとして働きかけていく．

2）介入方法の具体例

a．バランス遊びに対する介入

感覚統合の遊具を活用し，転倒しないように保持しながら，ゆっくりとした揺れを楽しむことができるようにバランス能力の発達を促していく（図3）．

b．スヌーズレンを用いた介入

暗い部屋に光が点灯するようにライトアップさせ，その光に関心をもち，注視できるように働きかける．覚醒水準を高め，リラックスさせ楽しみを提供する（図4）．

c．コミュニケーションに対する介入

手指の操作がしやすいようにパソコンを取り入れ，スイッチは面積の大きい部品を選定し，コミュニケーションを容易にする（p106，図2，参照）．

d．排泄に対する介入

座位保持装置を導入し体幹が前屈してもよりかかれるように工夫し，前かがみになって排泄できるようにする．

e．食事に対する介入

座位保持装置を導入し，カットアウトテーブルを工夫し，食器からのすくい上げが容易となるようにスプーン型の自助具を作成する．この際，食器がすべらないように滑り防止マットを選定する．

f. 病室での介入

病室での休息時間に訪問し，声かけし，他人とかかわる応答的な機会を意図的・積極的に作る。あわせて，他の職員に対して，連携，協力してもらうように働きかける。

※スヌーズレン(Snoezelen)：重度障害でも楽しめるように，心地よい感覚刺激(光，音，におい，振動，温度，触覚)を組み合わせた部屋で楽しみながらリラクセーション活動を提供する活動で，特別な治療法ではない。スヌーズレンではバブルチューブ，サイドグロウ，プロジェクターなどの用具を用いる。

(笹田　哲)

文　献

1) 江草安彦 監：重症心身障害療育マニュアル(第2版). 医歯薬出版，2005
2) 江草安彦 監：重症心身障害通園マニュアル(第2版). 医歯薬出版，2004
3) 社団法人日本重症児福祉協会 編：個人チェックリスト. 日本重症児福祉協会

1-6 自閉症(概説)

1 自閉症の定義および特徴

自閉症の診断基準として，米国精神医学会による「DSM-Ⅳ-TR精神疾患の診断・統計マニュアル(新訂版)」(表1)[1]やWHOの国際疾病分類第10版(ICD-10)がある。DSM-Ⅳ-TRとICD-10では，自閉症はともに広汎性発達障害(pervasive developmental disorders；PDD)のなかに位置づけられている。DSM-Ⅳ-TRでは自閉性障害(autistic disorder)と呼んでいる。

日本では文部科学省による以下の自閉症の定義がある[2]。

「自閉症とは，3歳位までに現れ，他人との社会的関係の形成の困難さ，言葉の発達の遅れ，興味や関心が狭く特定のものにこだわることを特徴とする行動の障害であり，中枢神経系に何らかの要因による機能不全があると推定される」

自閉症は，レオ・カナーによって1943年に初めて報告された。カナータイプの自閉症とも呼ばれる。その特徴は，言葉がないか，あっても他人とコミュニケーションするために言葉を使えない。その点は高機能自閉症と異なるところである。また，情緒的接触が困難であり，カナータイプの自閉症は知的障害を伴う自閉症といえる。

●自閉症の評価

以下に自閉症の代表的な評価法について列挙する。各評価法の詳細については，巻末の付録を参照されたい。

1) 新装版小児自閉症評定尺度(p277，参照)
2) 日本版 PEP-3 自閉症・発達障害児 教育診断検査(三訂版)(p277，参照)
3) 精研式 CLAC-Ⅱ(p277，参照)

表1 米国精神医学会の診断基準（DSM-Ⅳ-TR）

299.00　自閉性障害（Autistic Disorder）

A. (1), (2), (3)から合計6つ（またはそれ以上），うち少なくとも(1)から二つ，(2)と(3)から一つずつの項目を含む。
　(1) 対人的相互反応における質的な障害で以下の少なくとも二つによって明らかになる。
　　(a) 目と目で見つめ合う，顔の表情，体の姿勢，身振りなど，対人的相互反応を調節する多彩な非言語的行動の使用の著明な障害
　　(b) 発達の水準に相応した仲間関係を作ることの失敗
　　(c) 楽しみ，興味，達成感を他人と分かち合うことを自発的に求めることの欠如（例：興味のある物をみせる，持ってくる，指差すことの欠如）
　　(d) 対人的または情緒的相互性の欠如
　(2) 以下のうち少なくとも一つによって示されるコミュニケーションの質的な障害：
　　(a) 話し言葉の発達の遅れまたは完全な欠如（身振りや物まねのような代わりのコミュニケーションの仕方により補おうという努力を伴わない）
　　(b) 十分会話のある者では，他人と会話を開始し継続する能力の著明な障害
　　(c) 常同的で反復的な言語の使用または独特な言語
　　(d) 発達水準に相応した，変化に富んだ自発的なごっこ遊びや社会性をもった物まね遊びの欠如
　(3) 行動，興味，および活動の限定された反復的で常同的な様式で，以下の少なくとも一つによって明らかになる。
　　(a) 強度または対象において異常なほど，常同的で限定された型の一つまたはいくつかの興味だけに熱中すること
　　(b) 特定の機能的でない習慣や儀式にかたくなにこだわるのが明らかである。
　　(c) 常同的で反復的な衒奇的運動（例：手や指をぱたぱたさせたりねじ曲げる，または複雑な全身の動き）
　　(d) 物体の一部に持続的に熱中する。

B. 3歳以前に始まる，以下の領域の少なくとも一つにおける機能の遅れまたは異常：(1)対人的相互反応，(2)対人的コミュニケーションに用いられる言語，または(3)象徴的または想像的遊び

C. この障害はレット障害または小児期崩壊性障害ではうまく説明されない。

（文献1より）

2 原因

自閉症の原因は不明であるが，脳の機能障害が推測される。原因に関しては歴史的に諸説が議論されてきた。自閉症の子どもが母親の後を追わない，目線を合わせない，愛着を求めないことなどから，母親の性格や育て方が原因とされた時期があったが根拠がなく否定された。言語・認知障害説も出されたが，これも否定されている。さらに，水銀が原因ではとの水銀説が指摘された。これは，ワクチン注射後に高熱が続き，その後自閉症になったとの報告が続いたことにより，ワクチンの防腐剤として使用されていた水銀化合物が問題とされ自閉症の原因とされた。しかし，根拠となるデータや明白な因果関係が示されておらず，現在は否定されている。

3 症状

以下の3障害が自閉症の基本障害となる。

①他の人との社会的関係をもつことの障害，②コミュニケーションの質的な障害，③想像力と創造性の障害である。

「他の人との社会的関係をもつことの障害」とは，共感ができない，他人と協調してかかわれない，対人的な関係がとれない，などである。

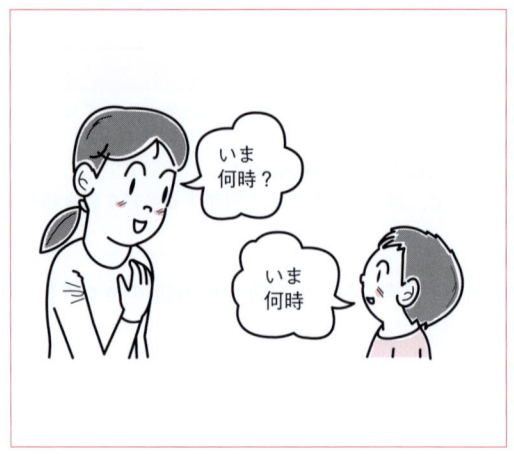

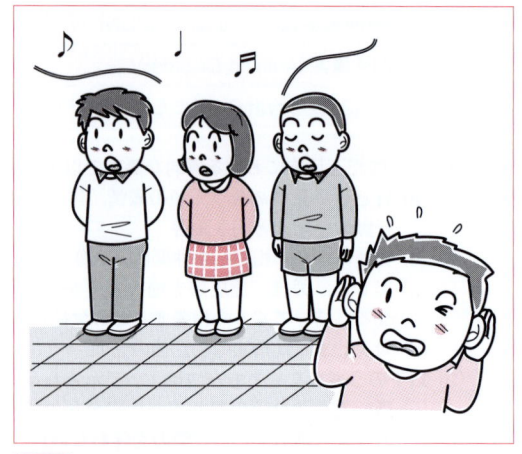

3章. それぞれの疾患における理学療法・作業療法

| 図1 会話の様子（オウム返し） | 図2 感覚の偏り |

「コミュニケーションの質的な障害」とは，会話においてオウム返しや他者には通じない独特の言葉を作ってしまう（図1），話しかけても目線を合わせない，顔の表情が理解できない，クレーン現象（取ってほしい物を言葉で伝えられず，相手の手をつかんでその物のところまで引っ張っていく行動），身振りが使えない，などである。

「想像力と創造性の障害」とは，ごっこ遊びができない，同じ場所をぐるぐる回る，自分で決めたルールが変えられない，物事に対するこだわりがみられる，物事をいつも同じままにしておこうとしたりする，などである。生活の変化や予定の変更などに敏感でパニックを引き起こす，物に対する強い興味を示すもその興味の範囲は限定されている，といった症状として観察される。

以上の三つの障害のほかに，視覚，聴覚，触覚，前庭覚，固有受容覚，味覚，嗅覚の感覚の偏り（過敏あるいは鈍麻）や偏食もしばしばみられる（図2）。言葉を聞く聴覚の情報処理よりも，目でみる視覚の情報処理の優れている傾向があり視覚優位の特性がある。自閉症の有病率は1,000人に1人である。知的障害を伴うケースが比較的多い。

4 合併症

自閉症の合併症には，てんかんがみられる。特に知的障害を伴うと合併率は高くなる。幼児期にはみられなくても思春期に入って発作を起こすケースもある。通常のてんかん治療に準じて，抗てんかん薬が処方される。

5 治療

現在のところ根本的な治療薬はない。薬物療法は，自閉症のパニック，自傷，他傷，常同行動などの問題行動に対する対症療法として行われる。精神安定薬，催眠薬，中枢神経刺激薬，脳循環改善薬などが使用される。療育や治療教育などと合わせながら投薬し，問題行動の軽減，予防を図る。

（笹田　哲）

文　献

1) 高橋三郎, 大野　裕, 染矢俊幸 訳：DSM-IV-TR精神疾患の診断・統計マニュアル（新訂版）. 医学書院, p87, 2003
2) 文部科学省：主な発達障害の定義について
http://www.mext.go.jp/a_menu/shotou/tokubetu/004/008/001.htm
3) 佐々木正美：自閉症のTEACCH実践. 岩崎学術出版社, 2005
4) シュプラー, エリック, 他：自閉児発達障害児 教育診断検査―心理教育プロフィール（PEP-3）の実際（三訂版）. 川島書店, 2007
5) 梅津耕作：自閉児の行動評定. 金子書房, 1980

◆ 自閉症に対する理学療法介入

　自閉症特有の社会的な適応障害の症状が固定する前の「予防的な介入」が特に重要になってくる。そのため早期の診断による介入が重要であるが，自閉症が疑わしいとなった時点より予防的な介入をできるだけ早期から実施していく必要がある。理学療法では単なる運動発達検査でどの年齢のレベルかの把握をするだけではなく，検査項目によって落ち込んでいる点，運動発達の質的な面を把握する必要がある。
　評価は以下の手順で行う。
　①対象のおおよその運動発達レベルの確認（粗大運動・微細運動の運動発達）
　②ボディイメージの確認，感覚の異常の確認（感覚の過敏さ・鈍感さの評価）
　③四肢の不器用，体幹の低緊張による不安定さの評価
　④筋力，平衡機能（片足立ち，その場で回るなど）の身体機能の評価
　動作はぎこちない印象を与える動作が多い。歩くことや走ることが可能になっても，三輪車のペダルが上手にこげない，ボール遊びが苦手，お箸の操作などの手の協調性を要求する動作が苦手なことが多い。また，走る動作がぎこちなく壁や物にぶつかったり，転んだりする。さらに手先の不器用さや，字の下手さなどもみられるが，粘土が上手であったり，おもちゃへの興味が強かったり，器用に手を出して操作できる，などの発達のアンバランスがあり，得意な面は他の子どもより抜きん出て技術を習得していることもみられる。このことは，運動の企図能力や模倣能力の乏しさや，模倣するときの注目点が一般の子どもと異なることなどが関係している。粗大運動の遅れがあっても，できている面に関してはポジティブに評価し，その後の治療の計画にも反映させる。

2 解　釈[4,5]

　自閉症児の発達期においてさまざまなスキルや技能を獲得していくプロセスに何らかの障害があることによって，適応に困難を生じていることが，特定領域における質的な歪みとして現れる。
　自閉症の基本症状は，①社会的相互交渉の質的異常，②コミュニケーションの質的異常，③活動や興味が著しく制限され，常同的で反復的である，という三つの行動特徴である。年齢によって上記の症状の現れ方も異なり，成長・発達に応じて変化する。そのため生後数カ

月での確定診断は困難であり，発達の過程で一定の傾向はあるものの多様なプロセスがある。

発達のずれをみるポイントは，①できるようになるが時期が遅い，②正常発達でもみられる行動だが，程度がひどい，③正常発達ではみられない奇妙な行動がある，の3点である。

3 介入方法

▼運動機能と介入方法[4,7-10]

自閉症児には発達の適齢期に独歩開始の遅れ，四肢の協調性がない，運動イメージが悪く身体の使い方がぎこちないなどの不器用さがみられる。特に，空間・方向・時間の概念が発達せず，身体の各部位間で運動を実行し，空間の中で身体を動かす能力に問題がある場合が多く，理学療法士が積極的に幼児期より介入していく必要がある。

自閉症児は，さまざまな感覚刺激に対して，過剰な反応もしくは過少な反応のためにバランスの取れない状態である。姿勢保持が不安定な症状は頭の位置と関係し，十分なバランス能力を知覚できていないために生じる現象である。発達の遅れに関する質的な評価を行い，どのような感覚・知覚の状態にあるかを評価し，外界との接触に関して足りない部分を補うような介入が求められる。

a. 模倣動作の遅れに対する介入

自閉症児は動作模倣も相手の視線に立つことが困難であり，自分にみえたままの形態模倣となりがちである。他者を認識し得た情報を自らの身体に置き換えることが困難である。自己の視覚だけではなく他動的に誘導し，他者から得た情報を自己の身体に置き換えながら認知活動を促していく。模倣するなかで，①他者を認識し自らの身体に移入する，②自己の視覚だけでなく他者から得た情報を自己の身体に置き換えながら認知する，③視覚とマッチングすることで自己の身体を感じ認識する，④情報刺激の取捨選択をすることで身体意識を高める。

b. 視覚を遮断した状態での身体部位・位置の認識活動への介入

自閉症児は空間・方向・時間の概念が発達していないことから，物体と身体の相互作用が少なく視覚による情報を主として利用している。そのため，身体感覚に関して，特に末梢の感覚入力に対して敏感であったり，鈍感であったりのアンバランスが生じている。視覚情報を遮断して足底面に刺激を与え，その物体を識別させたり，スポンジの硬さ，足底面の傾斜を識別させたりなど体性感覚・固有受容覚に対してアプローチしていく（図1）。身体知覚障害により，末梢部分の知覚が意識されなかったり，遂行機能障害である行為の結果に意識が及ばなかったりする。

c. 感覚の異常に対する介入

自閉症児は圧迫刺激を求めることも多く，あらゆる感覚の過敏さと鈍感さがみられる。特に砂のようなザラザラした感覚を苦手にしたり，自分の顔を触られるのが苦手な子どもが多い。まずは受容できる刺激を模索し，その刺激単発になるとその刺激しか好まなくなってしまう傾向があるので，さまざまな感覚刺激体験を組み入れる。

d. バルーンボールやジョーバ，トランポリンなどを利用した体幹エクササイズによる介入

ボール上座位で数Hzの頻度の縦揺れで跳ねることによって体幹筋の筋収縮を促し，姿勢保持能力を高める（図2）。

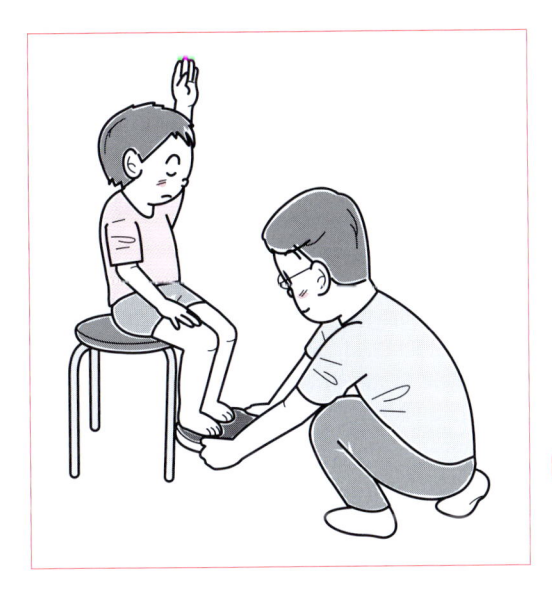

図1 視覚を遮断した状態での身体部位・位置の認識活動への介入
足底面を傾斜させ，傾斜させた側を答えさせる

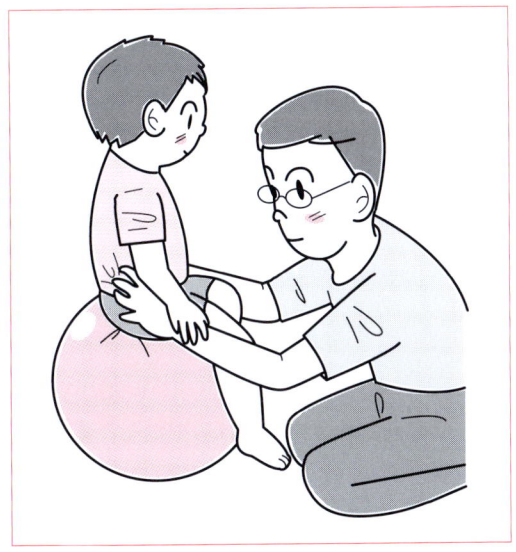

図2 バランスボールを利用した体幹筋に対する介入

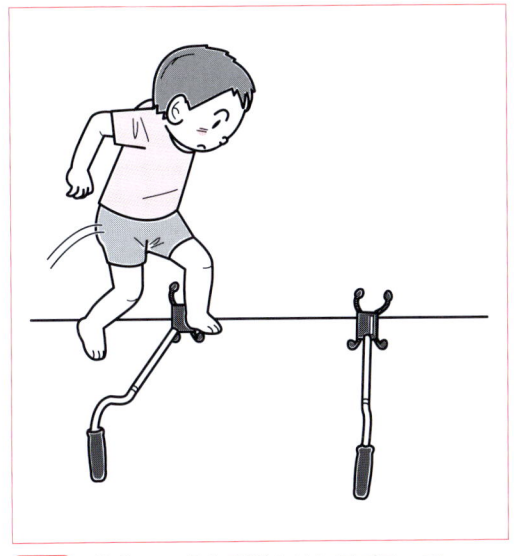

図3 物体の凹凸を意識させたアプローチ

　トランポリンは体幹筋の筋収縮，下肢の筋収縮を促し，トランポリンの揺れとリズムよく協調してジャンプすることで身体の協応性を高める。

　e．空間的概念と身体に関する介入

　空間内の凹凸を跳び越えたり，階段昇降であったり空間の凹凸に対して身体の使い方を学習し，身体内感覚を高めていく（図3）。空間的概念はバランス能力と密接に関連しており，バランス能力を向上させていくことも可能である。

　f．一人遊びからの開放，二者間の遊び，集団での遊びによる社会性向上に対する介入

　自己刺激的行動，常同行動をできるだけ少なくし，他者と一緒に遊ぶことの楽しさを体験させる。

g. 道具による姿勢保持に対する介入

自閉症児の中には筋緊張が低く姿勢コントロールが脆弱で学校の授業などでの一定時間の姿勢保持が困難な者が多い．姿勢保持のためのクッションの利用により，授業への集中力が向上した報告がある．

(松田雅弘)

文　献

1) Rinehart NJ, Tonge BJ, Iansek R, et al：Gait function in newly diagnosed children with autism：Cerebellar and basal ganglia related motor disorder. Dev Med Child Neurol 48：819-824, 2006
2) Minshew NJ, Sung K, Jones BL, et al：Underdevelopment of the postural control system in autism. Neurology 63：2056-2061, 2004
3) Miyahara M, Tsuji M, Hori M, et al：Motor Incoordination in Children With Asperger Syndrome And Learning Disabilities. J Autism Dev Disord 27：595-603, 1997
4) 宮尾益知：ADHD・LD・高機能PDDのみかたと対応．医学書院，2007
5) 伊藤利之 監：発達障害児のリハビリテーション．永井書店，p244-283, 2008
6) 日原信彦：発達障害に対する医学的リハビリテーションのあり方．MB MED REHA 103：33-42, 2009
7) 小林芳文：LD児・ADHD児が蘇る身体運動．大修館書店，p82-174, 2006
8) J Winnick：小林芳文，永松裕希，他訳：子どもの発達と運動教育．p63-94, 大修館書店，2000
9) Suzann K, Darl W, Robert J：Physical Therapy For Children. Elsevir, Philadelphia, p591-624, 2006
10) 井上　保，鶴見隆正，責任編集：理学療法MOOK15 子どもの理学療法．三輪書店，p80-92, 2008

◆ 自閉症に対する作業療法介入

1 評　価

1) 問題背景の把握

自閉症は，①他人との社会的関係の障害，②コミュニケーションの障害，③想像力の障害の3障害がベースになる．この3障害が，幼児期，学齢期，思春期における主たる作業(遊び，ADL，学習，生産的活動)にどのように影響を及ぼしているのか，最初に見極める必要がある．その見極めに必要とされる評価の具体的な項目としては，①感覚刺激への反応，②感覚統合機能，③運動機能，④コミュニケーション，⑤ADL，⑥遊び，⑦養育者や周囲の障害理解，などが挙げられる．

自閉症児は，ある特定の音に耳をふさぎ体をゆすったり，走り回ったり，小麦粉粘土などのベトベト感を嫌がったりと感覚調整の障害が多くみられる．これらは感覚統合の問題と解釈される．このことから視覚，聴覚のみならず，前庭覚，固有覚，触覚の感覚に対する反応(過反応・低反応)を調べ感覚統合機能の状態を明らかにし，自閉症児の行動の背景になっている要因を分析し習慣の悪循環パターンを明らかにする．各感覚の偏りを調べる検査には感覚発達チェックリスト(JSI-R)がある．

問題行動として突然他人の手を噛んだり自分の頭を手で叩いたり，自傷・他傷が観察されることがある．この場合は，感覚統合障害による防衛反応なのか，環境が急に変更したため適応できずパニック状態となっているのか，意志を言葉で伝えられないため，ストレス状態となっているのか，逆に人への興味の芽生えなのか，注意深く検討する必要がある．さま

まな要因を分析し，有効な対処法をみつけることが重要である。

2）コミュニケーション評価

　自閉症児は言葉を使用したコミュニケーションが難しい場合が多い。発語やクレーン現象の有無，語い数，一語文レベル，二語文レベル，日常会話レベルなど，会話レベルがどのレベルなのか把握する。表出言語（話す）と受容言語（聞く）の両方が機能してはじめて円滑なコミュニケーションが可能となるのでこの両者の機能がどの程度なのかもみていく。

　自閉症児は，一般的に聴覚処理より視覚処理が優位な傾向にあるので，絵などの視覚情報の処理能力を評価していく。自閉症児は，時間の概念の理解・把握も未熟で苦手な面がある。時間の概念がどの程度育っており（時計の意味理解），そして先の見通しがどの程度あるのかが日常生活に直結するため，綿密に評価しておく。

3）幼児期の問題

　幼児期では，服の着替え，排泄，食事でのスプーンのすくい，箸の操作などのADLの問題が出てくる。ADLの問題は，身体図式，運動企画能力，動作の順序性の理解度，自分の身体と対象物との空間位置関係，指示の聴理解の問題など多要因が絡み合っている。ADLを困難にしている要因間の関係を分析する。

　自閉症児の遊びは，他人に無関心であり一人遊びになっていることが多く，ミニカー，人形などのおもちゃに固執する傾向がある。それぞれの興味の幅，こだわり，遊びの展開の程度，こちらから遊びにかかわっていったときの反応（無視，誘われれば遊ぶなど）を評価する。感覚防衛による遊びへの影響もみていく。

4）学齢期の問題

　学齢期では学級環境に影響を受けやすく，学習習慣が身につかないことがある。対象物（掲示物，黒板，教材），空間（座席，移動），人（人数，級友，教師）など環境面との関係で多動を誘発していないか調べる。給食の偏食の問題，調理実習への参加困難，掃除での雑巾絞り，床拭きが困難など，触覚防衛による影響がないか確認する。さまざまな集団での交流技能をコミュニケーションと交流技能評価（ACIS）（p296，参照）を活用し評価する。

　学校では，教科学習において体育でのボール運動，平均台，マット，音楽での楽器，鉛筆など道具の操作が求められる。どれくらいの言語指示理解が可能か，肢位模倣の能力をどの程度有しているのか，運動企画能力と合わせてみていく。

　評価は上記に示した遂行能力レベルの評価に終始するのではなく，自己効力感など，意志の評価も必要である。意志の評価には小児版・意志質問紙（PVQ）（p296，参照）がある。

2 解　釈

　自閉症の評価モデルを図1に示す。①子どもどうしのかかわりのある遊びができないなどの対人関係障害，②コミュニケーション障害，③想像力障害の3障害がベースになるので，以下の3ステップで検討するとよい。

　第1ステップでは，遊びがうまくいかない状態がこの3障害とどのように関係しているのか，どういう場面でどのような行動がみられるのか，自閉症児の状況を把握する。

　第2ステップでは，遊びの状態が以下の機能とどのように関係しているか分析する。すなわち，図1のAボックスに相当する感覚統合機能，運動機能（筋緊張，バランス機能，上肢

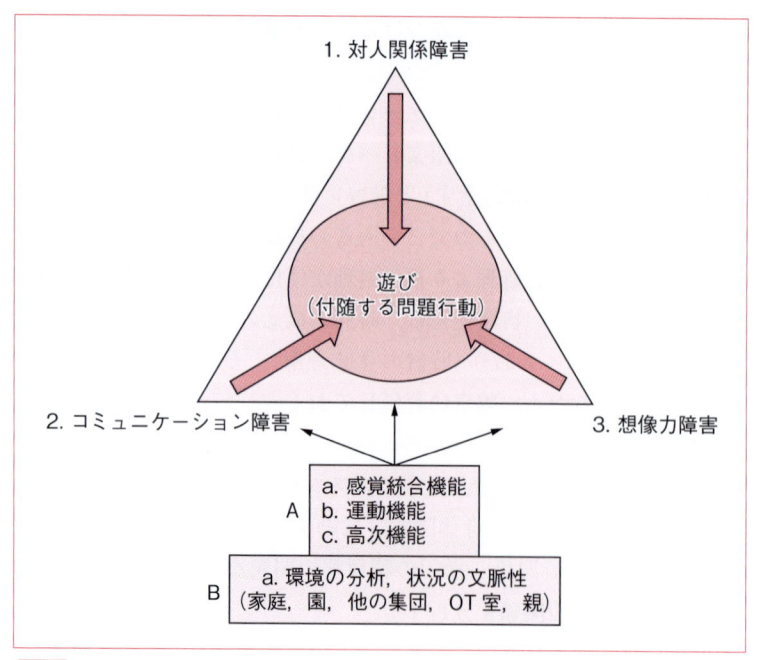

3章. それぞれの疾患における理学療法・作業療法

図1 自閉症・遊び評価モデル

機能など），高次機能（記憶，コミュニケーション，処理機能など）である．

　第3ステップでは，遊びを取り巻く環境の要因を分析する．これらは，図1のBボックスに相当し，これらを踏まえて遊びを，AボックスとBボックスとの関係から検討していく．

　ADLも図2に示すように，図1の遊びと同様の手順で解釈していく．

3 介入方法

1）介入の考え方

　自閉症児の場合，遊びをはじめ，ADLや学習，生産的な活動について感覚統合の状態を把握し，個々に適合した環境調整を配慮していくことが大切である．自閉症児が感覚調整障害などの感覚統合の問題を抱えるケースには，感覚統合モデルによるアプローチを適用する．急な予定の変更はパニックの原因になるため十分留意する．介入は，安心・安全な環境下で徐々に技能を積み重ね，その状況に応じたかかわり方を体験できる機会を設定していく．人間作業モデル（MOHO）のアプローチを活用し，遊びはおもちゃ・遊具といった対象物を介した遂行を通して，物から人への関心を徐々に促していく．他人とのかかわりを通して，新たな興味，技能の獲得，そして新しい習慣の構築につなげ自己効力感の向上を図っていく．

　ADLでの介入では，食事，更衣，排泄など，同時進行で働きかけることはストレスになる可能性がある．本人のこだわりや，本人なりの順序，パターンが出てくるので，スモール・ステップに分け，こちらのパターンに当てはめるのではなく，自閉症児が遂行できそうなところをみつけ取りかかる．視覚的な補助を使い，あるいは触覚，深部感覚を使用して動作の獲得を図っていく．学習では，学校での学習環境で調整できることを検討する．また，個々の感覚ニーズの状態と作業遂行能力に応じて教材，学用品を改良し，提供していく．

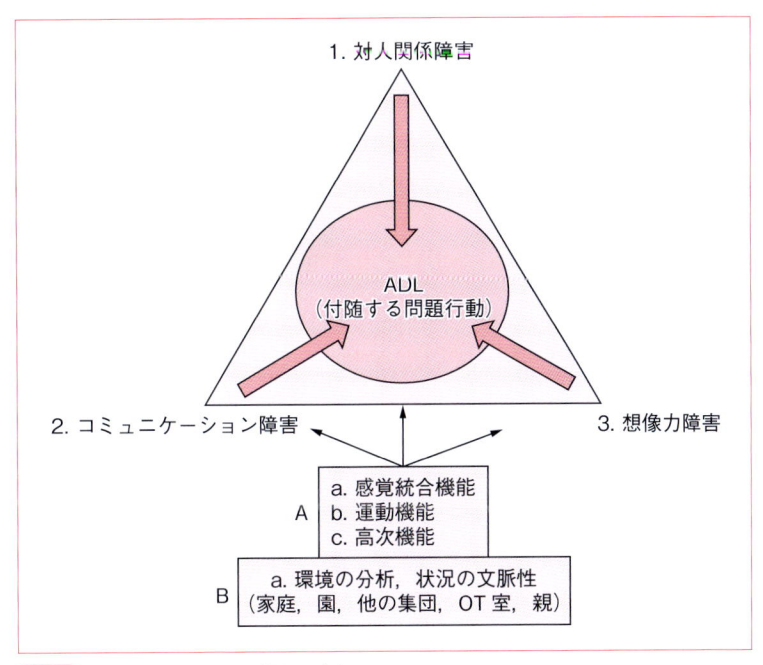

図2 自閉症・ADL評価モデル

　自閉症は言語によるコミュニケーションの問題が多いため，拡大・代替コミュニケーション（augmentative & alternative communication；AAC）の視点からの介入も検討する必要がある。たとえば，パソコン，voice output communication aids（VOCA）の支援機器や絵カード交換式コミュニケーション（the picture exchange communication system；PECS）などがある。ただし，臨床心理士，言語聴覚士もコミュニケーション指導を行うので，それぞれの方針などを確認し，連携して情報交換をしておく。

<u>2）具体的な介入方法</u>

　介入方法の具体例は，以下のとおりである。

　a．座位姿勢不良に対する介入

　椅子座位の姿勢が崩れやすく，すぐ背もたれに寄りかかる場合，椅子，机の高さをチェックし，座面が滑りやすく危険と思われる場合は，座面にゴム製のシートを敷く。並行して，バランスボール，スクーターボード滑りなど，感覚統合の遊具を活用し姿勢のコントロール機能を高める。

　b．食事に対する介入

　手に食べ物がつくのを嫌がる，スプーンを持ちたがらないなどの触覚防衛がある場合，小麦粉粘土やフィンガーペイントなどの触覚遊びを行う（図3）。手関節部を介助し，すくう動作をスモール・ステップに分け段階を踏みながら学習していく。

　c．コミュニケーションに対する介入

　音声を出力できる支援機器，VOCAを活用することで，使いたいメッセージを登録して，場面に応じたコミュニケーション手段を図っていく（図4，5）。

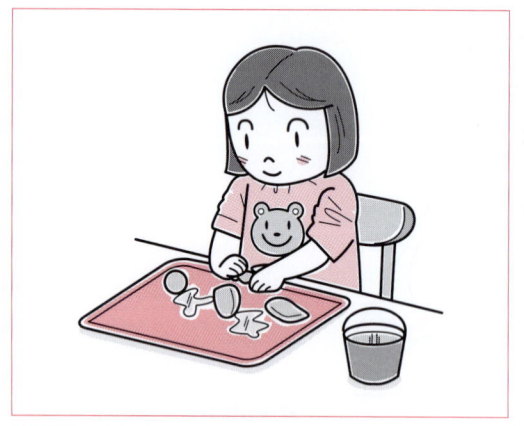

図3 触覚遊び
小麦粉粘土で遊ぶことができるようになった

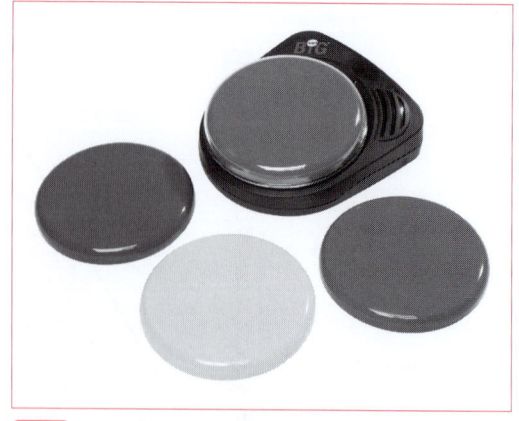

図4 携帯用会話補助装置（ビッグマック）
（写真提供：パシフィックサプライ株式会社）

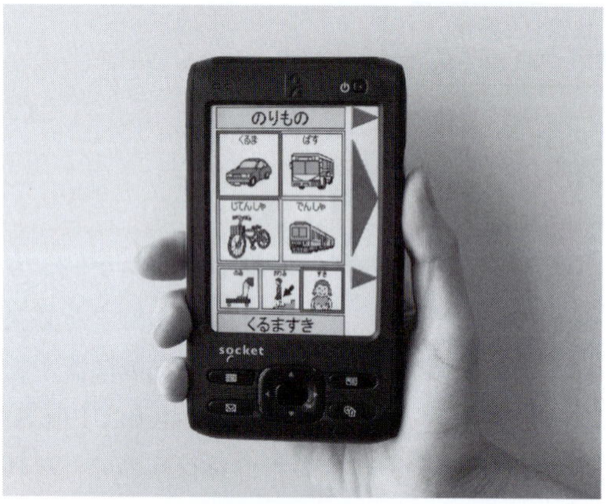

図5 携帯用会話補助装置（トークアシスト）
（写真提供：明電ソフトウエア株式会社）

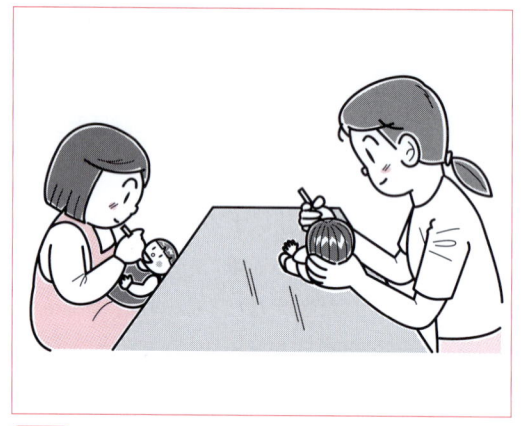

図6 人形遊び

d. 遊び（人形遊び）に対する介入

人形と食器類などを用意する。日常生活に関する，食事（食べる，飲む）などの子どもになじみのあるテーマで人形遊びを展開していく。子どもに主体性がみられた場合には，大人は模倣してみせ，子どもにフィードバックし，相互交流を徐々に図っていく（図6）。

e. 遊び（絵カード）に対する介入

一連の順序ある話（story）になる絵カードを数枚用意する。絵の中に示されているおもちゃを机に用意し，絵カードと対比させながら，ストーリーに沿って順番に絵カードを並べる。絵カードのような視覚的情報を手がかりとして活用することで時間経過に伴う前後関係の把握能力を促していく。

f. 遊び（集団遊び）に対する介入

三人くらいの小集団を構成し，順番に積み木を立てて，高いタワーを作るゲームを設定する。たとえば，積み木を立てる際には帽子をかぶるという簡単なルールを決める。遊びに参加する，ルールを守る，順番を理解する能力などを促していく（図7）。

図7 小集団遊び

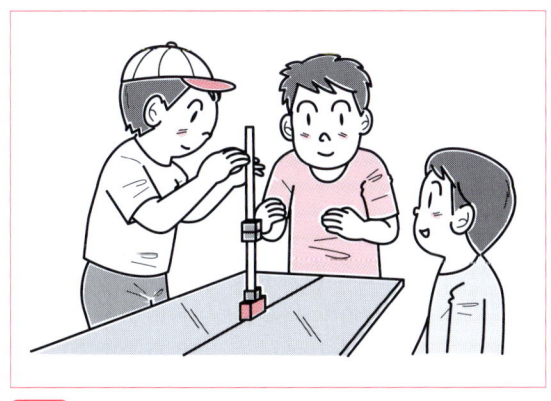

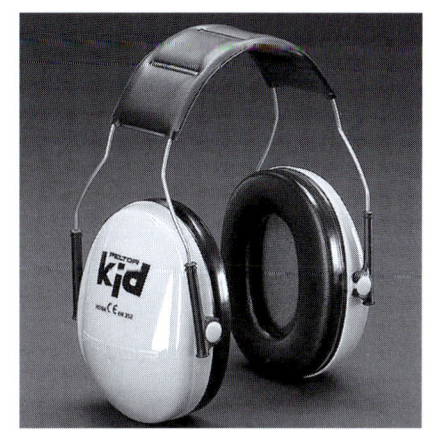

図8 子ども用イヤーマフ
（写真提供：有限会社未来研究所）

g. 環境調整に対する介入

聴覚過敏に対して，耳栓や，子ども用イヤーマフ（図8）を使用してみる．壁の掲示物を取り除き，視覚刺激に対する過剰反応を抑える．環境からの感覚刺激をコントロールする．

※総合的プログラム：TEACCHが挙げられる．TEACCHは，「自閉症と自閉症に関連したコミュニケーションに障害をもつ子どもの治療と教育」（treatment and education of autistic and related communication handicapped children）の略語である．アメリカのノースカロライナ大学のショプラーらが開発したプログラムである．自閉症者が社会で有意義に暮らし，可能な限り自立した生活を送ることを目指した特定の技法ではなく，包括的な援助体系である．

（笹田　哲）

文献

1) 日本感覚統合学会公式ホームページ：日本感覚インベントリー
   http://www.si-japan.net/
2) 岩崎テル子，小川恵子，小林夏子 他：作業療法評価．医学書院，p558-559，2005
3) Reilly M：山田　孝 訳：遊びと探索学習．協同医書出版社，1982
4) Forsyth K 編：山田　孝 訳：コミュニケーションと交流技能評価（ACIS）使用者用手引き．日本作業行動研究会，2007
5) Geist R, Kielhofner G 編：山田　孝 訳：小児版意志質問紙（PVQ）使用者用手引き．日本作業行動研究会，2007

1-7 アスペルガー症候群（概説）

1 アスペルガー症候群の定義と特徴

1）アスペルガー症候群

アスペルガー症候群は，1944年，オーストリアの小児科医ハンス・アスペルガーによって初めて報告された。そこでは，いわゆる自閉症（カナーのタイプ）とは別の行動パターンを示す子どもや青年に関する論文が発表された。このタイプは米国精神医学会の診断基準（DSM-Ⅳ-TR, 表1）[1]ではアスペルガー障害と名づけられている。WHOの国際疾病分類第10版（ICD-10）ではアスペルガー症候群となる。広汎性発達障害のなかに位置づけており，広義の自閉症と同じである。特徴は他の人との社会的関係をもつことの障害，コミュニケーションをすることの障害，想像力と創造性の障害が挙げられる。

ただし，言語発達に関しては，カナータイプの自閉症にみられるような言葉の遅れがない。具体的には2歳までに単語，3歳までに二語文が出現する。知能指数（IQ）は高い子どもが多いが，対人関係が築けなかったり，他者の気持ちの推測が苦手である。特定の分野への強いこだわりを示し，手先の不器用さやバランスの悪さ，運動機能の障害がみられるケースもある。

具体的な行動上の特徴としては，他人への適切な距離がとれず，コミュニケーションがぎこちない。特定の物事への激しく限定された興味をもつことが多い。百科事典や歴史など，

表1 米国精神医学会の診断基準（DSM-Ⅳ-TR）

299.80　アスペルガー障害（Asperger's Disorder）

A. 以下のうち少なくとも二つにより示される対人的相互反応の質的な障害：
　(1) 目と目で見つめ合う，顔の表情，体の姿勢，身振りなど，対人的相互反応を調節する多彩な非言語的行動の使用の著明な障害
　(2) 発達の水準に相応した仲間関係を作ることの失敗
　(3) 楽しみ，興味，達成感を他人と分かち合うことを自発的に求めることの欠如（例：他の人達に興味のある物をみせる，持ってくる，指差すなどをしない）
　(4) 対人的または情緒的相互性の欠如

B. 行動，興味および活動の，限定的，反復的，常同的な様式で，以下の少なくとも一つによって明らかになる。
　(1) その強度または対象において異常なほど，常同的で限定された型の一つまたはそれ以上の興味だけに熱中すること
　(2) 特定の，機能的でない習慣や儀式にかたくなにこだわるのが明らかである。
　(3) 常同的で反復的な衒奇的運動（例：手や指をぱたぱたさせたり，ねじ曲げる，または複雑な全身の動き）
　(4) 物体の一部に持続的に熱中する。

C. その障害は社会的，職業的または他の重要な領域における機能の臨床的に著しい障害を引き起こしている。

D. 臨床的に著しい言語の遅れがない（例：2歳までに単語を用い，3歳までにコミュニケーション的な句を用いる）。

E. 認知の発達，年齢に相応した自己管理能力，（対人関係以外の）適応行動，および小児期における環境への好奇心について臨床的に明らかな遅れがない。

F. 他の特定の広汎性発達障害または統合失調症の基準を満たさない。

（文献1より）

一つのテーマに強い興味を抱く。言語の特徴としては，一本調子の話し方であり，声の大きさも一定，抑揚のない話し方をし，間合いが取れない。会話では，相互のやりとりにならず，一方的に話したり，共感することが難しい。運動面では協応の稚拙さがあり，指先の不器用さ，バランスの悪さが観察される。また周囲の雰囲気が読めず，平気で周囲の人が困惑するようなことを発言する。常識的に思考することが難しい。

似た名称として，高機能自閉症というものがある。

2）高機能自閉症（HA）とは

アスペルガー症候群の行動特徴として，高機能自閉症というものがある。高機能自閉症（high-functioning；HA）は，3歳位までに現れ，他人との社会的関係の形成の困難さ，言葉の発達の遅れ，興味や関心が狭く特定のものにこだわることを特徴とする行動の障害である自閉症のうち，知的発達の遅れを伴わないものをいう。また，中枢神経系に何らかの要因による機能不全があると推定される[2]。

「言葉の発達の遅れ」と記載されているが，これは，話し言葉の遅れであり，身振りなどを使おうとしないことや，他人との会話を持続させることが困難であることなどを指している。高機能自閉症は，自閉症のなかで知的障害を伴わないタイプである。アスペルガー症候群と高機能自閉症とは厳密な区別はなく，ほぼ同じものとして扱われることが多い。「高機能」とは，社会集団に適応できるという社会的な能力を示すものではない。知能指数（IQ）が70以上で知的障害を伴う自閉症と比べると高いという意味合いである。

3）広汎性発達障害（PDD）とは

広汎性発達障害（PDD）とは，DSM-IV-TRやICD-10の診断基準上の用語である。自閉症や自閉症の近接障害を包括しており，広義の自閉症と同じである。よって，知的障害が重い自閉症やアスペルガー症候群，高機能自閉症も広汎性発達障害に含まれる。

4）自閉症スペクトラムという概念

イギリスのローナ・ウィングが提唱した概念である。カナーが発表した重度の自閉症や，アスペルガーの提唱した知的に高い自閉症はともに，社会性，コミュニケーション，想像力の乏しさという三要素で共通する。これらの自閉症は，一つの連続したスペクトルとなっていて，これら三つの領域にまたがる障害を，それぞれ個別に分けずに，自閉症スペクトラム（autism spectrum）と定義した。カナー型の自閉症もアスペルガー症候群も，高機能自閉症も，別々の障害ではなく，自閉症という連続体，すなわち，自閉症スペクトラムの一部分とする考え方である。

2 原因

アスペルガー症候群の原因は不明である。脳の機能障害が推測される。脳のどこに障害があるのかは，前頭前野，小脳，脳幹などが挙げられているが，どれも確定していない。また，原因として，親からの遺伝が関係しているという報告もあるが，医学的な根拠はなくはっきりしていない。（p167，参照）

3 合併症

アスペルガー症候群の合併症には，てんかんがある。就学前や思春期に入って発作を起こ

すケースがある．通常のてんかん治療に準じて，抗てんかん薬が処方される．二次障害としては，ひきこもり，パニック障害，うつ病がある．パニック障害は，成人以降にみられ公共交通機関の利用が困難になったりすることがある．うつ病は長期化することがあるため，医療との連携が必要となる．

4 治　療

アスペルガー症候群に対する根本的な治療薬はない．薬物療法は，てんかん発作，不安，パニック障害，うつ病などに対して行われる．薬物療法だけでなく，カウンセリングや社会生活技能訓練などの心理，教育的な対応が大切である．

（笹田　哲）

文　献

1) 高橋三郎，大野　裕，染矢俊幸 訳：DSM-IV-TR精神疾患の診断・統計マニュアル（新訂版）．医学書院，p95，2003
2) 文部科学省：主な発達障害の定義について
http://www.mext.go.jp/a_menu/shotou/tokubetu/004/008/001.htm
3) 文部科学省：特別支援教育を推進するための制度の在り方について（中間報告）．平成16年9月
http://www.mext.go.jp/b_menu/shingi/chukyo/chukyo3/032/siryo/07092808/002.htm
4) グットマン，スコット：氏家　武，原田　謙，吉田敬子 監訳：必携 児童精神医学．岩崎学術出版社，2010

◆ アスペルガー症候群に対する作業療法介入

1 評　価

1）問題背景の把握

アスペルガー症候群（以下，AS）は，①他の人との社会的関係の障害，②コミュニケーションの障害，③想像力の障害の三つの障害がベースになるので，この3要素が，遊びやADLそして学習にどのような影響を及ぼしているのかを捉えておく必要がある．

評価する具体的な項目としては，①感覚刺激への反応，②感覚統合，③運動技能，④対人交流技能，⑤集団への参加技能，⑥養育者や周囲の障害理解が挙げられる．

ASは感覚の偏りの特異性に特徴がみられる．そのため，感覚統合の視点から，視覚，聴覚のみならず，前庭覚，固有覚，触覚の感覚に対する反応（過反応・低反応）を調べて感覚統合機能の状態を明らかにし，行動の背景になっている要因を分析する．

2）幼児期の問題

幼児期のASでは，保育園，幼稚園に入園して初めて，集団生活での問題がみつかることが多い．したがって，どのような集団・状況で，どのようなトラブルが発生しているのか，1対1の個別場面での評価のみならず，子どもの属する集団の評価も視野に入れなければならない．「心の理論」とは，他者が自分とは異なる考えや感情をもっていることを理解する能力である．この能力が育つと，他者の視点に立って感じたり，共感したりすることができるようになる（p47，参照）．このように，ASの子どもは共感が苦手，相手の気持ちをくみ

取るのが苦手である。さまざまな集団でのかかわりの技能を「コミュニケーションと交流技能評価」を活用し評価できる。ASの子どもは歴史人物，年表，電車路線，車種，キャラクターの名前，ゲームなど，短期記憶は非常に優れたものをもっている。一方，他人に無関心で興味の偏りもあるので，興味の範囲，度合い，バランスも調べておく。

<u>3）学齢期の問題</u>

　学齢期のASでは，学校という場で学校生活を送ることになり，学級のクラスメイトとともに時間単位ごとに教科学習の指導（授業）を受けることになる点を考慮に入れる。

　授業中，教師からは言語による指示が次から次へと出される。特に道具（楽器，コンパス，定規，なわとびなど）の操作を学習するときには頻繁に行われる。その際，子ども自身が身体の名称（肘，膝，手関節など）を理解していないと，指示を遂行できない可能性が出てくる。ASの子どもは知的水準は高いことが多いので，身体名称の理解は当然把握しているものと見過ごされやすい。そのため身体名称を含む言語指示の理解度（聴理解）を十分に確認し，それが原因でできないのか，あるいは別の要因が関係しているのかを区別しておかなければならない。

　また学校現場では，教師が模範を示すという指導がよく行われる。よって子どもの肢位模倣の能力（視覚系）がどの程度育っているのかを把握しておくことも重要である。これらは日本版K-ABC心理・教育アセスメントバッテリー（p289，参照）や日本版WISC-Ⅳ知能検査法（p288，参照）が，視覚処理，聴覚処理能力，ワーキングメモリー（作業記憶）能力として有用な情報をもたらしてくれるので並行して情報収集しておくとよい。ASの子どもは知能指数（IQ）が100を超える子どももそう珍しくない。記憶の点に関しては実生活で要求されるワーキングメモリーを活かしきれず時間の使い方が下手な場面がみられる。時間の経過とともに次に何をすればよいのか，一つひとつの動作はできるが，順序立てる系列的な動作の熟達度が劣っていることがあるので，上述した作業記憶の機能を合わせて評価しておく。養育者，子ども，保育士，教師など，その子に対してどういうかかわりをしているのか，適切にサポートできているのかの評価も大切である。

2 解　釈

　ASの解釈については，自閉症の解釈と同一であるので，「自閉症に対する作業療法介入」の項における当該箇所（p173）を参照するとよい。学齢期のASでは学習に焦点を当て分析していく。

3 介入方法

<u>1）介入の考え方</u>

　ASの作業療法では，子どもの主たる作業である遊びやADL，学習支援に焦点が当てられる。ADLは比較的自立している傾向にあるが，特に道具・物品を介した活動の質の向上が求められる。ASの子どもは自分の身体を使うことによる成功体験が少ない。よって，セラピーでは適切なレベルの課題を設定し，フロー体験（物事に集中し，没頭している状態を指す言葉。自己の能力レベルと課題の難易度とのバランスが最適な状態で機能しているときにフローを体験する）（p41，参照）を増やし成功体験を積む機会を提供していく。その現実的な作業を通してスキルを確実に一つひとつ積み重ねていきながら，その状況で発生する他者

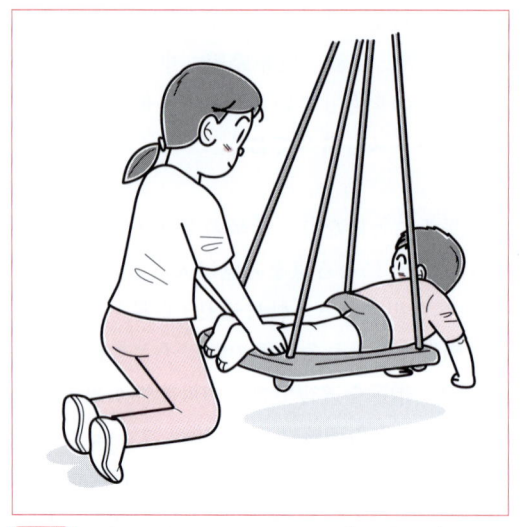

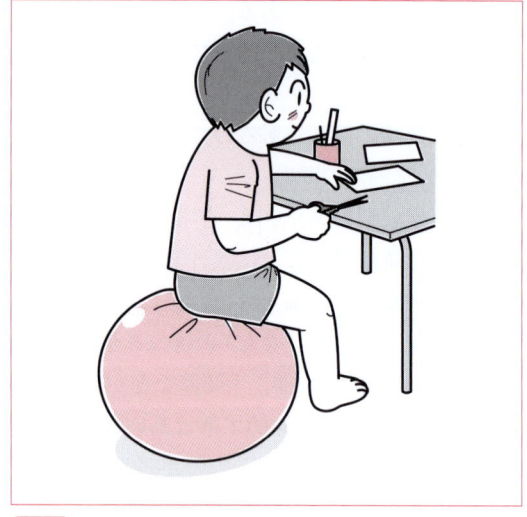

3章. それぞれの疾患における理学療法・作業療法

| 図1 プラットフォームスイングに乗りバランス反応を促している様子 | 図2 バランスボールに座りながらの机上作業場面 |

とのかかわり方，話し方などのコミュニケーションと交流のスキルを高めていく。ASの子どもは環境の変化に弱く敏感であることから，親に対して対応の仕方などの支援を行わなければならない。また集団生活の場となる保育園，幼稚園，学校に訪問し，職員への支援も重要である。

2）介入方法の具体例

　a．バランスに対する介入

感覚統合の遊具を活用し姿勢反応を引き出す。内的欲求を引き出し，適応反応を促す（図1，2）。

　b．触覚防衛に対する介入

厚めのクッションで全身を包みこみゆっくりと圧を加えながら自己調整を促す。

　c．なわとびに対する介入（系列的な動作）

スモール・ステップに分け，段階を踏みながら，学習する。

　d．書字に対する介入

筆圧が弱く字が薄いため読みにくい。鉛筆が握りやすくなるように鉛筆の柄を太くした自助具を作成し，書字の練習を行う（図3，4）。

　e．工作に対する介入（系列的な動作）

手順，工程をみながら図工の作品を作成する。また，はさみを使用する場面で，丁寧に紙をカットできない場合，肘，肩関節などを介助し，力の入れ方，両手の操作の練習を行う（図5）

　f．金銭管理に対する介入

足し算，引き算の練習をし，覚えたら，コインと数字をマッチさせ，擬似的に買い物ごっこをしお金が使えるように促す。

　g．ワーキングメモリーに対する介入

セッションの終わりに何を行ったのか，順番に振り返ってみる。そのときどう感じたのか会話をして，図式化や文章化する。

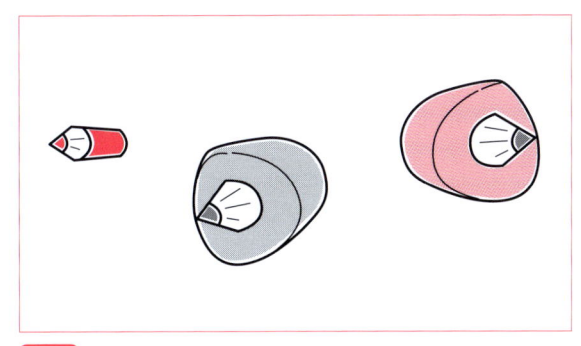

図3 鉛筆の柄を太くした自助具を作成

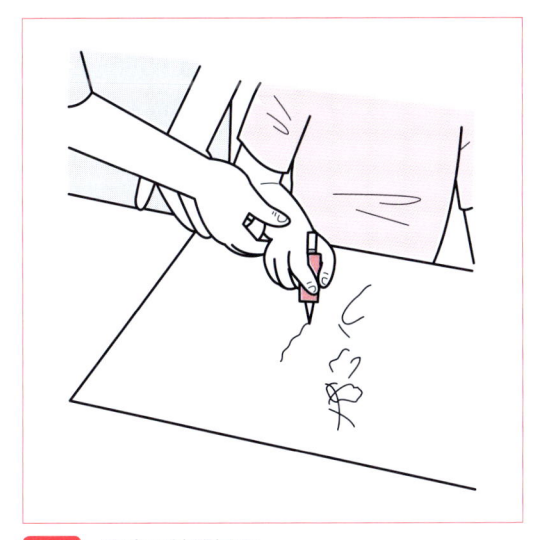

図4 書字の練習場面

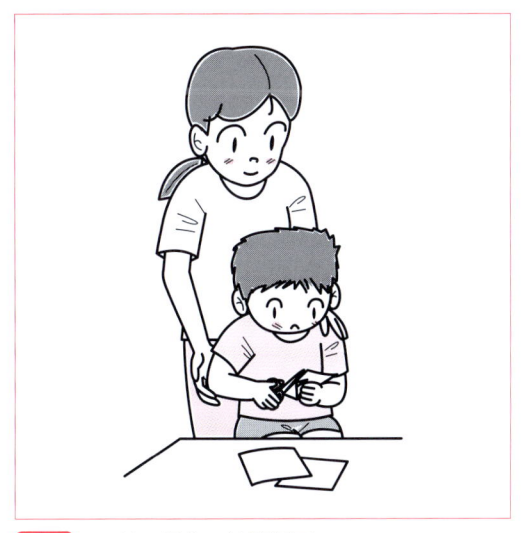

図5 ハサミ操作の練習場面
肘，肩関節を介助し，力の加減，両手の操作の練習を行う

h. 集団適応に対する介入

他児を加え小集団を編成し，自由遊びから簡単なルールのある遊びへと展開させる。各場面に合わせて適宜，正のフィードバックを与え適切な交流技能を促す。他職種とチームで行うことがある。

i. 環境調整に対する介入

照明を暗くしたり，小さな声や大きな声で話しかけたり，毛布にくるまったり，大きな段ボールの中に入ったりなど，感覚刺激をコントロールし行動調整を図る。

（笹田　哲）

文　献

1) 藤田和弘，前川久男，大六一志，他：WISC-3アセスメント事例集—理論と実際．日本文化科学社，2005
2) 松原達哉：K-ABC 心理・教育アセスメントバッテリー 実施・採点マニュアル（第12版）．丸善メイツ，2003

3) 森永良子：心の理論課題発達検査 TOM. 文教資料協会, 2003
4) Forsyth K 編：山田　孝 訳：コミュニケーションと交流技能評価（ACIS）使用者用手引き. 日本作業行動研究会, 2007
5) チクセントミハイ：今村浩明 訳：フロー体験 喜びの現象学. 世界思想社, 1996

1-8 学習障害（概説）

1 学習障害の定義および特徴

　学習障害（LD）の診断基準として，米国精神医学会による「DSM-Ⅳ-TR 精神疾患の診断・統計マニュアル（新訂版）」やWHOの国際疾病分類第10版（ICD-10）がある。生育歴の聴取，行動観察，その他の検査とも併用して診断がなされる。知能検査には日本版 WISC-Ⅲ 知能検査法がある。DSM-Ⅳ-TRでは，LDには，読字障害，算数障害，書字表出障害の三つのカテゴリーと重複障害がある。

　文部科学省のLDの定義では「学習障害とは，基本的には全般的な知的発達に遅れはないが，聞く，話す，読む，書く，計算する，または推論する能力のうち，特定のものの習得と使用に著しい困難を示すさまざまな状態を指すものである。学習障害は，その原因として，中枢神経系になんらかの機能障害があると推定されるが，視覚障害，聴覚障害，知的障害，情緒障害などの障害や，環境的な要因が直接の原因となるものではない」[1]となっている。

　このように，学習障害は聞く，話す，読む，書く，推論する，計算するなどの能力を習得したり，用いたりすることに著しい困難を示すさまざまな障害を包括する用語である。LDの診断基準を表1[2]に示す。

2 原　因

　LDの原因は解明されておらず，中枢神経系の機能障害，またはLDの症状の特徴から，微細な機能障害ではないかと推定される。

3 症　状

　知的に遅れがないにもかかわらず，学力の習得や行動面に特有の問題症状を有する。読み書き障害，算数障害がみられ特異性の障害である。たとえば，文字を読めても，書けない。引き算・足し算などの簡単な計算ができず，意味も理解できない（図1, 2）。言語・計算以外には社会性の形成の困難，運動の困難，注意集中の困難などLDの症状はさまざまであり症候群を呈する。

　具体的に，社会性の形成の困難を示す子どもは，集団行動が上手にとれなかったり，融通のきかなさ，あるいは，乱暴な態度を取るなどがみられる。運動の困難を示す子どもは，平坦な場所でもよくつまずく。バランスが悪くボールが上手に投げられない，ボールを蹴れない，または，指先が不器用であるなど，発達性協調運動障害を伴うケースがみられる。注意集中の困難を示す子どもは，授業で集中力がなく，聞き漏らす，散漫になるなどの行動がみられる。

表1 LDの診断基準

読字障害
- A. 読みの正確さと理解力についての個別施行による標準化検査で測定された読みの到達度が、その人の生活年齢、測定された知能、年齢相応の教育の程度に応じて期待されるものより十分に低い
- B. 基準Aの障害が読字能力を必要とする学業成績や日常の活動を著明に妨害している
- C. 感覚器の欠陥が存在する場合、読みの困難は通常それに伴うものより過剰である

算数障害
- A. 個別施行による標準化検査で測定された算数の能力が、その人の生活年齢、測定された知能、年齢に相応の教育の程度に応じて期待されるものよりも十分に低い
- B. 基準Aの障害が算数能力を必要とする学業成績や日常の活動を著明に妨害している
- C. 感覚器の欠陥が存在する場合、算数能力の困難は通常それに伴うものより過剰である

書字表出障害
- A. 個別施行による標準化検査（あるいは書字能力の機能的評価）で測定された書字能力、その人の生活年齢、測定された知能、年齢相応の教育の程度に応じて期待されるものより十分に低い
- B. 基準Aの障害が文書を書くことを必要とする学業成績や日常の活動（例：文法的に正しい文や構成された短い記事を書くこと）を著明に妨害している
- C. 感覚器の欠陥が存在する場合、書字能力の困難が通常それに伴うものより過剰である

特定不能の学習障害
　このカテゴリーは、どの特定の学習障害の基準も満たさない学習の障害のためのものである。このカテゴリーには、三つの領域（読字、算数、書字表出）のすべてにおける問題があって、個々の技能を測定する検査での成績は、その人の生活年齢、測定された知能、年齢相応の教育の程度に応じて期待されるものより十分に低いわけではないが、一緒になって、学業成績を著明に妨害しているものを含めてもよい

(文献2より)

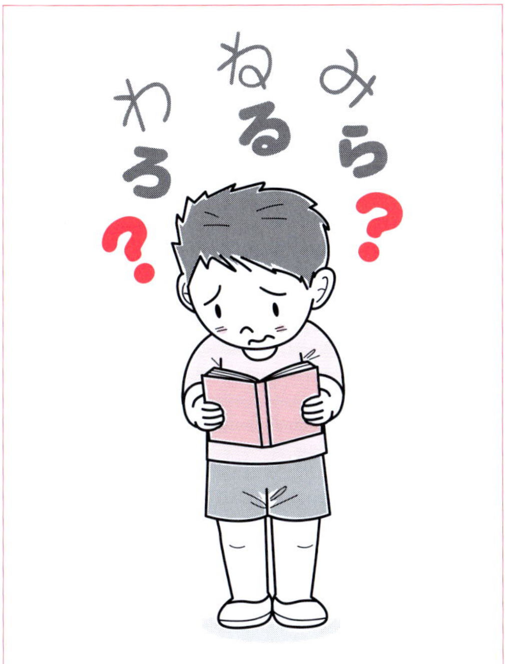

図1 読字障害
似た字を間違えて間違えて読む、文字、行をとばして読むなど

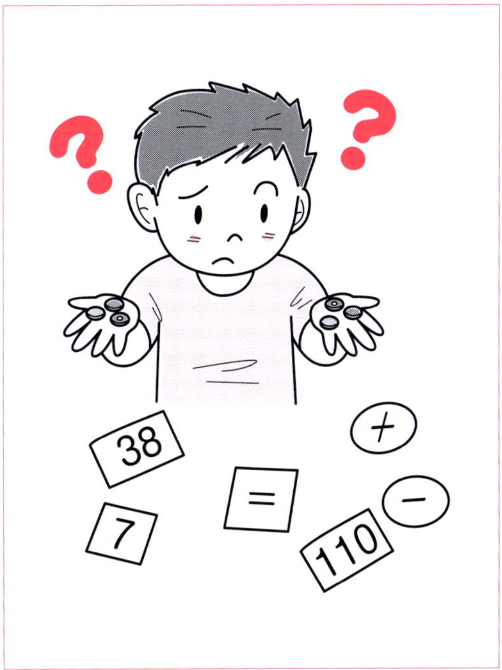

図2 算数障害
足し算、引き算、繰り上がりなどの計算ができない

4 合併症

合併症にはてんかん，吃音，おもらしなどがある．二次障害として，不登校，いじめ，ひきこもり，対人恐怖症，家庭内暴力などがある．

5 治療

現在のところ根本的な治療薬はない．合併症に対し，てんかんがある場合には抗てんかん薬が処方される．心理療法，医療，教育からのアプローチが必要となる．

（笹田　哲）

文献

1) 文部科学省：主な発達障害の定義について．
   http://www.mext.go.jp/a_menu/shotou/tokubetu/004/008/001.htm
2) 髙橋三郎，大野　裕，染矢俊幸　訳：DSM-Ⅳ-TR精神疾患の診断・統計マニュアル（新訂版）．医学書院，p67-70，2003

◆ 学習障害に対する作業療法介入

1 評価

学習障害（LD）児には，知能の遅れは認められない．しかし，個人能力のばらつき，つまり個人内差はみられるので，評価では認知能力のアンバランスを明らかにすると同時に長所も把握し，介入に生かしていく．具体的な知能検査には日本版 WISC-Ⅳ 知能検査法（p288, 参照），日本版 K-ABC 心理・教育アセスメントバッテリーの検査（p289, 参照）が有用である．

LD児は知的遅れがないので，周囲から「やる気がない」，「努力不足」とみられることがある．そのため繰り返し学習や練習をさせられ，小さな失敗体験を積み重ね自信をなくし，自己効力感，自尊心が低下している可能性がある．自分の能力をどのように捉えているのか，子どもの自己認識を把握する検査として，小児版・作業に関する自己評価（COSA）（p296, 参照）や意志の状態を明らかにする小児版・意志質問紙（PVQ）（p296, 参照）を活用し，子どもが目標にしていること，興味のパターン，楽しみや満足について調べる．

LD児の役割にも目を向け，遊ぶ役割，学習する役割，各集団内の役割についてどのように担い自己効力感を得ているのか，さらに役割葛藤がどういう状況で生じているのかを評価することが重要である．それぞれの役割を実行するためには，さまざまな作業遂行が必要とされる（図1）．LD児は発達性協調運動障害を伴うことがあるので，神経筋や感覚統合機能の視点から分析する．感覚統合検査には日本版ミラー幼児発達スクリーニング検査（JMAP）（p282, 参照）をはじめ，標準化された検査には南カリフォルニア感覚統合検査，南カリフォルニア回転後眼振検査，日本版感覚統合検査がある．臨床観察は標準化されていないが，有用な情報をもたらしてくれる．

学齢期の場合は学習で求められてくる技能，たとえば，鉛筆の持ち方，ハサミの操作，定規の操作，鍵盤ハーモニカ，リコーダーの演奏，習字など学用品を介した学習遂行状況を評価する必要がある．学校では集団場面で交流する技能の評価も求められてくる．対人関係，

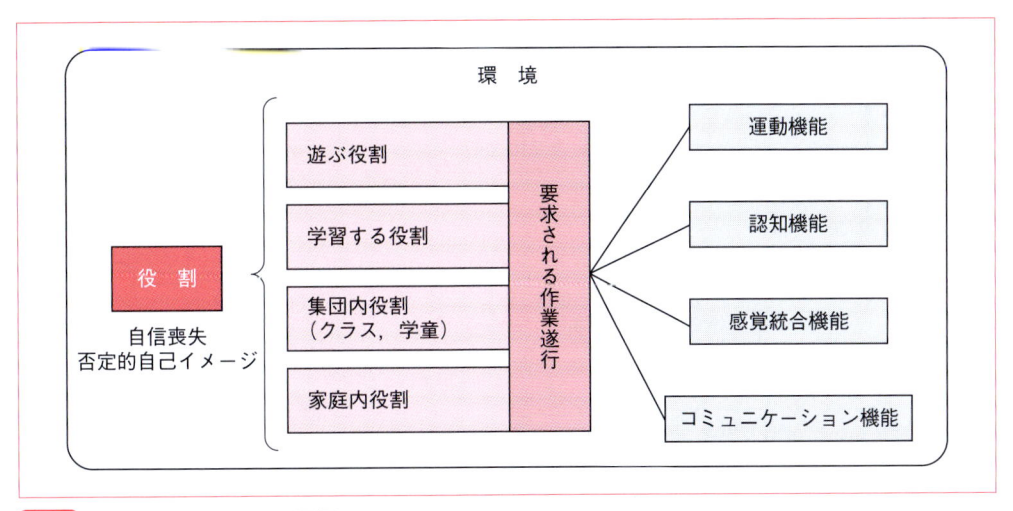

図1 役割遂行による LD 評価

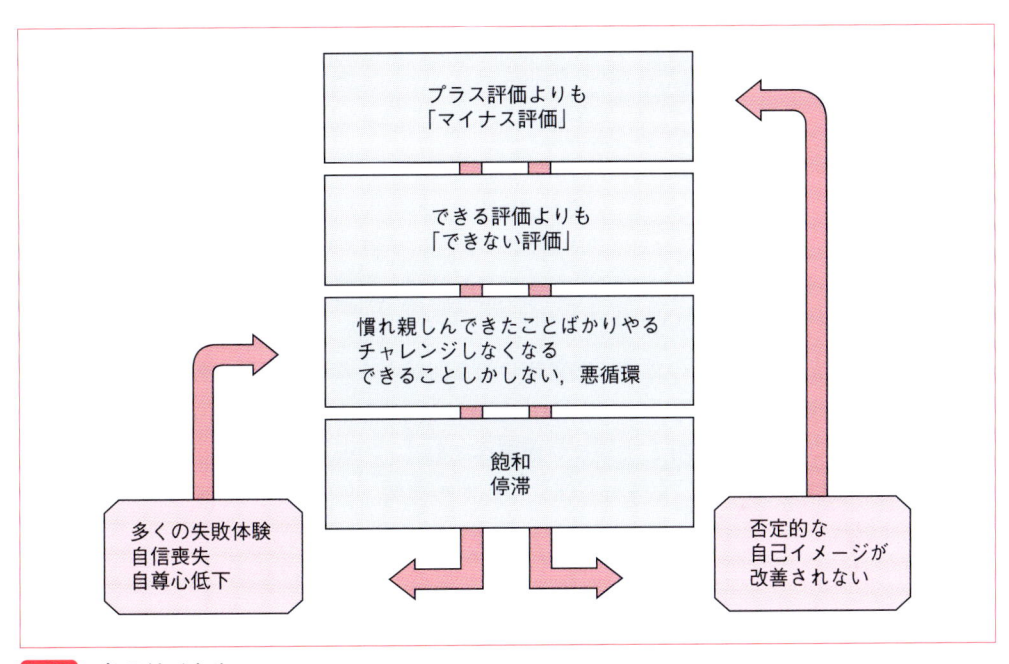

図2 負のサイクル

　集団交流の検査にはコミュニケーションと交流技能評価（ACIS）（p296，参照）があり，感情の表出，衝動のコントロール，欲求不満への耐性もみていく。

　環境評価の視点では，特に，親の子どもへの期待，教育に対する価値観，養育態度，障害への理解度，専門家に対する態度などの情報を収集しておく。家族関係は LD 児の生活に直接大きな影響を与える。その他，学校現場では学級環境，建築様式，教師の指導方法，学習内容，クラス内関係が重要である。

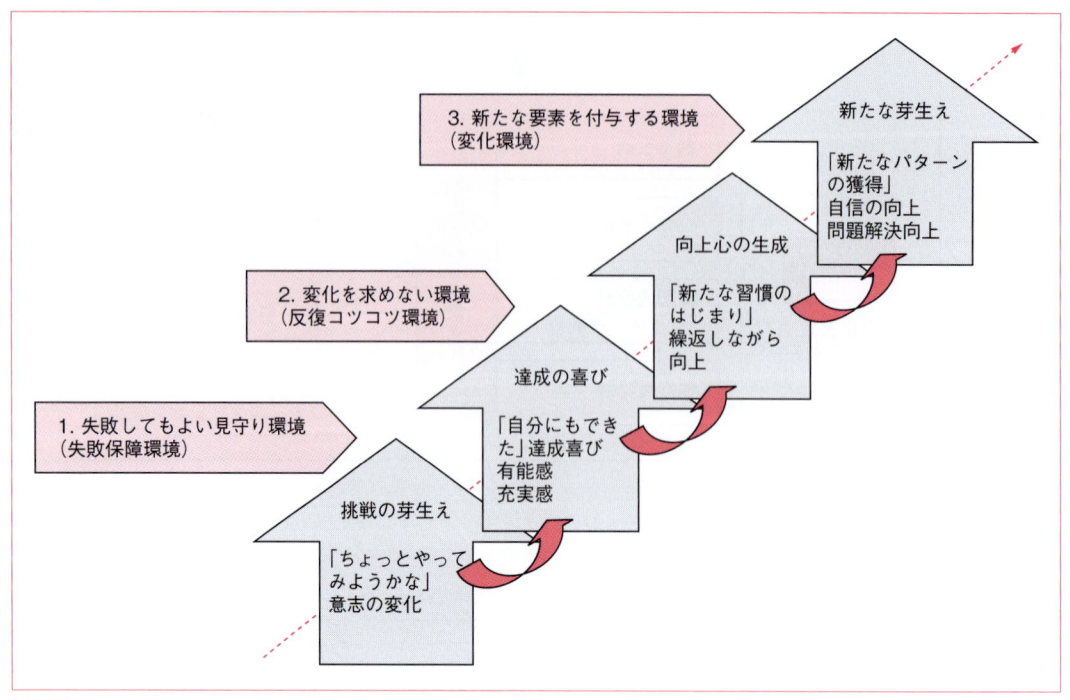

図3 介入のホップ・ステップ・ジャンプ

2 解釈

　LD児の担うべき役割に，技能のつまずきがどう支障をきたしているのか，技能の低下がどのように意欲面，自己認識に影響を与えているのか，負のサイクルの要因をみつけ出す（図2）。技能の未熟さの背景に感覚統合的な問題があるのか要因を分析する。

　また家族の態度，障害への理解の仕方などがLD児のストレスとなっていないか，親子関係における悪循環が存在していないか調べておく。

　LD児は語れるので，自分の身体についての体験，思うようにいかないことなどの主観的な体験について非構成的な評価とも合わせて包括的に解釈する。

3 介入方法

1) 介入の考え方

　LD児なりに「やろう」と頭でわかっていてもたえず失敗に怯え不安を抱き，しだいにやろうとしなくなる。またできないのではないかと失敗を予期し，自分のできるパターンでやろうとするため，新たに挑戦しようとしなくなる（図2）。課題のハードルが高いとますます悪循環に陥ることになる。したがって，介入のポイントは，その子の認知の長所を生かした得意なできることも取り入れながら行うことである。「やってみようかな」，「やれるかも」といったやる気を喚起させる工夫が必要である。環境設定は安定したもので，多くを要求させない場面設定から行う（図3）。LD児は，会話する一定の能力はあるので，こちらで決めてあげるのではなく，ともに話し合いながら進めていく協業の態度が必要である。人間作業モデル（MOHO）アプローチに基づき有能感を引き出し，その子の自己認識をプラスに変えて

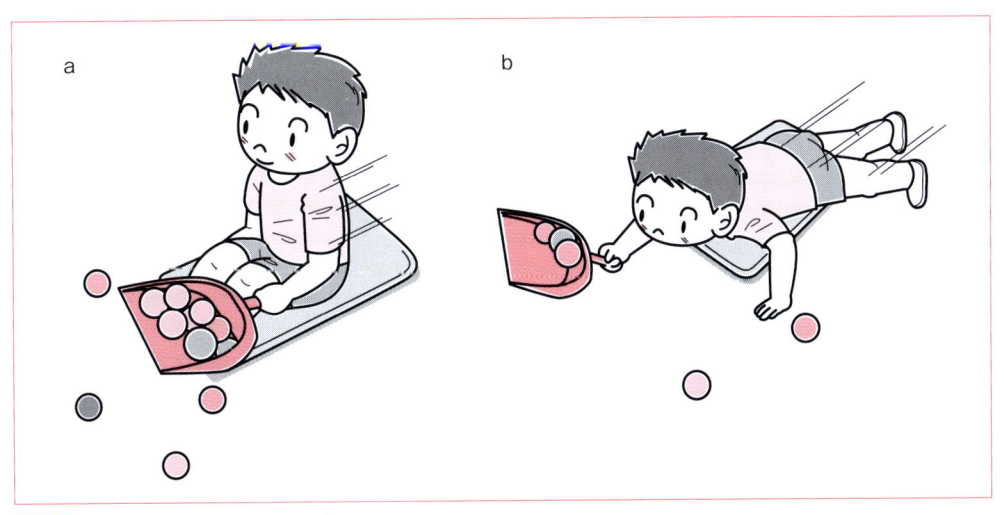

図4 行為機能障害に対する介入
a. スクーターボードに座り，床に転がした多数のボールをチリトリで集める．b. できたら飛行機姿勢になり運動企画の難易度をあげていく

いく．肯定的な自己像を生み出し，徐々に意思決定の機会を設定し自己効力感を高めていく．

行為障害，感覚調整障害が技能に影響している場合には感覚統合アプローチを適用し，前庭感覚，固有感覚，触覚を中心とした感覚入力を図りながら中枢神経系の機能の組織化を図り，適応反応を引き出していく．書字，ハサミ，定規，コンパスの操作，鍵盤ハーモニカ，リコーダーの演奏，習字などの教科学習で求められる技能の獲得に向け，学用品に焦点を当て，自助具を作成しフィッティングさせる代償的アプローチも適宜行っていく．また他職種と連携して小集団を編成し，場面に応じた社会生活技能訓練(SST)やコミュニケーショントレーニングの介入を検討する．

親については，学習障害の特性の正しい理解を促し場面に応じた対応の仕方を学習するペアレントトレーニングの介入が必要となる場合がある．

2) 介入方法の具体例

a. 行為機能障害に対する介入
感覚統合の遊具を活用し，課題の難易度を上げながら，上肢，下肢を使用しながら遊具を操作し，運動企画能力を高めていく（図4）．

b. 国語教科への支援
読み飛ばしなどの間違いに対し，しおり，自分の指などを活用し，読み間違いをなくすように働きかけをする．

c. 学用品に対する介入
鉛筆（図5），定規，リコーダー，コンパスなどの学用品を改良し，個々の能力に合うようにフィッティングし，技能の向上を図り自信をつけさせる（p93-94，参照）．

d. 体育教科への支援
体育での運動課題（跳び箱，鉄棒，体操，なわとびなど）に対して，スモール・ステップに分け，段階に合わせて指導していく（図6）．

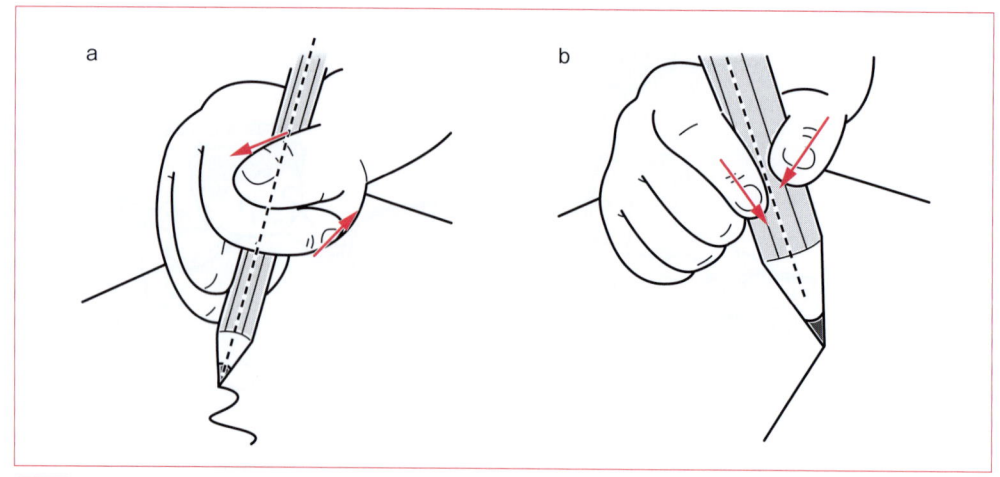

3章. それぞれの疾患における理学療法・作業療法

図5 鉛筆の握りに対する介入
　a. 鉛筆が細いため，過剰な握りになっている
　b. 鉛筆を太く作成し，適度な握りになるよう調整する

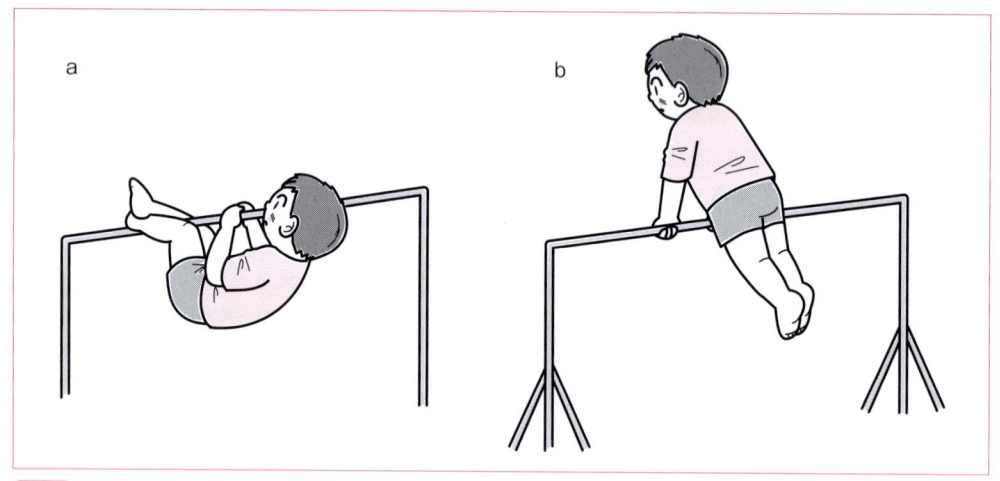

図6 体育教科への支援
　逆上がりができないLD児に対し，逆上がりの繰り返しの練習をするのではなく，バーにぶら下がったり（a），バーに乗り，上肢で支えたり（b）とスモールステップに分け指導する

　e. 集団適応に対する介入
　他児を加え小集団を編成し，各場面に応じて適切な対人交流ができるように子どもにフィードバックしながら役割遂行ができるように促していく。
　f. 保護者に対する介入
　子どもの認知特性をきちんと説明し，障害を正しく理解してもらう。子どもとのかかわり方や家庭での取り組みなどをアドバイスしていく。

（笹田　哲）

文献

1) 藤田和弘, 前川久男, 大六一志, 他：WISC-3アセスメント事例集—理論と実際. 日本文化科学社, 2005
2) 松原達哉：K-ABC 心理・教育アセスメントバッテリー 実施・採点マニュアル（第12版）. 丸善メイツ, 2003
3) Forsyth K 編：山田 孝 訳：コミュニケーションと交流技能評価（ACIS）使用者用手引き. 日本作業行動研究会, 2007
4) Kielhofner G：山田 孝, 有川真弓 訳：小児版・作業に関する自己評価2.1版（COSA v2.1）使用者用手引き. 日本作業行動研究会, 2008

1-9 注意欠陥多動性障害（概説）

1 注意欠陥多動性障害の定義および特徴

　注意欠陥多動性障害（attention deficit/hyperactivity disorder；ADHD）の診断基準として, 米国精神医学会による「DSM-Ⅳ-TR精神疾患の診断・統計マニュアル（新訂版）」やWHOの国際疾病分類第10版（ICD-10）がある。ICD-10では多動性障害（hyperkinetic disorder）としている。

　ADHDは, ①多動（図1）, ②衝動性, ③注意欠陥（図2）が中核症状となる。これに随伴症状として, 認知の障害, 情緒の障害がみられることもある。多動とは, 落ち着きがなく, じっと座っていられない, 授業中, 席から離れる, などの行動が観察される。衝動性は, 物をみた瞬間すぐ手が出てしまう, 順番が待てない, 他人が話しているのにさえぎって話す, などの行動が観察される。注意欠陥は, 用事や約束をよく忘れる, 気がそれて物事に集中しにくい, 物事を要領よくこなせないなどの行動が観察される。

　落ち着きがない, 多動といった症状が観察されるだけで即ADHDと診断されるのではない。DSM-Ⅳ-TRの診断基準（表1）[1]には, 症状が「少なくとも6カ月間持続したことがある」

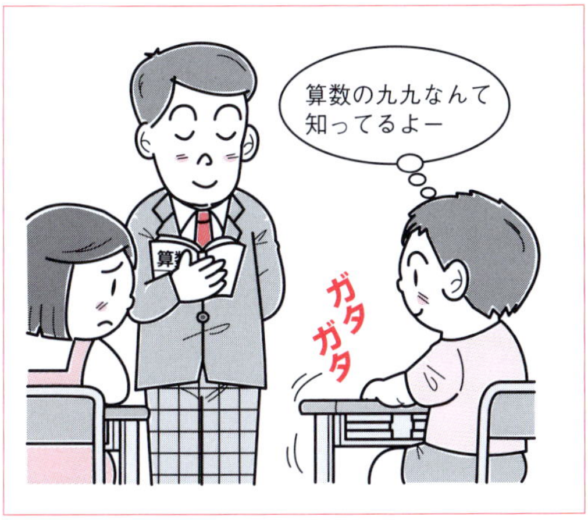

図1　多動

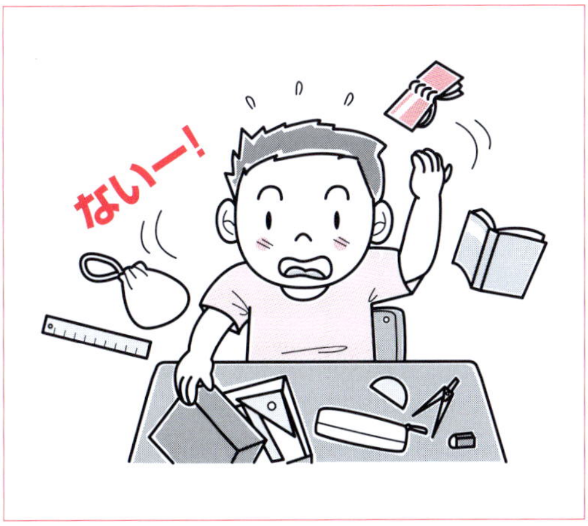

図2　注意欠陥

表1　ADHDの診断基準（DSM-Ⅳ-TR）

A. (1)か(2)のどちらか：
(1) 以下の不注意の症状のうち6つ（またはそれ以上）が少なくとも6カ月間持続したことがあり，その程度は不適応的で，発達の水準に相応しないもの

〈不注意〉
- (a) 学業，仕事またはその他の活動において，しばしば綿密に注意することができない。または不注意な間違いをする
- (b) 課題または遊びの活動で注意を集中し続けることがしばしば困難である
- (c) 直接話しかけられたときにしばしば聞いていないようにみえる
- (d) しばしば指示に従えず，学業，用事，または職場での義務をやり遂げることができない（反抗的な行動，または指示を理解できないためではなく）
- (e) 課題や活動を順序立てることがしばしば困難である
- (f) （学業や宿題のような）精神的努力の持続を要する課題に従事することをしばしば避ける，嫌う，またはいやいや行う
- (g) 課題や活動に必要な物（例：おもちゃ，学校の宿題，鉛筆，本，または道具）をしばしばなくしてしまう
- (h) しばしば外からの刺激によってすぐ気が散ってしまう
- (i) しばしば日々の活動で忘れっぽい

(2) 以下の多動性-衝動性の症状のうち6つ（またはそれ以上）が少なくとも6カ月間持続したことがあり，その程度は不適応的で発達水準に相応しない

〈多動性〉
- (a) しばしば手足をそわそわと動かし，または椅子の上でもじもじする
- (b) しばしば教室や，その他，座っていることを要求される状況で席を離れる
- (c) しばしば，不適切な状況で，余計に走り回ったり高い所へ上ったりする（青少年または成人では落ち着かない感じの自覚のみに限られるかもしれない）
- (d) しばしば静かに遊んだり余暇活動につくことができない
- (e) しばしば"じっとしていない"。またはまるで"エンジンで動かされるように"行動する
- (f) しばしばしゃべりすぎる

〈衝動性〉
- (g) しばしば質問が終わる前に出し抜けに答え始めてしまう
- (h) しばしば順番を待つことが困難である
- (i) しばしば他人を妨害し，邪魔する（例：会話やゲームに干渉する）

B. 多動性-衝動性または不注意の症状のいくつかが7歳未満に存在し，障害を引き起こしている
C. これらの症状による障害が二つ以上の状況（例：学校〈または職場〉と家庭）において存在する
D. 社会的，学業的または職業的機能において，臨床的に著しい障害が存在するという明確な証拠が存在しなければならない
E. その症状は広汎性発達障害，統合失調症，または他の精神病性障害の経過中にのみ起こるものではなく，他の精神疾患（例：気分障害，不安障害，解離性障害，またはパーソナリティ障害）ではうまく説明されない

（文献1より）

と記載されており，一過性の症状ではないことを意味する。

文部科学省のADHDの定義では，「ADHDとは，年齢あるいは発達に不釣り合いな注意力，および/または衝動性，多動性を特徴とする行動の障害で，社会的な活動や学業の機能に支障をきたすものである。また，7歳以前に現れ，その状態が継続し，中枢神経系に何らかの要因による機能不全があると推定される」[2]とされている。

2 注意欠陥多動性障害の原因

原因は不明であるが，脳の機能障害が推測される。前頭葉，辺縁系，小脳の障害が指摘されているがはっきりしていない。男子に多い。親子や兄弟のように家族性にみられる場合も

表2 反抗挑戦性障害の診断基準(DSM-Ⅳ-TR)

A. 少なくとも6カ月間持続する拒絶的,反抗的,挑戦的な行動様式で,以下のうち4つ(またはそれ以上)が存在する
  (1) しばしばかんしゃくを起こす
  (2) しばしば大人と口論をする
  (3) しばしば大人の要求,または規則に従うことに積極的に反抗または拒否する
  (4) しばしば故意に他人をいらだたせる
  (5) しばしば自分の失敗,不作法を他人のせいにする
  (6) しばしば神経過敏または他人によって容易にいらだつ
  (7) しばしば怒り,腹を立てる
  (8) しばしば意地悪で執念深い
    注)その問題行動が,その対象年齢および発達水準の人に普通に認められるよりも頻繁に起こる場合にのみ,基準が満たされたとみなすこと
B. その行動上の障害は,社会的,学業的,または職業的機能に臨床的に著しい障害を引き起こしている
C. その行動上の障害は,精神病性障害または気分障害の経過中にのみ起こるものではない
D. 行為障害の基準を満たさず,またその者が18歳以上の場合,反社会性パーソナリティ障害の基準は満たさない

(文献1より)

あり遺伝的な要因も挙げられているが解明されていない。養育環境(心的外傷,虐待,家庭問題など)によって症状が強く出ることもある。

3 注意欠陥多動性障害の分類

ADHDの分類には不注意優勢型(attention-deficit disorder;ADD)と多動衝動性優勢型と,その混合型という三つのタイプがある。

不注意優勢型は多動が目立たず,たとえば不注意によるミスをする,物をなくすなどの注意の問題が主症状となる。他人とのトラブルも少ないため,見過ごされやすい。DSM-Ⅳ-TRの診断基準の「不注意」の項目で9つの症状が挙げられているが,この中から6つ以上当てはまれば不注意優勢型(ADD)のタイプとなる。

これに対して多動衝動性優勢型は,多動と衝動性が中心となる。たとえば,そわそわし動き回ったり,とっさに手が出て攻撃的になったり,集団でのトラブルもみられる。DSM-Ⅳ-TRの診断基準項目の「多動性」と「衝動性」では,9つの症状が挙げられている。この中から6つ以上該当すると多動衝動性優勢型のタイプになる。不注意と多動衝動性の両方ある場合には混合型となる。

4 注意欠陥多動性障害の合併症

ADHDの合併症には,チック,トゥレット障害,てんかん,思春期を迎える時期には,強迫性障害を合併するケースがある。二次障害としては反抗挑戦性障害,素行障害(conduct-disorder;CD)が挙げられ,特に思春期に問題となる。反抗挑戦性障害,素行障害の診断基準を表2,3[1])に示す。

5 治 療

治療は対症療法であり,治療薬は,中枢神経系作動薬があり塩酸メチルフェニデート(コ

表3 素行障害（CD）の診断基準（DSM-IV-TR）

A. 他者の基本的人権または年齢相応の主要な社会規範または規則を侵害することが反復し持続する行動様式で，以下の基準の三つ（またはそれ以上）が過去12カ月の間に存在し，基準の少なくとも一つは過去6カ月の間に存在したことによって明らかとなる

〈人や動物に対する攻撃性〉
(1) しばしば他人をいじめ，脅迫し，威嚇する
(2) しばしば取っ組み合いの喧嘩を始める
(3) 他人に重大な身体的危害を与えるような武器を使用したことがある（例：バット，煉瓦，割れた瓶，ナイフ，銃）
(4) 人に対して残酷な身体的暴力を加えたことがある
(5) 動物に対して残酷な身体的暴力を加えたことがある
(6) 被害者の面前での盗みをしたことがある（例：人に襲いかかる強盗，ひったくり，強奪，武器を使っての強盗）
(7) 性行為を強いたことがある

〈所有物の破壊〉
(8) 重大な損害を与えるために故意に放火したことがある
(9) 故意に他人の所有物を破壊したことがある（放火以外で）

〈嘘をつくことや窃盗〉
(10) 他人の住居，建造物または車に侵入したことがある
(11) 物や好意を得たり，または義務を逃れるためにしばしば嘘をつく（すなわち，他人を"だます"）
(12) 被害者の面前ではなく，多少価値のある物品を盗んだことがある（例：万引き，ただし破壊や侵入のないもの：偽造）

〈重大な規則違反〉
(13) 親の禁止にもかかわらず，しばしば夜遅く外出する行為が13歳以前から始まる
(14) 親または親代わりの人の家に住み，一晩中，家を空けたことが少なくとも2回はあった（または，長期にわたって家に帰らないことが1回）
(15) しばしば学校を怠ける行為が13歳以前から始まる

B. この行動の障害が臨床的に著しい社会的，学業的，または職業的機能の障害を引き起こしている
C. その者が18歳以上の場合，反社会性パーソナリティ障害の基準を満たさない

（文献1より）

ンサータ®）が使用される。非中枢神経刺激薬には，アトモキセチン塩酸塩（ストラテラ®）が使用される。中枢神経系作動薬が効かない場合には，非定型抗精神薬であるリスペリドン（リスパダール®），抗うつ薬の選択的セロトニン再吸収阻害薬（SSRI）なども使われる。投薬と並行し，療育や治療教育と合わせながら問題行動の軽減，予防を図る。

（笹田　哲）

文献

1) 高橋三郎，大野　裕，染矢俊幸 訳：DSM-IV-TR精神疾患の診断・統計マニュアル（新訂版）．医学書院，p102-103, 2003
2) 文部科学省：主な発達障害の定義について
   http://www.mext.go.jp/a_menu/shotou/tokubetu/004/008/001.htm
3) 横井公一，前田志代，豊永公司 編：児童青年精神医学の現在．ミネルヴァ書房，2003

◆ 注意欠陥多動性障害に対する作業療法介入

1 評 価

1）問題背景の把握

　注意欠陥多動性障害（ADHD）は，多動，衝動性，注意欠陥が中核症状となる。これらの症状に認知障害，情緒障害が伴うことがある。子どもを取り巻く家庭環境の違いによって，診断に至るまでの経緯もさまざまである。たとえば，ADHDが疑われ，学校で教師から診察を勧められていたが父親の拒否に遭い，その後不登校や暴力などの二次障害が出て緊急入院となり，適切な支援に苦悩したケースがある。また，それとは違い他職種との連携により，迅速に病院受診となり，適切な治療，対応がなされたケースもある。ADHDの診断経緯の情報収集は，母親をはじめとする家族の，今後の介入のあり方に大きな成果をもたらす。また，多動の改善を目的としたコンサータ®，ストラテラ®などの投薬のケースでは，投薬の影響について観察する。投薬開始予定なのかなど，服薬状況の違いによって，臨機応変に対応していかなければならない。投薬が効いているときとそうでないときの行動面の差も把握しておく。特に薬が切れてくる午後は，症状が出現してくるので十分に観察する。子どもに薬を使いたくない，朝，薬を飲み忘れるなど，服薬の習慣が形成されないケースでは，親の考え方などの影響が大きい。そのため，育児，教育への親の態度，価値観についての情報収集が大切である。

　環境の評価は，親のADHDへの理解度や子どもへの接し方，住環境整備の度合い，人的，物理的に刺激過多になっていないか，幼稚園や学校での指導形態，親しい友人，サポートしてくれる人がいるかなどを押さえておく。

2）感覚統合の評価

　落ち着きのなさや注意散漫の問題行動が，感覚調整障害から由来するケースがあるので，行動の背景に感覚統合障害があるかを見極める必要がある。たとえば，次から次へと目に入ってくるものに反応，転導し，すぐに手を出すといった視覚刺激による影響や前庭覚，固有覚に感覚ニーズがあれば激しく身体を動かすことを好むので，たえず動き回り落ち着きがない。もし，子どもに触覚に対する過度の防衛反応があれば，教室で着席行動がとれず離席してしまったり，体育などで整列を嫌がったりするかもしれない。これらの行動に対する簡易な評価法には，保護者などが回答する形式の感覚統合発達記録や日本感覚インベントリー（Japanese Sensory Inventory Revised；JSI-R）（p284，参照）が挙げられる。JSI-Rは，保護者らが感覚調整障害をチェックリストで，前庭覚，触覚，固有受容覚刺激などに対する行動の出現を確認できる簡便な評価法である。落ち着きのなさや注意散漫から転倒，他人や物に衝突するなど怪我に至ることがあるので，擦り傷，事故の頻度も調べ，怪我をしやすい環境になっていないか，家庭，幼稚園，学校などの物理的な環境・住環境や空間などの評価も必要である。

3）心理評価

　心理面では，乱暴行為や，暴言を吐き，乱暴者にみえても内心は，周囲の反応に敏感で繊細でナイーブな性格な子どもも存在する。友達を叩き「また，やってしまった……」と内心後悔しているケースもある。このような表向きと内面の乖離を評価する。注意散漫から聞き

もらし，ミスを繰り返すと，「やっても無駄だ」，「もう自分にはできない」と失敗体験を積み重ね、なりゆきにまかせる外的統制傾向に陥り自分の能力を過小評価し，自己効力感，自尊心が低下してくる。小児版・意志質問紙（PVQ）（p296，参照）や小児版・作業に関する自己評価（COSA）（p296，参照）を用いて，子どもがどのように自分の能力を解釈しているのか明らかにする。

　日常生活，学校生活などで日々行う一連の行為について，自分で考え，予想し，成功を期待し取り組むように工夫する。状況に応じて修正を加えながらその行為を成就させ，達成感を体得させる。これに対しADHDの子どもの行為は帰結まで至らないことが多く，途中で放棄，キャンセルし中途半端な結果になりがちである。その結果，たとえば先生に暴言を吐いたり，友達を叩いたり，授業を妨害したり，トラブルメーカー的な存在になる。このように，問題児としての役割以外に幼稚園，学校などでどんな役割を担っているのか，どんなことが周囲から期待され，その期待に沿って役割遂行ができているのか，各役割のバランスを評価し，今後どのような役割が求められるのかをよく見極めることが重要である。また，ネガティブ因子だけでなく，興味関心，笑顔が多くみられる活動など，子どものよいところを探ることも重要である。

2 解釈

　多動，衝動性，注意欠陥が感覚統合障害とどのように関係しているのかを明らかにする。そして，それらの症状が遊び，ADL，学習などにどう影響を及ぼしているのか，服薬状況も把握しながら分析する。失敗体験を積み重ねると，自己効力感，自尊心が低下してくるので，欠点だけでなく子どものよいところもみつけ意志の状態を評価する。反抗挑戦性障害などの二次障害の出現やADHDに高機能自閉症や学習障害を合併し，ADHD単独だけではないケースがあるので各障害特性と合わせて把握する。また，個々のライスステージによって課題が異なるので各ステージの特徴も十分に吟味する。

　ライフステージの特徴を，以下に示す。
　①幼児期：他人との適切なかかわり方や集団生活における関係性，挨拶，礼節，社会的なルールを守る，母子関係（アタッチメント）が育っていない面がある。
　②学齢期：集団不適応，いじめ，不登校，学力の低下が目立つ。
　③思春期：いじめ，不登校，二次障害（反抗挑戦性障害，素行障害など），非行や性問題の兆候がみられる場合がある。
　④成人期：職業選択という大きな課題がある。職場における不注意からのミスの多さ，同僚などとの人間関係のトラブルの発生など。

3 介入方法

　介入の考え方および介入方法の具体例を，以下に示す。

1）介入の考え方

　ADHDへの介入としては，落ち着きがない，集中力が持続しないなどの問題行動そのものをなくすという考えよりも，どうしてその行動が起こるのかを念頭に置き，環境の整備に配慮しながら本人に対応していく姿勢が望まれる。反抗挑戦性障害などの二次障害の防止に

努める。

　落ち着きのなさなどの問題行動が，感覚調整障害の影響を受けている場合には，感覚統合モデルによるアプローチを行っていく。他人との適切なかかわり方を学ぶために小集団を編成し場面に応じた社会生活技能訓練（SST）を他職種と連携し導入する。

　問題行動は幼児期から深刻な問題として取り上げられ，それ自体をなくすことに目が向けられがちである。怒られる経験ばかりを重ねると，自信喪失，自尊心の低下につながる。人間作業モデルの視点から，小さな成功体験を積み重ねて意志のレベルに働きかけ，自己効力感，自尊心の向上を図りながら，遊ぶ子ども，集団の一員としての役割を担っていけるように働きかける。

　学習障害（p184，参照），あるいはアスペルガー症候群（p178，参照）にADHDが伴う場合には，それらの障害特性を踏まえアプローチする。

2）介入方法の具体例

a. 触覚防衛反応に対する介入

　ボールプールを使い，子どもの能動性に合わせて全身に触覚の入力を図る（p60，図4，参照）。小麦粉粘土をこねたり（p176，図3，参照），フィンガーペインティング，スライムなどを使い，触覚防衛反応の改善を図る（図1）。また，不安で落ち着きがない場合，子どもにとって安心できるお気に入りの場所（階段の下，トイレ，掃除用具箱，暗めの部屋など）を探し，その場所で落ち着かせる。その後，また元の場所（教室，プレイルーム）に連れ戻す。

b. 前庭覚，深部感覚に対する介入

　トランポリンを使い，力強く連続的にジャンプし，深部感覚の入力を図る。吊り橋によじ登り，厚みのあるクッションマットに飛び降りる（図2）。前庭覚，深部感覚の感覚ニーズを満たしながら適切な行動を促す。

c. パニック・トラブルへの対応

　仲間に割り込んで喧嘩になり，感情をコントロールできず興奮し攻撃的になった場合，セ

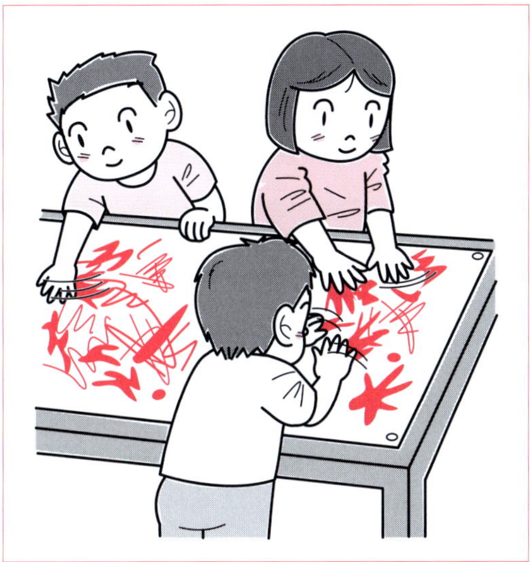

図1　フィンガーペインティング

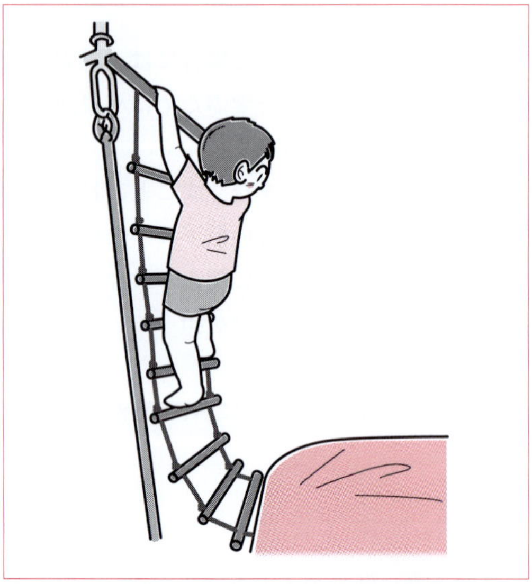

3章. それぞれの疾患における理学療法・作業療法

図2 吊り橋をよじ登り，マットに飛び降りる

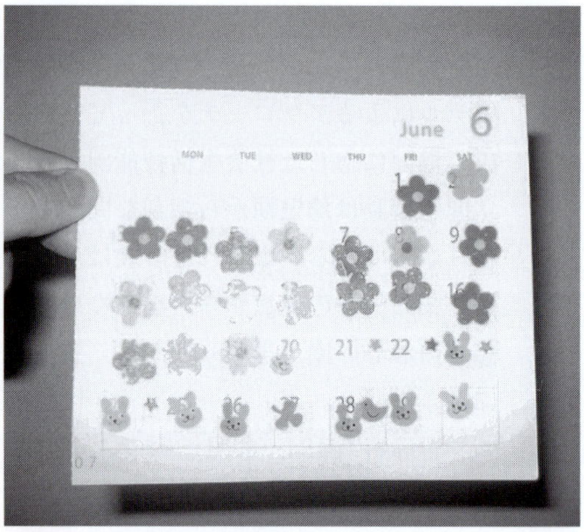

図3 課題を遂行できたら，カレンダーに「できたシール」を貼る

表1 朝の玄関チェック表
①ランドセルをもって，連絡帳が入っているか確認する
②今日の時間割を確認する
③もって行く物を確認する
④帽子をかぶる
⑤ランドセルを玄関にもって行く
⑤靴をはく

ラピストは冷静に対応し，その場所から離れるように促す．視覚刺激の少ない静かな別の場所で，本人の主張をよく聞き，これからどうするか話し合う．落ち着いたら元の場所で活動を再開する．

d. 自己効力感を高める介入

できないことばかり指摘せず，できることをみつけていく．できたときはその子が理解できるように，何がよかったのか具体的にほめてやる．さらに，できたときは「できたね」と言葉がけだけではなく，できた証としてシールや王冠，メダルなど，具体的な物で示し（図3），次もまたできるように「できた」という成功体験を積み重ね自己効力感を高めるように促す．

e. 不注意への対応

不注意から手順を間違えたり，聞きもらしたりし失敗を繰り返すことが多い．これらに対し手順や工程を見直し，子どもの注意レベルにあわせて，課題を小分けしミスをしないように工夫する．チェック表を壁に張り確認したり，あるいは，手順を本人に復唱させて，聴覚にフィードバックしながら確認させて注意を喚起させる（表1）．

f. 住環境への介入

衝動性から物を壁や窓に投げたり，床に叩きつけたりすることもあるので，窓ガラスに飛

198

散防止フィルムを貼ったり，床面にクッションを敷くなどして衝撃を和らげるようにする。

　また，衝動性，不注意により家具や装飾品にぶつかりガラス製品を壊すことがある．床に置いてある物（おもちゃ，コードなど）につまずき，転倒し怪我する場合もあるので必要ない物は極力収納する．家具などの配置や動線なども工夫する．

g. 保護者に対する介入

　子どもの問題行動を保護者に説明し障害を正しく理解させる．子どもとのかかわり方，長所のみつけ方や家庭での取り組みなどをよく話し合う．

（笹田　哲）

文　献

1) 佐藤　剛 監：感覚統合 Q & A. 協同医書出版社，1998
2) 佐藤　剛：みんなの感覚統合―その理論と実際．パシフィックサプライ，1996
3) 日本感覚統合学会ホームページ：日本感覚インベントリー
　http://www.si-japan.net/
4) Kielhofner G・山田　孝・有川真弓訳：小児版・作業に関する自己評価2.1版（COSA v2.1）使用者用手引き．日本作業行動研究会，2008.
5) Geist R, Kielhofner G編・山田　孝訳：小児版意志質問紙（PVQ）使用者用手引き．日本作業行動研究会，2007.

1-10 アスペルガー，学習障害，注意欠陥多動性障害

◆ アスペルガー，学習障害，注意欠陥多動性障害に対する理学療法介入

1 評　価

　「アスペルガー，学習障害（LD），注意欠陥多動性障害（ADHD）」は狭義の「発達障害」に含まれる．これらはコミュニケーション，学習にかかわる能力の障害として認知されることが多い．しかし，器質的な脳機能障害が要因と考えられており，必ずしもコミュニケーション，学習に限定した能力低下とすることはできない．学齢前期は，発達は知的機能と運動機能を厳密に分けて捉えることが困難な時期といえ，運動も慎重に評価する必要がある．運動に関してアスペルガー，LD，ADHD児においては不器用さやぎこちなさが指摘されている．こうした運動面の問題に対しては，特に発達性協調運動障害（developmental coordination disorder；DCD）という概念で認知されることが多い．DCDの診断基準のポイントは以下のとおりである[1]．

　①運動協調の障害であり，このためADLに支障がある．
　②障害の判定において歴年齢・知的水準から期待されるレベルを十分下回る．
　③症状としては運動発達の遅れ，不器用，スポーツが不得手，書字が汚い．
　④こうした症状が学業成績や日常生活を阻害している．
　⑤脳性麻痺，筋疾患などの身体的疾患，および広汎性発達障害（PDD）は除外する．

　症状は粗大運動から巧緻運動に及ぶが，ここでは特に粗大運動に焦点を当てて解説する．

基本的運動機能評価として以下のものがある。

1) 立位バランス
　①閉眼にて10〜15秒，立位保持させる。正常発達でも6歳以下では足のわずかな動きを認める。7歳以降は安定する。
　②片足を床から5cmほど離して開眼立位とし，肩を少し押してバランスを崩す。正常発達6歳以下では足の踏み出し，上肢外転が観察される。7歳以上では体幹の動きのみで迅速に元の姿勢へ戻る。
　①，②に対してDCD児では不安定で側方へ倒れそうになる。

2) 片足立ち，片足飛び
　①得意な足一側で立位保持させる。正常発達では5歳で10〜12秒，6歳で13〜16秒の保持が可能。
　②その場で20回けんけんさせる。正常発達では4歳で5〜8回，5歳で9〜10回，6歳で13〜16回，7歳以上では20回以上可能。DCD児では安定した姿勢保持ができず，けんけんも連続できない。

3) 直線歩行
　6歳までは普通に20歩歩行させる。7歳以上では継足歩行で20歩歩行させる。9歳までは1〜3回程度それても正常とするが，DCD児ではそれ以上の不安定さを示す。

2 解釈

ヒトの運動は複雑な段階を経て円滑に行われる。運動の動機形成は大脳辺縁系，運動の方略は大脳連合野系，運動プログラムは運動領野・大脳基底核・小脳系で形成される。運動の実行には脊髄・末梢神経・筋系がかかわる。さらに実行された運動は感覚系によって中枢へフィードバックされる。この一連のシステムのいずれかが機能不全に陥ることで協調運動障害が生じる[2]。

ところで静的な姿勢の保持，あるいはゆっくりとした動きではフィードバック制御が重要な役割を果たしている。これに対し速い動きに伴う姿勢保持には異なる制御機構が働いていると考えられる。子どもが新たなスポーツ技術を取得しようとした場合などは，初期にはフィードバック制御が全面的にかかわってくる。動作が習熟するに従い，末梢からのフィードバックがなくても運動器が反応するようになる。この反応は次の瞬間，姿勢に何が起きるのかを予測し，運動器が活動していると考えられる。予測制御という意味合いでフィードフォワードと呼ばれる。フィードフォワード制御は，あらかじめ必要な運動プログラムが中枢神経に用意されており，一連の運動は感覚のフィードバックなしに行われる。これらの運動プログラムは初めから用意されているものではなく，運動経験やトレーニングによって形成される。運動プログラムの蓄積には小脳が関与していると考えられている。軸足で立ちながら，反対側の足を振り上げボールを蹴るという動作においては，同じ動作を繰り返し経験することで，一連の姿勢変化に伴う筋活動が運動プログラムとして小脳に形成される。このことで当該動作はスムーズに敏速に遂行可能となる[3]。

DCD児では中枢と末梢の一連のシステムに機能不全があり，フィードバック機能低下と運動プログラム形成の停滞が観察される。理学療法介入は，姿勢制御に関するフィードバッ

ク機能を高め，運動プログラム形成を促すことに焦点があてられる。このことで静的および動的姿勢制御の向上を目標とする。

3 介入方法

1）介入の考え方[3]

　姿勢制御のためには，体幹筋全体が常に協調し，その瞬間の状態に適応して活動する必要がある。静的な姿勢保持であっても体重心が一点に静止することはなく，体幹筋は常に微調整を繰り返し姿勢を保持している。わずかな上肢の動きであっても，体重心位置は大きく変化し，変化に応じた筋活動が必要となる。筋活動を調整し常に適切な筋活動バランスを保っているのは中枢神経コントロールシステムの働きによる。中枢神経コントロールシステムが健全に働いている必要がある。

　動作中の姿勢制御にも中枢性神経コントロールが重要な役割を果たしている。素早い動作ではフィードフォワード制御が必要となる。フィードフォワード制御のための運動プログラムは運動経験に基づいて構築される。介入では機能的動作中に求められる体幹と四肢の協調性を改善させる。運動の正確性，筋の適切な収縮力と筋が活動するタイミングを向上させることで協調性のある動きを獲得することを目標にする。

2）介入の注意点

　DCD児はボディイメージの低さが指摘されている。この点は末梢からのフィードバック機能，およびその処理過程の障害が予想される。不器用さ，姿勢の不安定さはフィードバック機能に加え，フィードフォワード制御の障害が考えられる。

　介入としては姿勢制御練習を行うが，対象児が自らの姿勢，四肢の位置，関節の状態を理解できるよう工夫する必要がある。具体的には①目的とする姿勢をみせる，②四肢体幹を操作し他動的に姿勢を作り，そのうえで言語的に説明する，③各関節の状態を個々に経験させ，そのうえで姿勢を構築する，といった手順をとる。目的姿勢が独力で取れるようになったら，少しずつ動きを加え，動的な姿勢制御へ進む。

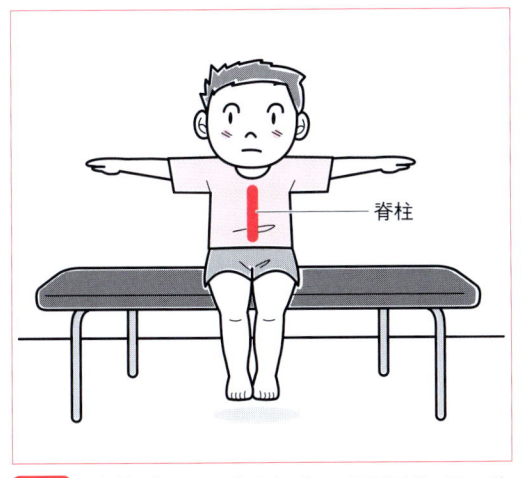

図1　座位バランス（ペルビス ラテラル ティルト）step 1

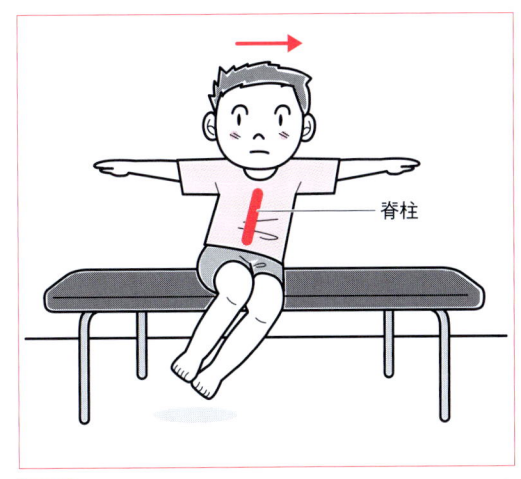

図2　座位バランス（ペルビス ラテラル ティルト）step 2

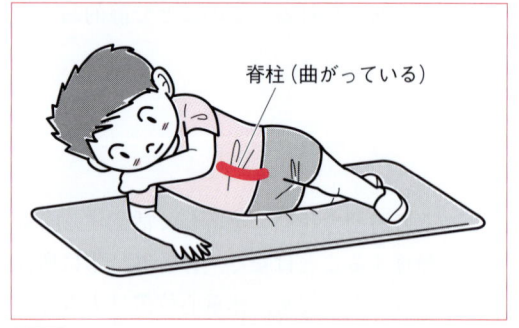

3章. それぞれの疾患における理学療法・作業療法

図3 側方ブリッジ（サイドブリッジ）step 1　脊柱（曲がっている）

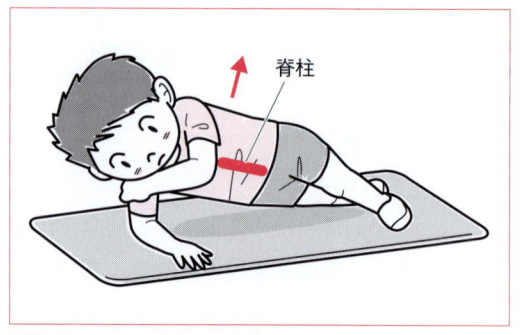

図4 側方ブリッジ（サイドブリッジ）step 2　脊柱

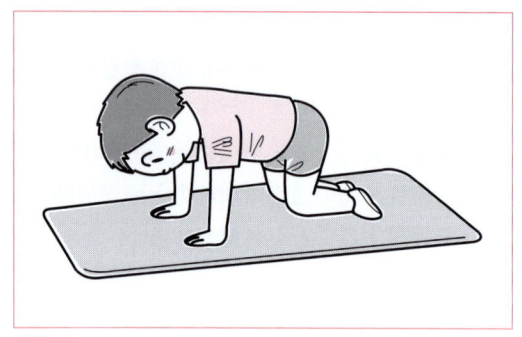

図5 四つ這い位バランス（バード ドッグ）step 1

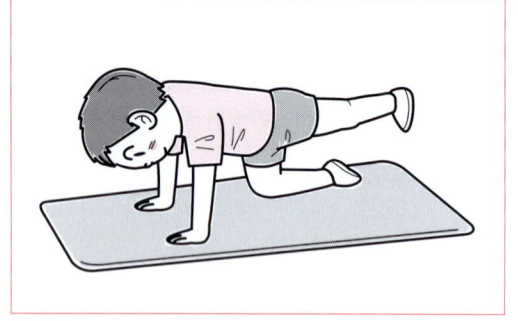

図6 四つ這い位バランス（バード ドッグ）step 2-1

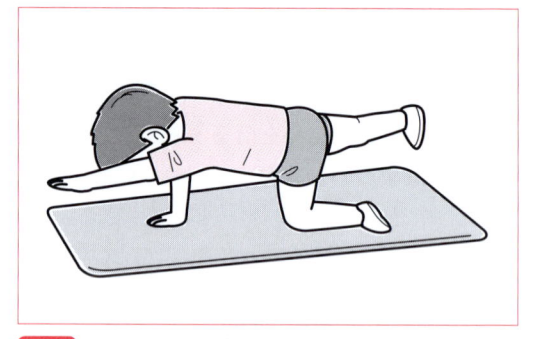

図7 四つ這い位バランス（バード ドッグ）step 2-2

3）具体的な姿勢

　静的な姿勢練制御をstep 1とし，安定したら動的姿勢step 2へ進む。
　a．座位バランス（ペルビス ラテラル ティルト）
　Step 1：ベッドサイドに足を浮かせて座る。両上肢をベッドと平行に横へ伸ばし保持する（図1）。
　Step 2：一側方へ重心を移動，このとき，両手は上肢とベッドの平行を保つ（図2）。
　b．側方ブリッジ（サイドブリッジ）
　Step 1：肘で支えた側臥位となり下肢を伸ばす（図3）。

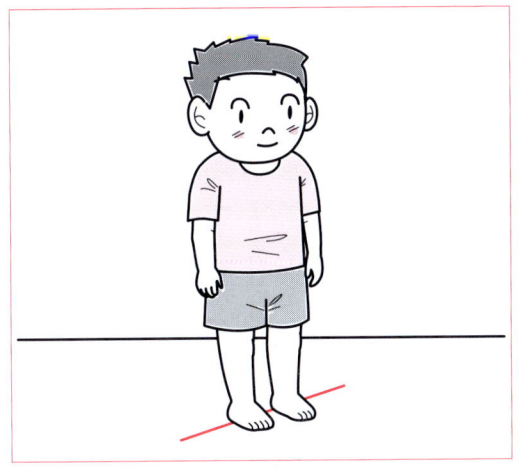

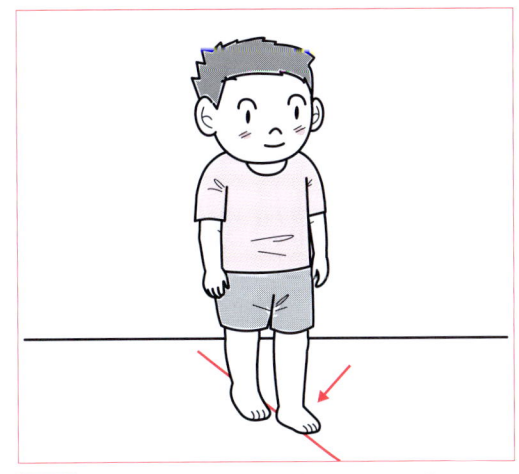

図8 立位バランス（タンデム スタンス）step 1

図9 立位バランス（タンデム スタンス）step 2

Step 2：足部を支点にして骨盤を挙上し，体幹を一直線に保つ（図4）。
c．四つ這い位バランス（バード ドッグ）
Step 1：四つ這位姿勢を保持する（図5）。
Step 2：一側下肢を挙上し保持する（図6）。いったん戻し，一側上肢を挙上する。
安定してできれば，一側下肢を挙上し保持し，このまま反対側上肢を挙上する（図7）。
d．立位バランス（タンデム スタンス）
Step 1：足を肩幅に開き立位を保持する（図8）。
Step 2：一側の踵を反対側のつま先につけ，立位を保持する（図9）。

（新田　收）

文　献

1) 岡　明：発達性協調運動障害．小児科臨床 61：2552-2256，2008
2) 望月　久：協調運動障害に対する理学療法．理学療法京都 39：17-22，2010
3) 新田　收，中丸宏二，相澤純也，他：腰痛予防のためのエクササイズとセルフケア．ナップ，p73-285，2009

2. 中枢神経に起因する疾患
―周産期後

2-1 頭部外傷・脳症・脳炎（概説）

1 頭部外傷・脳症の定義および特徴

1）頭部外傷

頭部外傷は小児外傷中，高頻度で観察される。小児の死亡原因としては上位であり，重篤な後遺症を引き起こすことも多い。特に施設によっては24時間以上の昏睡期間を有したものを重症頭部外傷と定義し区別する場合もある[1]。

2）脳症・脳炎

脳症は高熱等のために脳機能が低下した状態を指す。同じように脳機能低下を指す概念に脳炎がある。中枢系にウイルスの侵入や炎症所見がある場合は脳炎とされ，なければ脳症とされる。脳炎はウイルスの直接侵襲による一次性脳炎と，免疫的機序が主体の二次性脳炎に分類され，両者の混在も存在する。また脳炎と脳症の鑑別は病初期では困難である[2]。

2 頭部外傷・脳症の分類

1）頭部外傷[3]

a. 頭蓋骨骨折

成人に比較して陥没骨折が多く，頭蓋底骨折が少ない。小児の頭蓋骨は柔らかく外力で容易に陥没するためと考えられる。

b. 頭蓋内血腫

頭蓋骨が柔らかいため，骨折を伴わず血管損傷を起こし硬膜外血腫を生じる場合がある。しかし頻度は成人に比較し低い。これに対し硬膜下血腫は頻度が高い。受傷時に回転性の力（剪断力）が頭部に加わり，脳の位置がずれ，橋静脈が切断し出血する。

c. びまん性脳損傷

びまん性軸索損傷とびまん性脳腫脹を総称してびまん性脳損傷と呼ぶ。びまん性軸索損傷は剪断力による脳実質の損傷である。びまん性脳腫脹は小児に多く，挫傷やびまん性軸索損傷によるものと，受傷後の低酸素やショックによる二次性脳損傷によるものがある。

2）脳症・脳炎[4,5]

a. 急性壊死性脳症（ANE）

東アジアの乳幼児に好発する。発症に先立ち，発熱を伴うウイルス感染が認められる。原疾患にはインフルエンザ，突発性発疹，ロタウイルス腸炎が多い。多発性の浮腫性壊死性病変が視床を含み両側性に生じる。

b. 急性脳症（二相性脳症，AESD）（図1）[6]

日本で多く観察される。発熱，痙攣重積で発症，意識はいったん改善するも，4～6病日目に痙攣が再発し，意識障害が再発する。インフルエンザの関与が多い。

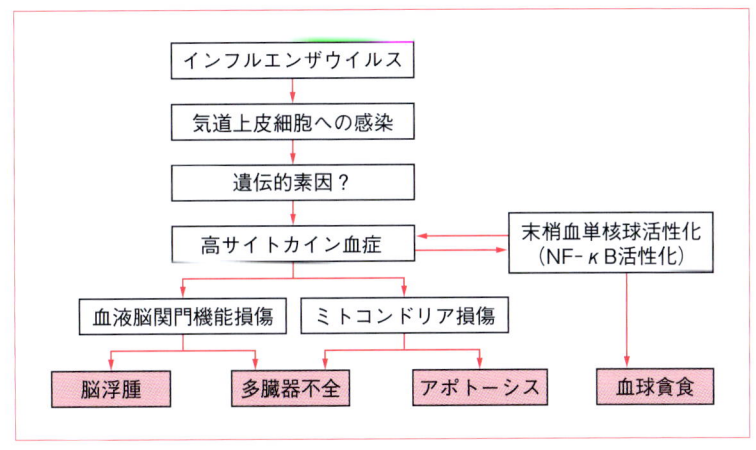

図1 高サイトカイン血症タイプの脳症の病態（推定）
（文献6より）

c. 出血性ショック脳症症候群（HSE）

急性脳症と播種性血管内凝固症候群（DIC）の組み合わせ。高熱，意識障害，痙攣，ショック，下痢，肺・腸管からの出血が主徴である。

d. 急性散在性脳脊髄炎（ADEM）

感染症発症後，あるいは予防接種後，数日〜2週後の脳脊髄に散在性に多巣性病変が生じ，さまざまな神経症状を呈する。

3 頭部外傷・脳症の原因

1）頭部外傷[7]

小児の死亡原因で最も多いのが不慮の事故である。このうち頭部外傷はある程度の割合を占めている。特に問題となるのは虐待である。虐待による頭部外傷は乳幼児期外傷死亡原因の第1位である。

2）脳症・脳炎

インフルエンザ，突発性発疹，ロタウイルス腸炎が発症原因となることが多い。また日本脳炎ウイルスが脳に侵入することが原因となる日本脳炎もある。日本脳炎は東南アジアでは3〜4万人が発症しているが日本では減少している[8]。

4 合併症

1）頭部外傷

網膜出血を伴うことが多く，視覚障害の原因となる。脳機能低下に伴いさまざまな後遺症が観察される。

2）脳症・脳炎

後遺症として，知的障害，運動麻痺，てんかん，視聴覚障害が観察される。

（新田　收）

文献

1) 柳迫康夫,坂口 亮,君塚 葵,他:小児症頭部外傷の運動機能の予後について.リハビリテーション医学 27:722,1990
2) 宮崎千明:急性脳炎・脳症.小児科診療 8:1475-1479,2009
3) 植田育也:小児の頭部外傷の特徴と集中治療.日本医事新報 4405:58-63,2008
4) 高梨潤一:急性脳症.小児科診療 3:447-456,2009
5) 宮崎千明:急性脳炎・脳症.小児科診療 8:1475-1479,2009
6) 市山高志:インフルエンザ脳症の病態解析と治療戦略.山口医学,59:5-8,2010
7) 荒木 尚,横田裕行,他:児童虐待における頭部外傷の脳神経学的アプローチ.脳と発達 41:175-180,2009
8) 池田ちずる:日本脳炎.チャイルドヘルス 12:44-45,2009

◆ 頭部外傷・脳症・脳炎に対する理学療法介入

1 評 価

▼急性期の評価

意識レベル,呼吸状態,バイタルサインを確認する。痙攣の有無に留意する。

小児の意識レベルについては,乳幼児に対するJapan Coma Scale(JCS)(表1)[1],乳児用Glasgow Coma Scale(GCS)(表2)[2]を参考に評価する。

身体機能の評価としては,呼吸機能,粗大運動機能,関節可動域,筋緊張などを評価する。

運動機能の評価には病前の運動機能(運動発達),認知機能(認知発達)の評価も必要である。

表1 乳幼児に対する Japan coma scale

Ⅰ.刺激しなくても覚醒している状態	
1. あやすと笑う。ただし不十分で声を出して笑わない	
2. あやしても笑わないが,視線が合う	
3. 母親と視線が合わない	
Ⅱ.刺激すると覚醒する状態(刺激をやめると眠り込む)	
10. 飲み物をみせると飲もうとする。あるいは乳首をみせれば欲しがって吸う	
20. 呼びかけると開眼して目を向ける	
30. 呼びかけを繰り返すとかろうじて開眼する	
Ⅲ.刺激をしても開眼しない	
100. 痛み刺激に対し払いのけるような動作をする	
200. 痛み刺激で少し手足を動かしたり顔をしかめたりする	
300. 痛み刺激に反応しない	

(文献1より)

表2 乳児用改変 Glasgow coma scale

活動性	最良の反応
開眼動作	
自発開眼	4
呼びかけで開眼	3
痛み刺激で開眼	2
開眼せず	1
発語	
機嫌良好	5
不機嫌	4
痛み刺激で啼泣	3
痛み刺激でうなり声	2
発語なし	1
運動	
正常な自発運動	6
触ると逃避反応	5
痛み刺激に逃避反応	4
異常屈曲姿勢	3
異常伸展姿勢	2
反応なし	1

(文献2より)

2 解釈

　小児の脳の解剖学的特徴としては，①脳が未熟である半面，損傷を受けた場合の回復の可塑性がある，②頭蓋骨が柔らかく外力で直接損傷を受けやすい，③身体に比べて頭部が大きく不安定であることが挙げられる。また，小児頭部外傷に関していえば，①脳挫傷を伴わない硬膜下血腫を生じやすい，②二次性脳損傷により，びまん性脳損傷や急性脳腫脹など頭蓋内圧亢進が起きやすい，③身体に比べて頭部が大きく頚部筋が弱いこと，また神経髄鞘が未発達なことより，回転速度によるびまん性脳損傷を起こしやすいなどが特徴として挙げられる。小児の脳は可塑性が大きく，幼児期から小学校低学年においては，後天性脳損傷後，予想以上の回復を示すことが多い。

1）頭部外傷

　頭部外傷の障害像としては，身体障害・精神障害ともに多彩である。

　身体障害：運動麻痺（片麻痺，四肢麻痺など）や運動失調などの協調運動障害，視野視力障害，脳神経麻痺など。

　精神障害：知能低下，てんかん，高次脳機能障害（記憶障害，視覚認知障害，失語症）など。合併症としての「てんかん」は重度の障害を残した例以外では比較的予後がよい。

a．急性硬膜下血腫

　生後6カ月～1歳頃では，畳の上での転倒程度の軽微な外傷により急性硬膜下血腫を生じることがある。これは脳挫傷を伴わず，橋静脈の断裂により発生する。瞳孔不同や片麻痺が認められる頻度は急性硬膜外血腫より高い。虐待による硬膜下血腫の場合，骨折の部位や打撲部位と関連のない位置に生じる傾向にあり，また，複数の部位に認められることが多い。特に後頭葉から半球間裂，後頭蓋窩に存在する傾向にある。また，硬膜下血腫と網膜出血を伴った，片側の半球性虚血病変は，虐待を強く示唆するとの報告もある[3]。

b．急性硬膜外血腫

　急性硬膜下血腫より大きな外力によって発生することが多く，骨折を伴うことも多いが，小児では板間静脈や硬膜血管が豊富なため，頭蓋骨骨折がなくても血腫が形成されやすく，その頻度は8～20％とされている。一般に急性硬膜下血腫と比べ予後は良好なことが多いが，受傷直後より意識消失のあるものや，手術直前の意識レベルの重篤なものは予後不良なことがある。

2）脳炎・脳症

　臨床的には脳炎・脳症いずれも発熱，痙攣，意識障害などの神経症状を認める点で共通性がある。病理学的には脳炎が細胞浸潤など炎症所見を主体とするのに対し，脳症では炎症所見を欠き，脳浮腫が主体となるが，両者を完全に区別することは困難な場合も多い。

　原因，および分類としては，低酸素性，無酸素・虚血性，低血糖性，代謝性，感染性など多くの原因が挙げられる。脳浮腫の改善により，運動機能の改善がみられることが多い。

a．急性期

　呼吸障害，痙攣発作による低酸素状態に注意し，二次的合併症の予防に努めることが重要である。不機嫌さが残っていることが多い。

b．障害像

　原因により障害像は異なるが，身体障害としては運動麻痺，嚥下障害，視力障害，聴力障

害が挙げられる．精神障害としては，知能低下，てんかん，視覚認知障害，失語症，記憶障害，言語性学習障害，多動，多弁などが挙げられる．大脳の広範な損傷を伴うことが多いことから，特に知能低下が問題となることが多い．合併症としての「てんかん」は難治なことも多い．

3 介入方法

小児の後天性脳損傷に対するリハビリテーションプログラムについては一般化したものはみられず，頭部外傷，脳炎・脳症に対する理学療法介入についての効果的なアプローチは未だ確立していない．多彩な障害像を呈するため，症例ごとに適切なプログラムを立案し，各専門スタッフが連携をとり，その上で個別にかかわっていく必要がある．栗原は後天性脳損傷児全体に共通するリハビリテーションプログラムを報告している（**表3**）[4]．

1）介入の考え方

後天性脳損傷児に対するリハビリテーションは，失われた機能の回復と同時に，新たな発達の獲得を支えるものである．早期に介入し，離床を促し，運動を促すことが重要である．また，合併症のてんかんに気をつけ介入していく．子どもの能力が最大限に引き出せる環境を提供することを念頭に置き，課題設定を行う．家族への説明・指導を十分に行い，家族の理解を求め，早期より積極的に子どもに働きかけてもらうことが重要である[5]．

a．頭部外傷

二次的な障害の予防，機能の改善，代償的な技術の習得，環境調整などが基本となる．急性期症状が落ち着いた時期からは，姿勢保持の訓練が開始される．頭部・体幹のコントロールを獲得する練習から行い，基本動作，ADL練習に移行していく．同時に摂食・嚥下の練習も行っていく．病巣の局在性が高い場合，臨床像に左右差を強く認めることがある．形態的左右差をもつ場合は，成長に伴い左右差が増大する場合があるので，左右差を考慮し，早期に骨・筋肉の成長を踏まえた装具作製も必要である．

b．脳炎・脳症

急性期リハビリテーション：呼吸理学療法，褥瘡予防，拘縮予防のための関節可動域エクササイズ，ポジショニングが中心となる．

回復期リハビリテーション：急性期症状が落ち着いた段階で，本格的な呼吸・姿勢・緊張などの管理と家族指導を行う．意識障害の改善とともに運動発達を促す練習を実施していく．重度の障害を残した例を除くと運動障害は軽快することが多いが，知的発達に問題が生じる例も多いので，心理・言語療法と学習指導に力が入れられる．上肢・体幹に筋緊張低下が残存する症例も多いので，抗重力位での上肢の使用なども促していく．

c．心理面へのアプローチ

後天性脳損傷児をもった家族は，正常であったときの子どもの状態を肌で感じていた経験をもっていることから，障害を発症したときには急激な精神的ショックを受け，そこから抜け出すのに長い時間がかかる[6]．そのため，急性期リハビリテーションにおいて，家族支援は欠かせない．発達障害に対するリハビリテーションにおいてもチームアプローチは大切であるが，後天性脳損傷においてもチームアプローチが機能改善に大きな効果を発揮する．なぜならば，家族のかかわりが子どもの機能改善に大きく影響すると考えられるからであ

表3 後天性脳損傷者に対するリハビリテーション

機能障害の程度	機能障害			リハビリテーションの内容						
	身体障害		精神障害		医師	理学療法士	作業療法士	言語聴覚士	臨床心理士	教師	ケースワーカー
	運動障害	嚥下障害	知的障害	認知障害							
重度	寝たきり	→	重度	→	・血液・尿検査 ・頭部画像検査 ・脳波検査 ・合併症の治療 　てんかん 　水頭症 　硬膜下血腫 　シャント管理 　など ・栄養管理 ・経管栄養 ・排痰吸引指導 ・筋緊張緩和薬などの投与 ・装具作製の処方	・関節可動域訓練 ・排痰訓練 ・寝返り訓練 ・車いす作製への支援 ・立位訓練 ・外傷予防頭部保護帽作製への支援 ・歩行訓練	・食事動作訓練 ・感覚刺激 ・食事・更衣・排泄動作訓練 ・日常生活動作自立訓練	・摂食・嚥下訓練 ・コミュニケーション能度の獲得訓練 ・コミュニケーションの成立訓練 ・失語症の治療 ・言語評価	・刺激への反応向上 ・刺激への理解の向上 家族の障害受容への支援 ・認知訓練 ・心理評価	・学習 ・復学への調整	・情報提供 ・在宅への環境調整
	座位		軽度								
	伝い歩き										
軽度 正常	歩行		正常								

(文献4より)

る。そのため突然生じた子どもの障害に対応するためには，子どもへの理学療法を行うのと並行して，家族への専門的アドバイスと心理面からの支援が欠かせない。

(長友昌子)

文 献

1) 吉田雄樹，黒田清司：頭部外傷．小児科診療 64：1991-1996，2001
2) 植田育也：小児の頭部外傷の特徴と集中治療．日本医事新報 4405：58-64, 2008 (James HE：Neurologic evaluation and support in the child with an acute brain insult. Pediatr Ann. 15：16-22, 1986)
3) 荒木　尚，横田裕行：児童虐待における頭部外傷の脳神経外科的アプローチ．脳と発達 41：175-180, 2009
4) 栗原まな：後天性脳障害．小児科診療 65：605-611, 2002
5) 栗原まな：後天性脳損傷児に対する早期リハビリテーションの重要性：救急医療との連携を目指して．日本小児科学会 113：1519-1530, 2009
6) 栗原まな：後天性脳損傷．リハビリテーション MOOK8 小児のリハビリテーション 病態とライフステージへの対応．金原出版，p12-22, 2004

◆ 頭部外傷・脳症・脳炎に対する作業療法介入

1 評 価

　頭部外傷や脳症となった子どもたちは，その受傷した部位や範囲により，身体障害や高次脳機能障害などの程度や種類が大きく異なってくる。また，急性期ではその予後を正しく判断できない場合が多く，作業療法を行っていくなかで常に状態を再評価しながら正しく状態を把握し，適切な支援を行っていく必要がある。

　急性期では，痛みのコントロールのために投薬されている場合や，脳浮腫などにより意識障害を起こしていることが多い。意識障害の原因を担当医師に確認するとともに，意識障害の状態や変化を把握していく必要がある。

　意識障害の評価スケールとして Glasgow coma scale (GCS) などがある（表1）。この時期に重度の心身障害の状態であっても注意深く評価する必要がある。子どもたちのなかには，運動や言葉などによる表出はできなくても理解はできる，という子も多い。しかし，医師や看護師の多くは医療的な処置に追われ，子どもの細かな反応を見逃していることが多い。作業療法士は，視覚・聴覚・触覚・痛覚・深部感覚に対する些細な反応を継続して評価する必要がある（表2）。わずかでも動く部分があるか，またその動きの誘発要因は何かといったことを評価していく必要がある。

　四肢，体幹，顎などの関節可動域，筋緊張の状態の評価を行う。

　この時期の家族の心理状態は混乱していることが多い。不用意な発言を避けるために受傷した原因や経緯などを事前に把握してから家族と接する必要がある。

　ベッドのギャッジアップ，姿勢，心拍数の上昇範囲，血圧低下などが禁忌事項の場合があるので，担当医師や看護師に確認する必要がある。

　急性期後の回復期では，重症心身障害の場合には，急性期で示した評価を継続する必要がある。全身の関節可動域，筋緊張の状態の評価も継続して行う。筋緊張の状態の評価は，腹臥位，側臥位，背臥位等で行い，可能であればベッド上や座位保持装置等での座位姿勢など

表1 Glasgow coma scale (GCS)

成人用		小児用	
1. 開眼 (eye opening；E)			
自発的に	4	自発的に	4
音声により	3	音声により	3
疼痛により	2	疼痛により	2
開眼せず	1	開眼せず	1
2. 発語 (best verbal response；V)			
指南力（見当識）良好	5	—	—
会話混乱	4	—	—
言語混乱	3	啼泣	3
理解不明の声	2	自発呼吸あり	2
発語せず	1	無呼吸	1
気管内挿管・切開	T	—	—
3. 運動機能 (best motor response；M)			
命令に従う	6	—	—
疼痛部位認識可能	5	—	—
四肢屈曲逃避	4	疼痛部位認識可能	4
四肢屈曲異常	3	四肢屈曲逃避	3
四肢伸展	2	四肢伸展	2
まったく動かず	1	まったく動かず	1

＊表記例：$E_2V_4M_6=12$，など

表2 評価項目（一部）

視覚	対光反射	ペンライトを眼にあてて瞳孔の縮小を確認する（左右差注意）
	瞬目反射	ライトやOTの手などを急激に眼の前に提示し瞬きをするか
	注視	指標をみつめる。両側，一側ずつと行う
	追視	指標を眼で追うか
	輻輳反射	近づく指標で両眼が内転，離れる指標で外転するか
聴覚	瞬目反射	大きな音で瞬きがでるか
	人の声	家族や姉妹，友人の声と他人の声との反応の違い
	音楽	音楽の種類による反応の違い
触覚	口腔内	グローブをしたOTの指で口腔内を刺激したときの反応
	顔面・手掌・足底	触覚刺激に対する反応
痛覚	全身	点滴の際に注射針などを刺されたときの反応
深部感覚	四肢	動かされたときの反応

で行う。
　将来の摂食嚥下にむけて口腔機能の評価も重要になってくる。唾液の嚥下が可能かどうか，口腔反射の確認も必要となる。摂食指導が開始できるようであれば，歯科医師などと相談しながら初めは，ペースト状の物を少量与えて，唾液嚥下が誘発されるかを評価する。その後，食物形態を上げていけるかの十分な評価が必要である。水分は誤嚥の危険性が高いので初期の評価には用いてはならない。
　随意的な運動が確認できる状況であれば，さまざまなおもちゃなどを用いて，因果関係の理解ができているかを確認する必要もある。また，好みの音楽やテレビや絵本があるか，問いかけに対してどれだけ理解しているかといった評価も必要となる。
　子どもにできることが増えてきた場合には，家族の心理的状況，対応能力などを確認しながら，家族ができる支援内容を提供する必要がある。
　運動障害が軽度の場合は，発達検査や知能検査を受け認知・言語の状態を把握する。それらの結果により，より詳細な検査を行う。たとえば視知覚障害が疑われるようであればフロスティッグ視知覚発達検査などを行ってみるとよい。
　家族に受傷前の性格と変化がないかの確認をすることも必要となる。

2 解　釈

　頭部外傷や脳症の症状や障害の程度や範囲はさまざまであり，その予後も無症状から最重度までさまざまである。子どもの変化に合わせた評価により解釈していく必要がある。また，子どもをとりまく家庭や学校などの評価も含めていく必要がある。

3 介入方法

1）急性期

　急性期では，意識障害が強い場合に正中神経電気刺激療法[1]が用いられる場合があるが，実施担当医師との相談が必要である。正中神経電気刺激療法は，脳波所見を含む意識レベルの改善のみならず，自律神経機能の改善が期待できるが，すべての症例に有効というわけではないので，十分なインフォームドコンセントが必要である。筋緊張の亢進が認められる場合には，姿勢管理が重要になる。背臥位で反り返りやすい場合は，膝の下にクッションなどを入れて股関節と膝関節が屈曲するようにする。側臥位の場合は，頸部が脊柱と一直線になるように枕を使用し，抱き枕を抱かせ，下肢は股関節と膝関節を屈曲，股関節は軽く外転するように両大腿間にクッションをはさむとよい。唾液嚥下が困難でむせる場合は，側臥位での管理が有効である（図1）。また，姿勢管理とともに低周波治療器などの物理療法により筋緊張部位を刺激することで筋緊張を低下させることや廃用性萎縮を防ぐこともできる。脳波異常や心機能に問題がある場合は禁忌となることがあるので，確認が必要である。筋緊張が亢進していても低下していても，徒手的な関節可動域訓練が必要であり，これにより関節可動域の維持のみならず，深部感覚が入力されることによる身体への刺激にもなる。
　座位姿勢が取れる場合は，ベッドをギャッジアップしたり，必要に応じて座位保持装置やリクライニング機能付きの車いすなどを利用していく（図2）。この際には血圧や血液中の酸素飽和度（SpO_2）などのバイタルサインの確認が必要である。

図1 姿勢管理

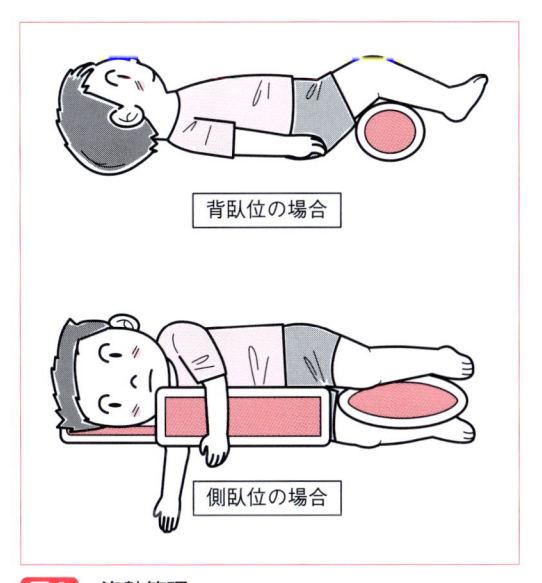

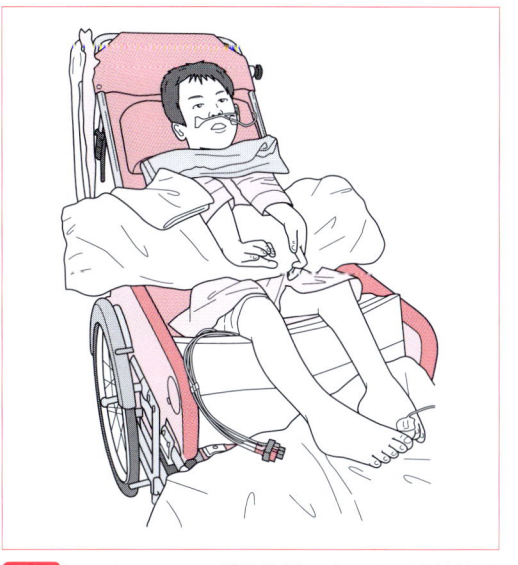

図2 リクライニング機能付き車いすに姿勢管理しながら座っている様子

　食事を経口摂取していない場合でも，急性期から歯磨きが行われているかを担当看護師に確認し，行われていない場合は行うように指導する。歯磨きを行うことで虫歯や歯石を防ぐとともに，強力な感覚刺激となる。歯磨きをすると唾液の分泌量が増えるので，その唾液が嚥下されるかどうかの確認をしていく。唾液によりむせるようであれば，吸引しながら行うべきである。咬反射により開口しない場合は，奥歯の奥の歯茎部を足底方向に指で押すと開口する場合がある。開口した際に棒にガーゼを巻いた物などを入れ，開口を保持して歯磨きを行う。歯磨きの方法などは，歯科衛生士がいる場合は指導を仰ぐとよい。

　評価の項で示したさまざまな感覚刺激入力により意識レベルの向上や反応を促していく。

2）回復期

　回復期では，自発運動が出て意識レベルが上がってきた場合に，その子どもの好むおもちゃで遊んだり絵本の読み聞かせなどを行うとよい。テレビやビデオを受け身的にみる環境になりやすいが，自発運動を利用した自発的にかかわれる環境の提供が重要となる。自発運動が乏しい場合は，支援技術を利用していく[2]。電動のおもちゃであれば外部スイッチで操作可能に改造することで子どもたちが楽しく過ごせる時間が確保できる。テレビのチャンネルを外部スイッチにより変えられるようにすることも可能である。家族や友人の画像を入れたパソコンと外部スイッチとがつなげられるように改造したマウスやスイッチインターフェイスを利用すれば，プレビュー画面でクリック動作を行うことで，自分で画像を変えながらみることも可能である（図3）。生活が昼夜逆転とならないためにも昼間の活動時間を確保していくことが重要である。

　スイッチ操作が可能であれば，付き添いの人がいない場合にナースコールを押せるようにすることも非常に重要である。ナースコールを改造して外部スイッチをつなげることも可能であるが，事故が起こった際には，改造した人の責任になるので注意が必要である（図4）。

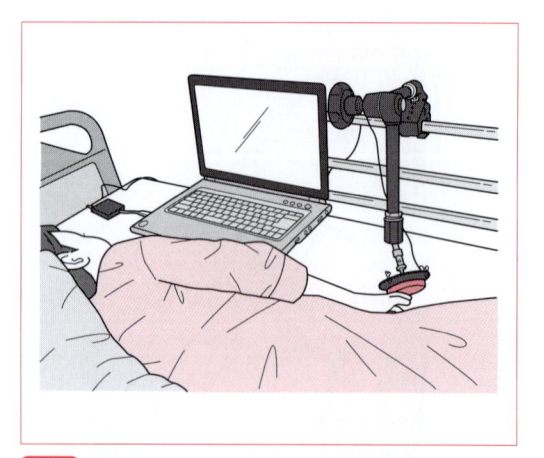

図3　外部スイッチでパソコンゲーム操作をしている様子

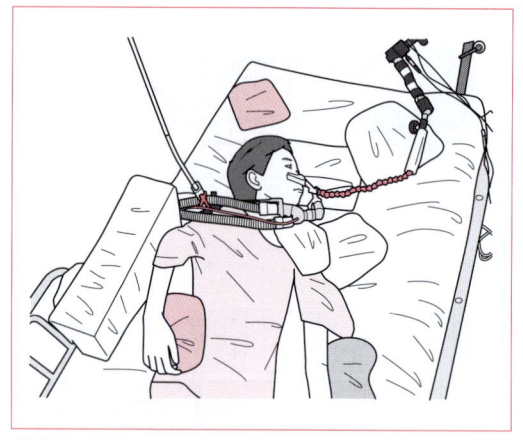

図4　センサーを舌で操作してナースコールを利用している様子

表3　要求リスト（例）

1	いたい	7	ねたい
2	くるしい	8	さみしい
3	あつい	9	おなかすいた
4	さむい	10	おかあさん
5	からだのむきをかえて	11	おとうさん
6	すわりたい	12	ここにはない

　既製品で対応することも可能な場合があるのでそちらを利用することを勧める[3]。既製品で対応できない場合は，外部スイッチがつなげられる呼び出しブザーなどを利用するのもよい[4]。病棟看護師には，ナースコールやブザー設置の初めは頻回に鳴らしたり，誤操作により鳴ることもあるが，鳴るたびに子どもの所に顔をみせるように依頼する。暫くすると必要なときだけ鳴らすようになり，結果的には子どもも安心でき，看護師側も適切な看護が行えるようになる場合が多い。病棟側への理解を促すことが非常に重要である。

　ADL指導が可能な場合は，必要があれば自助具などを利用しながら行っていく。摂食可能な状況であれば，誤嚥に注意しながら摂食指導を行っていく。総カロリーや水分量の調整が必要になることもあるので，担当医師に確認が必要である。

　高次脳機能障害が認められる場合は，評価結果に基づきその指導が必要になってくる。

　コミュニケーションが取れるように工夫していくことも重要である。発声が困難な場合でも文字・写真・実物などその子どもが理解できる物を利用して意思をくみ取る必要がある。文字盤を利用したり，写真カードを用意したり，実物を提示することで，視線や頷きや指差しで意思を伝えることができることもある（表3）。可能であれば意思伝達装置を利用することも必要である。また，子どもに質問をする際には，「Yes・No」で答えられるような聞き方をするとよい。このことは，作業療法士だけでなく，看護師や家族などその子どもにかかわるすべての人の間で統一していく必要がある。

家族に対しては，家族ができる支援内容を計画していくことも非常に重要である．家族が行うことで，子どもも安心でき，親としての役割を果たせていると親自身の有能感を高めることができる．支援内容は，関節可動域訓練といった身体機能だけでなく，昼間の活動やADL，コミュニケーションなども含めていく必要がある．

　受傷後3カ月頃には，必要に応じて身体障害者手帳の申請が可能となる．医師やケースワーカーと相談しながら必要に応じて申請していく．身体障害者手帳をもつことで，装具や車いす，座位保持装置，意思伝達装置，吸引器などを制度を利用して取得することが可能となる．また，外泊や退院に向けて準備していく必要がある．福祉用具については，2章9-5の項（p103-106）も併せて参照されたい．

（鴨下賢一）

文　献

1) 岡本恵助，山中　学，長谷川修：意識障害患者における正中神経電気刺激療法の検討．臨床脳波 47：41-46, 2005
2) 田中勇次郎，鴨下賢一，清水功一郎，他：障害者IT活用支援ガイドブック．日本作業療法士協会，2008
3) 株式会社ケアコム：ナースコール子機
   http://www.carecom.jp/product/medical/accessories/item02/index.html
4) 徳永装器研究所：ワイヤレスコール「ベルピカくん」
   https://su40.wadax.ne.jp/~amor-co-jp/1_43.html

3. 染色体に起因する疾患

3-1 Duchenne型筋ジストロフィー（概説）

1 筋ジストロフィーの定義および特徴[1]

　筋ジストロフィーの病因・病態生理についてはさまざまな側面から研究がなされ，その発症メカニズムについては近年目覚ましい進歩をみせているが，いまだ不明な点も多い。筋ジストロフィーには複数の型が存在するが，共通するのは骨格筋が障害される進行性遺伝子疾患という点である。初期に下腿の仮性肥大，登はん性起立（Gowers徴候）が観察される（図1）。

2 筋ジストロフィーの分類[2]

A 性染色体劣性筋ジストロフィー

1) Duchenne型筋ジストロフィー

　2～5歳に症状が明らかになる。歩行困難，転倒，階段昇降困難といった腰帯筋の筋力低下に始まり，肩甲筋の筋力低下が起こる。腓腹筋の仮性肥大が90％に認められる。9～13歳で歩行不能となり車いすの生活に移行する。呼吸不全あるいは心不全により20歳前後で死亡する場合が多い。

2) Becker型筋ジストロフィー

　5～15歳頃に症状が明らかになる。20歳代で車いすに移行し，40歳代で死亡する場合が多い。

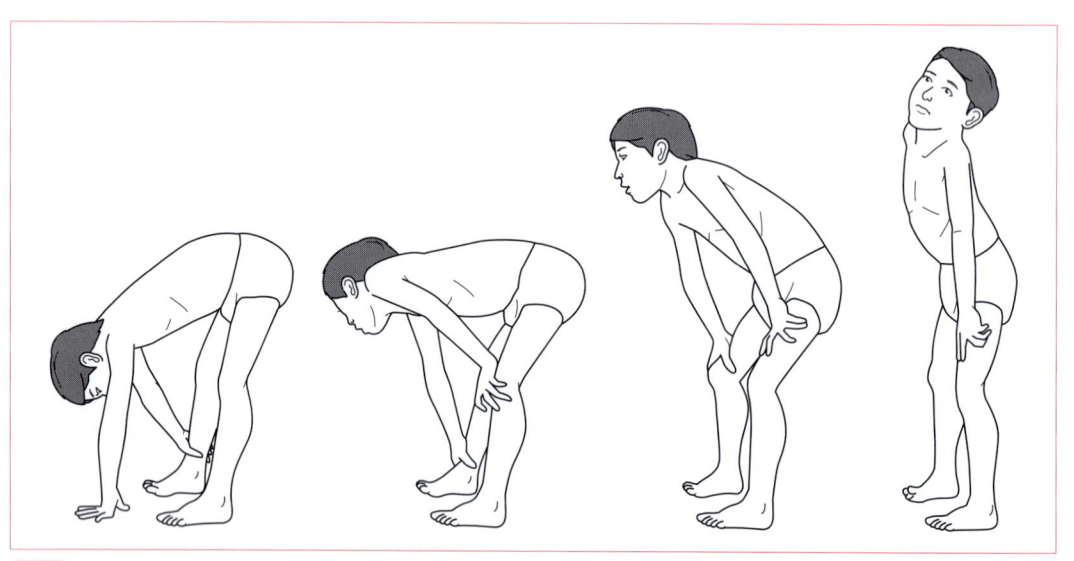

図1　登はん性起立（DMD，10歳，stage Ⅳa）

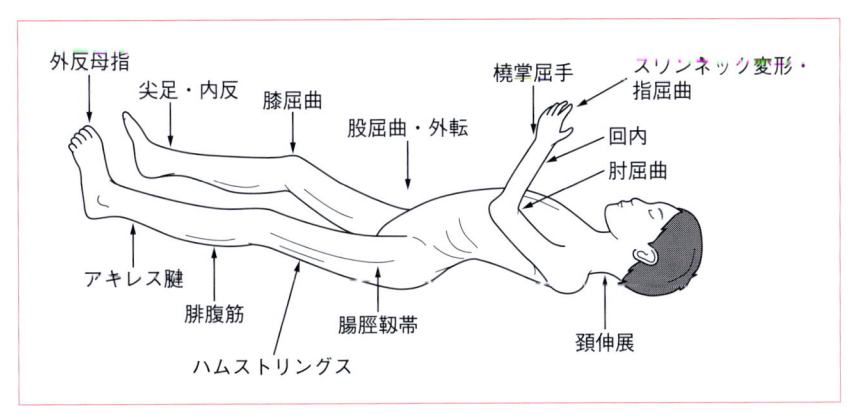

図2 筋ジストロフィー
Duchenne型筋ジストロフィーにみられる変形
（文献1より改変）

3）Emery-Dreifuss型筋ジストロフィー

発症は4～5歳，上腕の筋萎縮により発見される。筋力低下は上腕部に高度に出現する。心筋の伝達障害を合併することがあり，突然の心停止をきたす場合がある。

Ⓑ 常染色体優性筋ジストロフィー

1）顔面肩甲上腕型筋ジストロフィー

思春期頃に発見される。顔面が主に侵され，口とがらしができないなどの症状が認められる。翼状肩甲を呈し，胸腰椎部は高度の前弯をきたす。

Ⓒ 常染色体劣性筋ジストロフィー

1）肢帯型筋ジストロフィー

10～20歳代に上肢または下肢の近位部に初発する。緩徐な進行を呈する。男女ともに発症する。

2）先天性筋ジストロフィー

a. 福山型先天性筋ジストロフィー

生下時から数カ月以内に筋緊張低下，筋力低下が明らかになる。早期から股関節，膝関節，指骨間関節に拘縮を認める。また顔面筋，前頚筋群，胸鎖乳突筋の筋力低下が認められ，歩行を獲得することは非常にまれである。全例に高度の知能障害を認める。わが国では報告例が多い。

b. 遠位型筋ジストロフィー

四肢の遠位部分から筋萎縮が進行する。症状により，常染色体優性遠位型ミオパチー，常染色体劣性遠位型筋ジストロフィー，空胞を伴う遠位型ミオパチー，眼筋型・眼筋咽頭型筋ジストロフィーなどに分類される。

3 筋ジストロフィーの原因

筋ジストロフィーの原因は現在不明な点が多い。またジストロフィーのタイプによって原因も異なる。ただし遺伝子上に問題があること，筋再生過程の一部が機能不全となっていることは共通している。ヒトの筋線維はその微細構造において破壊と再生を繰り返している。

このこと自体は正常な過程であり，筋の増強や萎縮が起こるのもこのためである。筋ジストロフィーでは遺伝子情報の問題から，筋再生が正常に行われない。このため日常的な微細筋線維の破壊に対して，再生が行われず，時間経過とともに徐々に筋が失われる。

4 合併症[1]

　a. Duchenne型筋ジストロフィー（図2）

42％が呼吸器障害，40％が心障害が原因で死亡する。脊柱・胸郭の変形が顕著となる。

　b. 福山型先天性筋ジストロフィー

72.7％が呼吸器障害，内45％が肺炎および気管支肺炎，9％が心不全が原因で死亡する。また90％に脳奇形が観察される。44％に消化管病変が観察される。

（新田　收）

文　献

1) 岩谷　力，土肥信之 編：臨床リハビリテーション・小児リハビリテーションⅡ．医歯薬出版，p97-114，1991
2) 祖父江逸郎，西谷　裕，他：筋ジストロフィー症の臨床．医歯薬出版，1985

◆ Duchenne型筋ジストロフィーに対する理学療法介入

1 評　価

　Duchenne型筋ジストロフィー症（DMD）では筋力低下が全身に及び，動作能力が低下するだけではなく呼吸機能も低下し，長期的には人工呼吸器管理を余儀なくされることが多い。また，病期の進行に伴い，関節可動域制限や脊柱変形などの二次障害も大きな問題となる。したがって理学療法評価では定期的な評価を実施し，わずかな変化を見逃さず介入が手遅れにならないようにすることが重要になる。特に，筋力，関節可動域，呼吸機能に関しては変化を詳細に把握しておく必要があるため，定期的な評価（1回/1～3カ月の頻度で評価）を行い，その変化を折れ線グラフにして経過を追うとよい。ADLについては本人のみならず家族からも情報を得て，実際に行われている動作のなかからその変化についても把握していくことが重要となる。ここではDMDの理学療法評価のうち，特に注意すべき項目について概説する。

1）機能障害度分類

　わが国で現在用いられているDMDの機能障害度分類は，厚生省研究班による障害段階分類法が主に使用されている（表1）。この分類は移動能力を8段階に分類し大まかな能力を評価するものとなっている。詳細な筋力評価や関節可動域測定結果とともに用い，対象者の状態を把握する。

2）筋力測定

　筋力の低下は動作能力を低下させる主たる原因となる。通常，理学療法では徒手筋力検査法（以下，MMT）を用いて評価を行う。しかしDMDの場合，持久的な筋活動も低下するので，MMTによる評価だけではなく，重錘バンドや鉄アレイ（過負荷にならない500gや1kg程度

表1　厚生省研究班によるDMDの機能障害度分類

Stage 1：階段昇降可能
　　　　a　手の介助なし
　　　　b　手の膝おさえ
Stage 2：階段昇降可能
　　　　a　片手手すり
　　　　b　片手手すり・ひざ手
　　　　c　両手手すり
Stage 3：椅子からの起立可能
Stage 4：歩行可能
　　　　a　独歩で5m以上
　　　　b　一人では歩けないが，物につかまれば歩ける（5m以上）
　　　　　ⅰ）歩行器
　　　　　ⅱ）手すり
　　　　　ⅲ）手ひき
Stage 5：起立歩行は不可能であるが，四つ這いは可能
Stage 6：四つ這いは不可能であるが，いざり這いは可能
Stage 7：いざり這いは不可能であるが，座位の保持は可能
Stage 8：座位の保持は不可能であり，常時臥床状態

の重さ，筋力によっては自動運動）を負荷し，運動が何回可能か回数を記録するとよい。

3）関節可動域測定

　DMDでは，経過とともに筋線維が結合織化し，筋腱短縮や関節拘縮を起こし，可動域制限が起こる。この可動域制限をできる限り予防し，その出現を先送りにするためには定期的な関節可動域測定が重要となる。一般的に関節可動域測定は可動域制限の有無を確認することを目的に実施するが，進行性疾患の場合には正常可動域を維持できていることを常に確認することが重要となる。早期から問題を起こしやすい部位は，股関節屈曲外転拘縮，膝関節屈曲拘縮，足関節内反尖足である[1]。

4）呼吸機能

　DMD児における呼吸障害は，呼吸筋力が低下することで十分な換気が行えない状態となることであり，その進行に伴い呼吸不全に陥る。そのためDMDの病期が進行すると，自力での呼吸では換気が不十分となり，人工呼吸器による補助が必要となる。これまでであれば，気管切開を行い人工呼吸器を装着することが一般的であったが，近年では気管切開を伴わない非侵襲的陽圧換気療法（non-invasive positive pressure ventilation；NPPV）を使用する例が増えてきている[2]。しかし，NPPVの管理では気管内吸引を行えないため，その使用には気道内分泌物の排出方法が十分に確保されていることが必要となる。したがって，理学療法評価においても分泌物排出のための咳嗽力の評価を行う必要があり，そのための評価として肺活量（VC）および呼気流速（cough peak flow；CPF）の測定が必須となる。特にVCが2,000mL以下または％肺活量（％VC）が50％を下回った際には，バッグバルブマスクを使用した最大強制吸気量（MIC）の測定も行う必要が出てくる（VC，MICの測定方法は後述する）。

　また，呼吸筋力低下が進行すると，1回換気量の減少に伴い肺胞低換気症状が出現する。そのためSpO_2の測定が必要となるが，低換気が進行すると血中炭酸ガス分圧の上昇も起こ

るため，EtCO$_2$（呼気終末炭酸ガス濃度）やTcPCO$_2$（経皮炭酸ガス分圧）の測定も必要となる。また，日中のSpO$_2$の低下を認めない状態でも，睡眠時にはSpO$_2$が低下している場合がある。そのため理学療法場面でSpO$_2$に問題がない場合であっても，定期的に夜間睡眠時のSpO$_2$を確認する必要がある。睡眠時にSpO$_2$の低下が確認された場合には，併せてEtCO$_2$やTcPCO$_2$の測定も行うようにするとよい。

2 解 釈

　DMDの理学療法で最も重要なポイントは，いかに二次障害を最小限に抑え良い状態を長期間維持するかである。このことはたやすいことではなく，特に病期が進行していない状態では，患児・家族は現状維持の重要性についての意識が薄い場合が多く，必要な運動を継続することが難しい。したがって，定期的かつ詳細な評価を実施することで，現在置かれている状態を把握し，その情報を患児・家族および医療者間で共有することが，良いコンディションを維持するうえで重要である。

　呼吸機能については病期の進行に伴い呼吸筋力が低下するため，生涯にわたってVCを維持することは不可能である。しかし，MICについては理学療法介入により維持することが可能であり，さらに咳嗽練習を継続することで，VCが低下しても気道内分泌物の排出手段を確保することができる。気道内分泌物の排出に必要とされるCPFは270L/分以上[3]とされており，これを下回ると上気道感染時などの分泌物が粘稠になった際に喀痰が困難となり，さらに160L/分以下となると日常的に気道内分泌物の除去が困難になるとされている。したがって，理学療法では評価結果を元にCPFが270L/分以上を維持できるように介入計画を立案することが重要となる。

3 介入方法

A 介入の考え方

　DMD児に対する理学療法では，常に症状が進行することを念頭に介入計画を立案し，二次障害の進行をできる限り遅らせることが重要となる。そのため，それぞれの介入項目について適切な時期に適切な内容の介入が行えるよう，評価結果を元に介入計画を立案する。そのなかでも呼吸に関する介入は生命予後を左右する重要な問題であるため特に注意が必要であり，介入には将来的にNPPVを使用することを前提に気道内分泌物の排出に必要な咳嗽練習を取り入れる。咳嗽練習ではバッグバルブマスクを使用した強制吸気による息溜め，および胸郭を徒手的に圧迫する介助咳の練習を行うこととなる。

　理学療法で行われる介入は，練習場面だけではなく日常生活でいかに活用されるかが重要である。特に関節可動域練習や介助咳による気道内分泌物の排出は，日常生活のなかで実施することとなるので，理学療法士のみが行うことができるのではなく，家族や看護師も同様の介入を行うことができる必要がある。したがって，日頃から家族や看護師に対して必要な技術の指導を行い，その技術を確認することも理学療法介入の一部として重要となる。また，家族に対して指導する際には実施者の負担を十分に考慮し，過負荷とならないような指導を行うよう注意する。

❸ 運動機能と介入方法

1) 筋力維持練習

　病期の進行に伴った筋力低下は避けることのできないことであるが，日頃から筋力維持練習を積極的に行うことはADLを維持するうえで重要となる．しかし，過負荷となる抵抗運動は筋損傷を助長するため避けるべきである．そのため，基本的なトレーニングは動作練習を中心に実施し，その動作で必要とする筋力の維持に努める．しかし，特定の動作のみでは一部の筋の運動となり，その動作で使用されない筋は廃用による筋力低下を起こすこととなる．したがって，それらの筋には筋力評価の結果を元に必要な運動を意識的に行わせ，廃用による筋力低下を助長しないよう運動の指導が必要である．また，運動負荷は高負荷での運動ではなく，評価で用いた低負荷での持久的運動を中心に行わせ，過度な疲労が残らないよう注意しながら実施する．

2) 関節可動域練習

　DMDでは筋力低下と筋萎縮が進み，関節拘縮を引き起こす．ひとたび可動域制限が出現すると病期の進行に伴い不可逆的な可動域制限へと移行するため，可動域制限のない時期から十分な可動域練習を行うことが重要となる．特に股関節の可動域については，歩行不能となる原因として重要な因子である[4]とされており，可動域の維持はDMDの理学療法では重要な介入目的となる．下肢の可動域制限が起きやすい部位は，足関節尖足（下腿三頭筋），股関節屈曲・外転（腸腰筋，中殿筋，腸脛靱帯）であり，これらの筋に対しては特に積極的な持続伸張運動を行うべきである（図1）．また，DMDでは病期の進行とともに脊柱変形が進行し，さらに脊柱の可動性や胸郭の可動性も低下する．したがって，四肢の可動域練習のみならず，脊柱・胸郭の可動域練習も取り入れるようにする．また，呼吸筋力の低下が進行することで，肋間筋の柔軟性も低下しやすい[5]ので，肋間筋のストレッチなども併せて実施すべきである（図2）．

3) 動作練習

　病期の進行に伴いすべての動作能力は確実に低下していくことになるが，過剰な負荷にならない範囲でできる限り動作を継続させるべきである．このことは，本人の全身状態の維持だけではなく，心理的側面においても重要なことである．また，歩行動作が困難となる時期以降は，運動量の減少から肥満傾向を示す患児も多くみられるため，立位歩行動作を含んだ動作・運動を継続することで，運動量の確保を目指す必要がある．特に立位，歩行動作は股関節，膝関節，足関節の可動域維持にも有効であり，装具を使用するなどして可能な限り練習を継続すべきである．歩行時に使用する補装具については，stage4で一側の足関節の尖足が出始める状態が使用開始時期[6]とされ，長下肢装具または徳大式バネ付き長下肢装具などを使用するとよい．

4) 呼吸理学療法

　DMDの呼吸理学療法では，分泌物を排出するための手段として咳嗽能力の確保が重要となる．咳嗽には十分な吸気と瞬間的に呼出するための筋力が必要となるが，DMDではその両方が自力では困難となる．そのため理学療法ではバッグバルブマスクなどによる強制吸気と「息溜め」により十分な吸気を行わせ，その状態から高い呼気流速により呼出する咳嗽練習を行う必要がある．

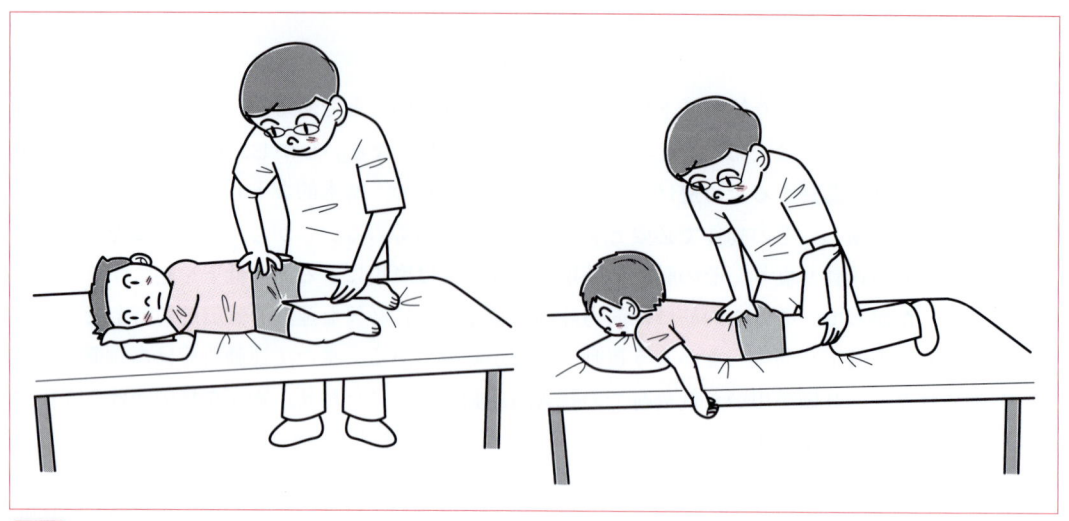

図1 腸脛靱帯のストレッチ
a. 側臥位ではセラピストは股関節を伸展位にし，下肢の重さを利用し股関節内転方向へストレッチする。このとき，セラピストは骨盤を十分に固定するように注意する
b. 腹臥位では，セラピストは股関節を伸展，内転方向に力を加えストレッチする。腰椎が過伸展にならないよう，骨盤を十分に固定する

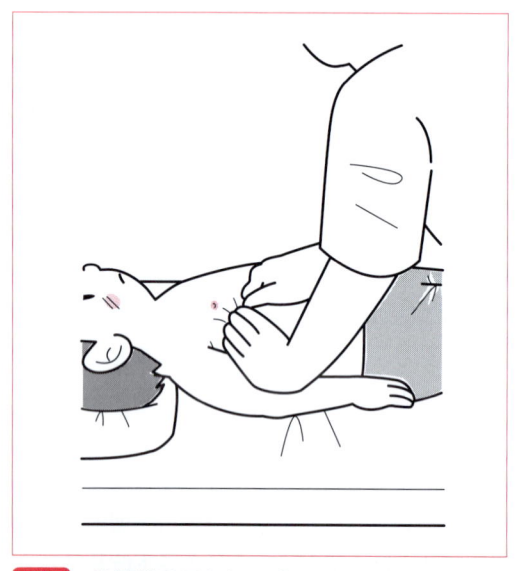

図2 肋間筋のストレッチ
肋間にセラピストの手指を当て，押し込むように肋間筋を伸張する。肋骨を引き下げるように力を加えると，上位の肋骨が下制してしまい肋間筋は伸張されないので注意する

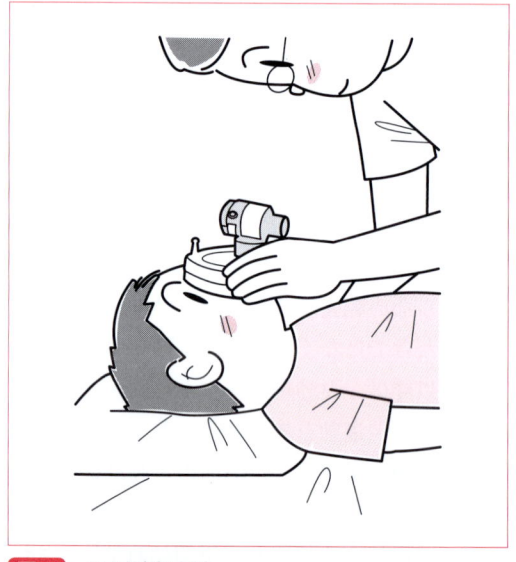

図3 VC測定方法
マスクを外した状態で再大吸気をさせる。「できるだけ大きく息を吸って，息をとめてください」と指示する。息を止めた状態でマスクを顔に当て，そこから最大呼気をさせる。「息を最後まで吐ききってください」と指示する

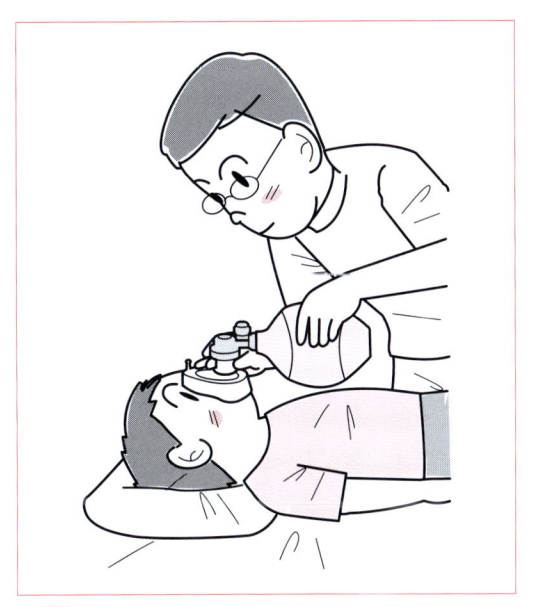

図4 バッグバルブマスクを使用した息溜めの練習およびMICの評価方法
タイミングを合わせてbaggingし、再び息を溜めさせる。
baggingを3回くらい繰り返す（加圧したときにマスク脇から空気が漏れるくらい）。
タイミングを合わせるのが難しいので、掛け声をかけながら加圧するとよい

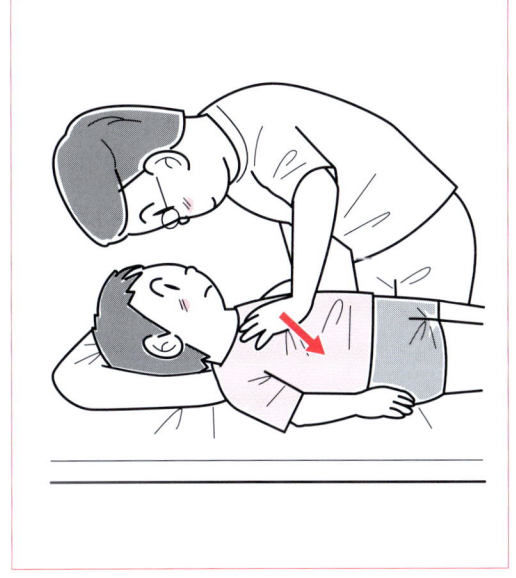

図5 介助咳の練習およびCPFの評価方法
息溜めした状態からのCPFの評価は図4を実施した後に行う。
息溜めした状態からの介助咳練習とCPFの評価は図4の方法で十分に吸気を溜めた後に実施する。
掛け声をかけタイミングを合わせて胸郭の運動方向に合わせて介助する

　この練習はVCが2,000mLまたは％VCが50％程度になった段階から開始し、以降継続実施していく。強制吸気による「息溜め」の練習を継続することで、VCが0mLになってもMICは維持することが可能である。また、咳嗽練習では胸郭を徒手的に圧迫することで胸腔内圧を高め、気道内分泌物の排出に必要な呼気流速が得られるような練習も行う。この二つの練習を継続して行い、NPPVを使用する段階になったときに、気道内分泌物の排出が可能な270L/分以上のCPFが維持されているようにすることが重要である。強制吸気による「息溜め」はバッグバルブマスクを使用して加圧するため、事前に医師と十分に相談し実施する。
　以下にDMDにおける呼吸機能評価の方法と「息溜め」および咳嗽練習の方法を説明する。
▽呼吸機能評価および咳嗽練習方法
　①VC評価（図3）：簡易流量計をフェイスマスクに装着し、検者が用手的に固定して測定を行う。姿勢は背臥位または座位とする。随意的な最大吸気の後にマスクを固定して随意的な最大呼気を行わせる。
　②「息溜め」練習・MICの評価（図4）：姿勢は背臥位または座位で行う。バッグバルブマスクを用い対象者の吸気に合わせBaggingを行い、Air Stack（息溜め）をさせる。2～3回程度繰り返し「息溜め」させ十分に吸気が溜められ胸郭が拡張した後に息を吐かせる。MICの評価を実施する場合は息を吐かせる際に簡易流量計を装着したマスクを当てて測定する。
　③介助咳の練習・CPFの評価（図5）：介助咳の練習は対象者に自力で大きく息を吸わせ

た後に掛け声とともに胸郭を圧迫する方法と，バッグバルブマスクを使用し「息溜め」した状態から胸郭を圧迫する方法の2種類を練習する。このときの胸郭圧迫方向は対象者のもつ胸郭運動方向に従い圧迫する。DMDでは脊柱変形・胸郭変形を伴うため胸郭の運動方向が異なり，可動性が低くなっている場合が多い。このような場合に過剰な外力が加わると肋骨骨折など起こす場合があるので，実際に介入する前には健常者を相手に十分な練習を行った後，施術するよう心がけるべきである。

CPFの評価は，①自然咳嗽，②介助咳，③「息溜め」からの咳嗽，④「息溜め」からの介助咳の4条件で測定するとよい。介助咳を行った際のCPFの測定では，家族や周囲のスタッフに協力してもらいマスクを固定する必要がある。

5）シーティング

DMDでは病期の進行に伴い車いすを使用した日常生活へと移行する。車いす乗車姿勢を含む座位姿勢は，重力に抗する唯一の姿勢となり，その姿勢が不適切であれば脊柱変形を助長することになる。したがって，車いすを使用し始めた時期でまだ脊柱変形がみられないときから長期的な視点に立って，シーティングを検討することが重要である。DMDのシーティングを行う際に注意を要する点として呼吸状態が挙げられる。特に人工呼吸器を使用しない状態（自力での呼吸で車いすを使用）のシーティングでは呼吸筋力低下の進行とともに舟漕ぎ呼吸を行うようになる。その場合，体幹を前後に揺らしながら呼吸を行うので，シーティングが不適切で体幹を動かしにくい状態では呼吸機能を低下させる可能性がある。一方，人工呼吸器を使用した車いす乗車では，体幹の大きな動きを伴わないため安定性，安楽性を重視したシーティングを行うことになる。このようにDMDのシーティングは一般的に行われるシーティング同様に長時間の座位姿勢を保持できるようなシーティングに加え，呼吸機能に関して配慮した検討が必要となる。

また，脊柱変形の予防にはシーティングに加え体幹装具を使用することも多い。しかし矯正力の強い硬性装具を使用しても不快感が強く長時間の装着は困難である。そのためDMDの体幹装具では樹脂素材を用いた軟性装具を使用し，体幹の安定性を高めることで対応するとよい。

（栗田英明・真寿田三葉）

文献

1) 金子断行：筋ジストロフィー患者さんの関節拘縮．難病と在宅ケア．8：72-73, 2002
2) 石川悠加：非侵襲的呼吸療法ケアマニュアル～神経筋疾患のための～．日本プランニングセンター，p10-43, 2004
3) 三浦利彦, 石川悠加, 石川 朗：DUCHENNE型筋ジストロフィーにおける喀痰喀出能力—最大呼気流速と関連因子の考察．理学療法学 926：143-147
4) 植田能茂, 藤本康之, 山本 洋：デュシェンヌ型筋ジストロフィー患者が歩行不能となる原因について．理学療法学 25：277-282, 1996
5) 三浦利彦：肺と胸郭の可動性を保持し咳をしやすくするリハビリテーション．難病と在宅ケア 7：37-40, 2001
6) 川村次郎, 陳 隆明, 古川 宏, 他：義肢装具学（第4版）．医学書院，p242-249, 2009

◆ Duchenne型筋ジストロフィーに対する作業療法介入

1 評　価

　筋ジストロフィーは，筋肉が壊れやすい状態にあり，筋崩壊と再生を繰り返し，徐々に筋力が低下していく遺伝性疾患である．小児期に発症する筋ジストロフィーのタイプのなかで，最も重篤な経過をたどるDuchenne型筋ジストロフィー（DMD）を例に挙げ紹介する．

1）Duchenne型筋ジストロフィーとは？

　a.　能力喪失を経験していく発達障害

　筋崩壊が全身に及び，主に運動機能障害・呼吸不全・心不全・栄養障害をきたす疾患である．

　b.　重度な作業活動の困難さを抱えている

　非侵襲的陽圧換気療法（NPPV）・心不全治療など，近年の医療進歩により，現在では30歳代を超えるまでの延命が可能になった．しかし，筋崩壊は防げず，筋力低下はますます重度化している．このため，DMDの評価は，呼吸・心不全状態，体重や食事摂取量など一般事項の確認，および運動機能障害による活動障害の状態を，ライフステージごとに長期的な視点で把握していく．

　c.　社会不適応状態をまねきやすい

　行為と成果が結びつきにくい度重なる能力喪失の経験は，自尊感情や自己効力感に影響しやすく，活動への不活発さを引き起こす．また，対人関係がうまくいかず，コミュニティーの形成に不安感を抱えることも多い．これは，知的障害の併発頻度が多いことや，最近では，知的障害の有無に関係なく対人交流技能の障害も指摘され，こうした心理状態や認知的特性が，ますます社会参加を妨げる一因子となっている．このため，運動機能障害の把握と一緒に心理状態・認知面の評価が欠かせない．

　d.　身体軸の考えに捉われやすい

　「手足が動かないからできないのはあたりまえ」というように，DMDでは，作業活動の選択を消去法で考えやすい．しかし，このような人間機械論的な一元的枠組みに縛られていると「○○できないのは仕方がないことだ」と感じやすく，ついには八方ふさがりになってしまう．

　このため，作業療法士がかかわるすべての評価・治療場面が，患者や家族にとっての「意味のある作業」として，価値観の書き換えを促していく機会になることが大切である．

2）Duchenne型筋ジストロフィー患者の活動障害の経過と評価ポイント（図1）

　a.　学齢期

　動揺性歩行を友人に真似されたりと，他者からの指摘で自分の障害を意識しやすい．「なぜ僕は病気なの？」と，母に尋ねたりするなど，歩行消失となる小学校低学年の前後では特に患者・家族とも強い心理的葛藤を抱く出来事が多い．車いす導入で，「車いすなんかいらない．使うと歩けなくなる．」と拒否的な態度をみせることもあるが，使い始めてみると「ほっとした．楽だ」と，ただの便利な道具であると感じとっていくことが多い．車いす生活へのシフトを境にして，それまでの病態にあらがう必死さから，家族や本人の態度は徐々に変化していくことになる．

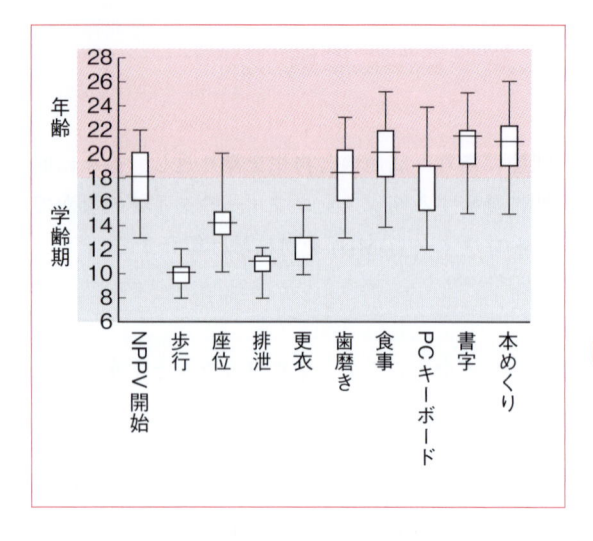

図1 Duchenne型筋ジストロフィー（DMD）患者の各年齢における活動障害
21名のDMD患者のNPPV開始時期と，各活動が困難になった年齢の，分布のばらつきを表している（最小値・第1四分位点・中央値・第3四分位点・最大値）

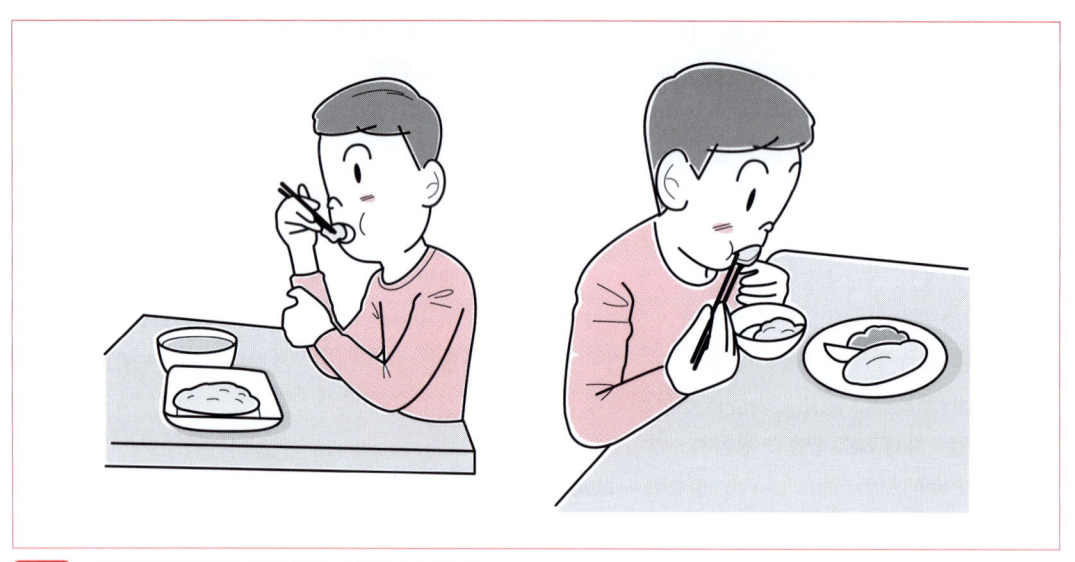

図2 上肢活動を補う代償動作の例（食事場面）

　上肢機能の低下に伴い身辺処理活動の多くが介助になるが，上肢を机の縁を利用してサポートしたり，両手を組むことで高さを補助するなど，上肢活動を補う代償動作が所々で観察される（図2）。このような代償動作を「頑張っている姿」と周囲も評価しがちだが，座位保持能力の低下をきっかけに，筋肉への過負荷となり脊柱変形や強い拘縮の要因に働いてしまう。一方で，活動が困難になるにつれ，次第に「僕にはできない」と消極性を示しやすくなる。このため，課題や道具の工夫で，解決方法が一つにならない支援が必要で「頑張りどころを知る」かかわりが大切になる。
　最近では，特別支援学校ではなく普通校を選択し，在宅生活を送るケースも増えてきた。学習面の作業活動（書字や本をめくる動作など）で支障はみられないが，体育や美術科目で，腕を大きく動かす作業課題に困難さが生じてくる。また，教室移動や排泄・更衣といった学

校生活場面での配慮が必要となる．運動機能障害が重度になるにつれ授業の見学が多くなり，他生徒との授業の共有が今後の課題である．

学齢期での作業療法評価は，二次的要因からくる障害を防ぐために，作業姿勢ならびに代償動作の過用・誤用の把握が重要である．また，能力喪失に伴う，患者・家族の心理面の状態や，興味・価値観を把握していくことが大切である．

b．成人期

「学校を卒業したくなかった」，「何をしたらよいかわからない」と，学校生活に変わる生産的活動の時間で，見通しがもてず，自らの存在意義に悩みやすい時期である．

生命時間の延長で，大学進学や企業就労など，既存の進路選択が期待されるようになったが，高度な医療管理が必要なため，居住地を自由に設定できないことや，20歳前後からのさらなる機能障害の進行により以下の課題が生じてくる．

①就労：1～2年目と就労するにつれ仕事に慣れてくるが，仕事への意欲向上と反比例して時間単位での作業効率は低下していくため，コストパフォーマンスを重要視する職業には向いていない．

②進学：体力に自信が持てず，フルタイムでの授業出席が困難になることや，ノートをとる・教科書をめくるなど学習に必要な上肢活動に支障が生じてくる．

このようにDMD患者は，生産性を求められる既存の形態に当てはまりづらく，また学校卒業後，在宅・入院生活を問わず，極端に他の人とのかかわりが少なくなることで，より孤立を深め，新しいライフステージの地図を描けない状態になる．

しかし，それでも「自分にしかできない．頼られる存在でありたい」と感じており，成人期での作業療法評価は，残存機能を有効に活用していくための作業活動の把握，ならびに，「何を大切にして，何にこだわりがあるのか」，また，「何をほしがっていて，どのような状態で満足したと感じられるのか」，興味・価値観の把握をしながら，患者の行為の意味（価値）を書き換える作業課題提案を行っていく．

2 解　釈

DMDが陥りやすいのは，自己を形成していく小児期に，繰り返し起こる能力喪失の経験から，身体機能を軸とした考えに（価値観）なってしまうことで，手段を一つに絞りやすい点にある．このため，「だって僕には無理．」と，活動への興味が減退し，ベッド中心の生活で身体機能の低下を引き起こす悪循環の構造となる．

DMDの評価では，変化していく活動障害を，遂行技能・環境要素・課題要素のバランスで分析し，会話のなかで，「何を大切にして，どんなふうに感じているのか」，患者の価値観を把握していく．

3 介入方法

1）介入の考え方

作業療法は，患者が語るこだわりを介入の糸口にし，作業課題を提案していく．患者にとって意味のある作業は，「できるのは知っているけど，僕には無理．」といった，身体に自信がなく活動に消極的である状態から，「僕にもできた．じゃあ，これはできるかな？」と，

自分への可能性を感じ，新たな挑戦を呼び起こすように作用する。そして自分の行為に自信を感じ，「人の役に立ちたい」と，他者に影響を及ぼす存在へと期待を寄せるように変わっていく。

このように，DMDへの介入は，不安を抱かせやすい身体軸に偏ったものの感じ方から，自分の存在は，かけがえのないもので，他者とのコミュニティーを形成していくものだと感じ取れるように，再構成されていくことが目的となる。

作業活動は，二次障害の予防に配慮し，残存機能を有効に活用していくように，動作の工夫や道具などの環境調整が行われ，複数の解決方法で導入されるべきである。

2) 介入方法の具体例

a. 患者は答えをもっていない

支援はニーズの表出があって開始されるが，「何か困っていることはある？ やってみたいことはある？」と尋ねても，積極的な応答のない方が多い。ニーズは，見通しが持てる具体的な質問で顕在化する。

b. 患者の語りに耳を傾ける

「○○したい」との要望で進められた活動も，どこか満足できずに不安を繰り返すことがある。「他者から頼りにされたい」と，患者自身も気づいていない状態を望んでいることを，語りのなかで探っていく。患者のこだわりが達成できるように，作業療法では，患者にとって意味のある作業の視点で，再度，「○○したい」という作業活動を再構成する。

c. できなくなってからの支援では遅い

段階的に活動障害が生じるが，活動しづらさとして表出された頃には，代償動作が過用・誤用の原因となり脊柱変形や強い拘縮の二次的障害を作る。すべての作業活動において，予後を見越し，現在可能な作業活動の代償動作を，より負担が少なく残存機能を効率よく活用できるような動作となるように課題設定や環境要素の見直しを行う。

d. 作業姿勢に留意する

脊柱の支持性の低下に伴い，胸腰椎部の過度な前弯・後弯変形を作らないように，胸部と骨盤部の姿勢保持が必要である（図3）。

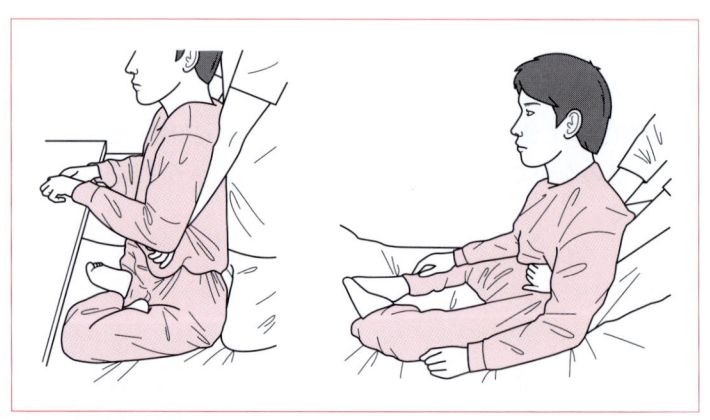

図3 脊柱変形に対する姿勢保持介入例
左：胸腰椎前弯，右：胸腰椎後弯

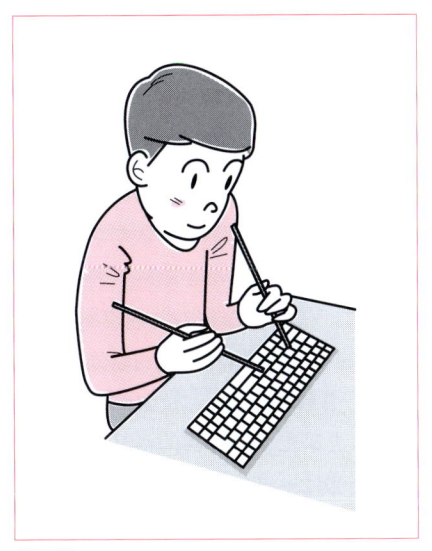

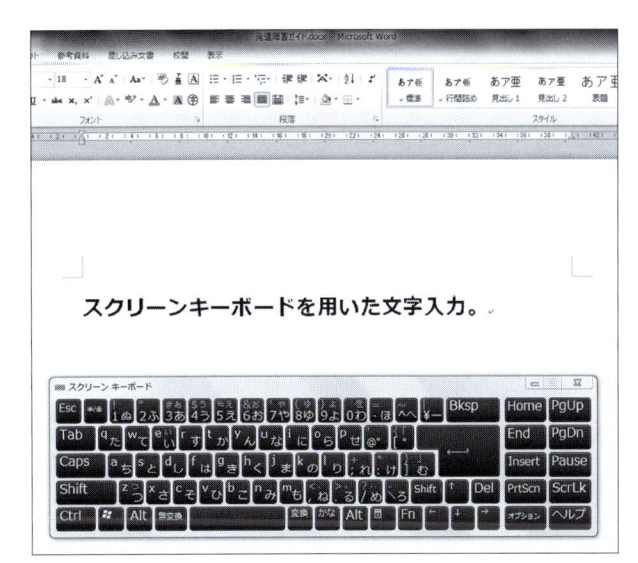

図4 キーボードの工夫　　　　　　　**図5** スクリーンキーボードの利用

　e．支援技術の積極的な利用

　残存機能を活用していくために，負担の少ない道具利用も積極的に検討していく。

　たとえば，パソコンのキーボード操作は，早くても小学校6年生から，遅くても高校入学時にリーチ範囲の制限で困難となる。そこで，棒を利用した工夫（図4）や，スクリーンキーボード（図5）といったユーザー補助機能などの支援機器情報を，予後を見越して提供していく。

　f．生産的活動への支援

　DMDでは，週20時間以上の労働条件がある雇用形態に当てはまりづらい。しかし，役割活動というコミュニティーは，効率よく社会化を促し，患者の行為の意味を書き換える点でも，積極的に利用したい作業活動である。仕事は会社に勤めることがすべてでなく，自分のできること（価値）が，他者に求められて成立するものであるので，集団療法のなかで役割活動を形作ることが可能であり，体力や能力が乏しいのであれば，複数で一つの仕事に当たるワークシェアを取り入れていく。

　g．対人交流技能への支援

　「頑固でひねくれ者，いつの間にか孤立し八方ふさがりである」と，自分を縛り，疎外感を募らせる患者がいる。コミュニティーでの生きづらさを抱え，センシティブ（sensitive：過敏）で精神のバランスが悪い。患者らに共通した特徴は，他者への配慮に欠け，人とのつながりが乏しい点にある。作業活動も定着せず不安を何度も繰り返している。

　たとえば，少人数のグループで，自分の感じている苦手要素をディスカッションし，自分研究を始めてみる。苦手さを克服するのではなく，そのような特徴を知ることで，次の一歩を踏み出し，他者とのつながりを生むきっかけとなる。

（田中栄一）

3-2 ダウン症候群（概説）

1 ダウン症候群の定義および特徴

　ダウン症候群はわが国での発症率が約0.1%とされる代表的な染色体異常である。以前は生存率が低いと考えられていたが，心臓疾患の治療により現在は平均寿命は40歳を超えている。扁平な顔つき，つり上がった瞼裂，小さな鼻，薄い唇，角ばった耳など顔貌に特徴がみられる（図1，2）。これ以外にも短い首，腹部膨隆，停留睾丸，短い指などの共通点がある[1]。

　精神発達に遅れがみられるが，ほとんどのケースで最終的言語を獲得する。IQ分布について大多数は中度（IQ35～50ないしIQ40～55）を超えないとされている[2]。社会的な自立を果たす場合も多い。運動面では遅れがあるものの，歩行獲得を果たす。特異的に筋緊張の低さがあり，関節可動域の拡大傾向が顕著である。このため姿勢は不安定で，足関節外反，扁平足，外反膝がみられる。巧緻動作獲得にも遅れがみられる。

　合併症の状況によっても発育状況が異なるが，重篤な心疾患を有する場合，発育が遅れる

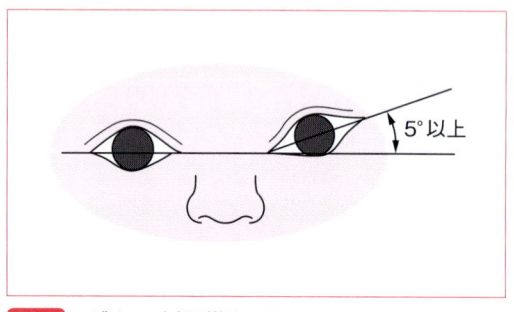

図1 ダウン症候群児の目
（文献1より改変）

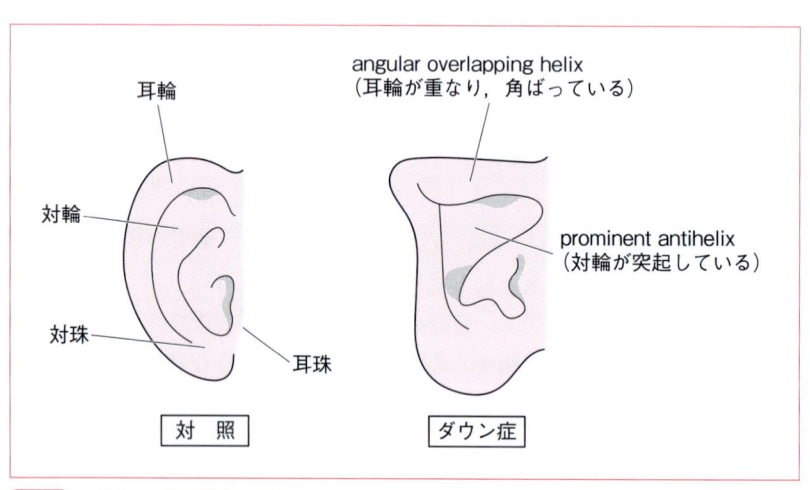

図2 ダウン症候群児の耳
（文献1より改変）

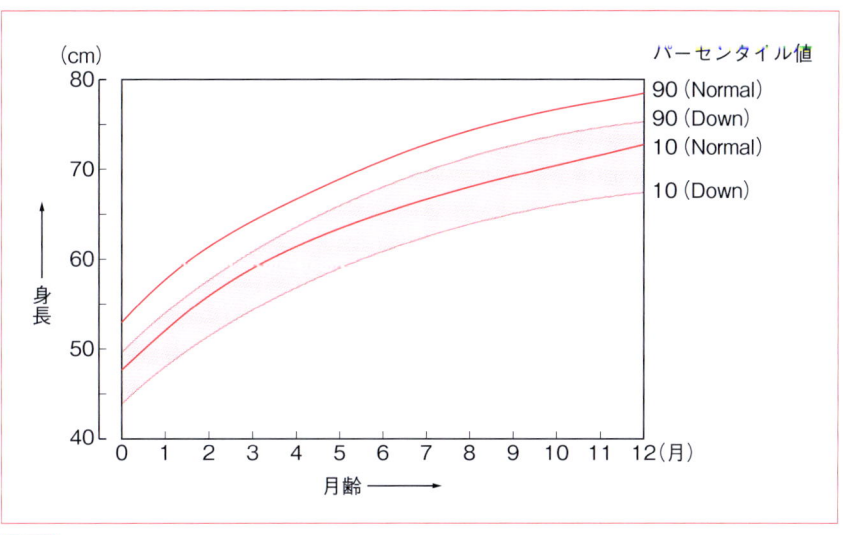

図3 ダウン症候群児の身長
（文献3より改変）

傾向にある。発育の段階で健常児と比較して体格が小さい。図3にダウン症候群児の身長，体重のパーセンタイルを示す[3]。ただし思春期以降に肥満傾向を示すことが多く，早期に成人病の危険性を示すこともある。このため食事の内容，運動習慣などについて早い時期から指導する必要がある[3]。

2 ダウン症候群の分類

染色体は細胞核の中にあり，遺伝情報を伝える役割を果たしている。体細胞の染色体数は46であるが，減数分裂を経て配偶子を形成する。このため配偶子の染色体数は23である。ところが減数分裂時に不分離があると，染色体数23＋1あるいは23－1の配偶子を形成することがある。これらの配偶子が正常な配偶子と受精すると，染色体数46＋1あるいは46－1の受精卵となる。このとき46＋1はトリソミー，46－1をモノソミーという。つまりすべての染色体は対となるべきところ＋1は1カ所3個の染色体が観察され，－1では対とならず1個のみの染色体となる。なおモノソミーはトリソミーと同じ確率で形成されるが生命力が弱く，流産などとなり成長することができない。

ダウン症候群は，21番染色体が1個多い21番目染色体トリソミー（trisomy 21）である。ダウン症候群のうち，染色体総数が47個の標準型21トリソミー（standard trisomy 21）が95％を占める。また21トリソミー細胞と正常細胞が1個体中に混在するモザイク型（trisomy 21 mosaicism）も約2％存在する。モザイク型では症状の軽いものが多い。その他に転座型トリソミー（translocation trisomy 21）が約3～5％みられる[4]。

3 ダウン症候群の原因

染色体不分離が生じる原因は不明な点も多いが，母親の加齢，遅延受精，放射線などとの関係が指摘されている。転座型トリソミーは親が転座型配偶子を有している可能性がある。

親の世代では全体として均衡が保たれるために症状が発現しないが，子の世代へ転座型染色体が受け継がれると1/3の確率でダウン症候群児が生まれる。このため転座型は遺伝子型と呼ばれる場合もある[4]。

4 合併症[5]

ダウン症候群では心疾患を合併することが多く，この場合，運動中にチアノーゼを起こす可能性があるので注意が必要となる。ただし最近は早期に手術されることが多く，経過が良好であれば運動制限は特に必要ない。合併する心疾患を以下に挙げる。

①心室中隔欠損症，②心内膜床欠損症，③動脈管開存症，③Fallot四徴症〔心室中隔欠損症，肺動脈狭窄，大動脈騎乗（大動脈右方転位による心室中隔への騎乗），右室肥大〕，⑤心房中隔欠損症。

また消化器官狭窄などを有する可能性が高い。感染に対する抵抗力も低い。このために日常生活における注意深いケアが必要となる。

これ以外に，筋緊張が低いなどの特徴がある。また四肢の関節および環軸椎の不安定を合併する場合もある。特に環軸椎の不安定は二次的に環軸椎脱臼を引き起こす可能性があるので注意が必要となる。

内臓疾患の合併症が3～8％にみられる。具体的には十二指腸閉鎖，鎖肛，ヒルシュスプルング病などで手術が必要な場合も多い。

（新田　收）

文　献

1) 塩野　寛，門脇純一：ダウン症候群．南江堂，p11，p21，1978
2) 南雲直二：16歳以上のダウン症候群者のIQ分布と性差．心理学研究 65：240-245，1994
3) 田中文彦，日暮　真：ダウン症児の発達的特徴と健康管理．小児看護 14：46-53，1991
4) 矢田純一，中山健太郎 編：小児科学．文光社，p566-567，2000
5) 古市照人：小児疾患(1)―先天性異常，脳性麻痺．臨床リハ 11：1040-1051，2002

◆ ダウン症候群に対する理学療法介入

1 評　価

生育歴，手術の状況，入院時の状況など，保護者から直接情報を得る。また，家庭での様子，家族とのかかわりなども可能な範囲で聞き取る。こうした情報を踏まえ，保護者のニーズを把握する。

理学療法評価としては以下の項目について記録する。

①関節可動域・筋緊張の状態，②姿勢アライメント，③姿勢反射の獲得状況，④運動発達年齢，⑤基本動作の状態，⑥ADL。

ダウン症候群児に指示することで評価を進めていくことは難しい。ダウン症候群児が理学療法士に対して拒否的な印象をもった場合，その後の介入が困難となる。ダウン症候群児は基本的に，大人とのかかわりを好む傾向にある。しかし遊びを中断させたり，無理に指示に

したがわせようとすると，拒否的になることも多い。ダウン症候群児に自由に遊ばせることでさまざまな運動を引き出し，運動を観察することで，評価を進める。

2 解　釈

a. 関節可動域・筋緊張の状態

ダウン症候群では筋緊張の低下のため，関節可動域は参考可動域に比較して拡大している。関節の支持性は低く，関節不安定性の原因となる。

b. 姿勢アライメント

座位・立位保持が可能であれば姿勢評価を行う。筋緊張低下から抗重力姿勢の未熟さが観察される。頭部をやや前方に保持し，円背姿勢となることが多い。足関節は立位時に足部アーチがつぶれ外反位となり，膝関節は外反膝となる（図1）。

c. 姿勢反射の獲得状況

運動発達同様，ダウン症候群児では姿勢反射変化にも遅れがみられる。全体に筋緊張が低く，強い原始反射の残存現象はみられないが，立ち直り反応，平衡反応の獲得が遅れる。このため立位保持獲得後も姿勢保持が不安定となり，歩容の成熟が遅れる。

d. 運動発達年齢

ダウン症候群では2歳前後で独歩を獲得する例が多いが，個体差があり，4, 5歳まで遅れる場合もある。寝返り，腹ばい，座位保持，立位保持といった運動発達もそれぞれ遅れがみられる。ダウン症候群では最終的には独歩を獲得することが予測されるので，個々の発達指標獲得月齢の遅れそのものは大きな問題とはならない。評価結果から数カ月の運動発達の遅れを大きな問題として捉えることは，ダウン症候群児と保護者のストレスとなるので十分注意する。運動発達評価は，ダウン症候群児が現在どの発達段階にあるかを把握し，何が必要であるか判断する指標とすることを目的とする。

e. 基本動作の状態

運動発達では，関節の不安定性のために，基本動作において特徴的な動作パターンが観察

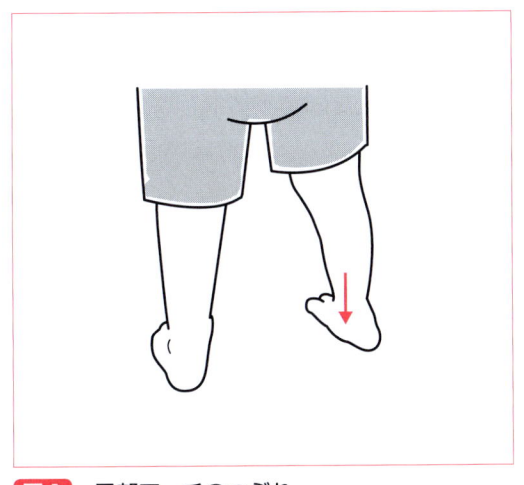

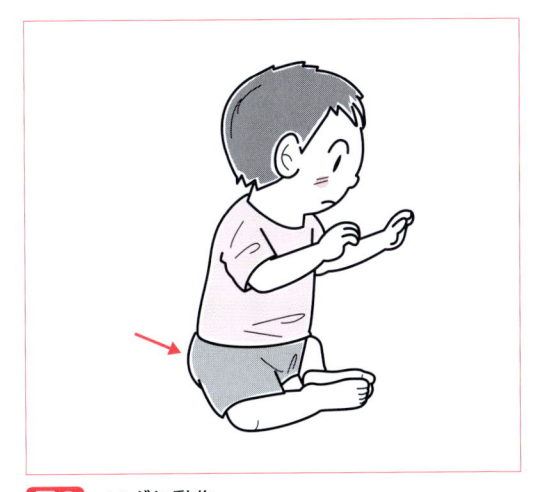

図1　足部アーチのつぶれ
舟状骨が内側下方へ落ちる

図2　いざり動作
このまま前方へ移動する

される．腹臥位より膝関節を伸展したまま，両股関節を大きく外転し，長座位となるパターンが多く観察されるが，これはダウン症候群児の特徴動作であり，股関節可動域拡大を示している．また腹部を挙上した四つ這い移動の獲得が遅れ，座位のまま前方へいざる移動方法を獲得してしまう場合も多い（図2）．

f. ADL
ダウン症候群児では摂食に問題をもつ場合が多い．唇周囲の動きが乏しく，口唇を閉じず嚥下するといった摂食動作の未熟さが観察される．

3 介入方法

1) 介入の考え方
ダウン症候群は運動発達の遅れがみられるが，発達の早さの問題で最終的には基本的な運動機能を獲得する．日常生活においても身辺の自立を成し遂げる．このことを踏まえ，介入ではあえて発達の早さに焦点を当てるべきではない．ダウン症候群児に対して，運動がストレスとならないよう十分注意する．ダウン症候群児が機能に応じて運動を楽しめる状況を用意する．運動に対する積極性を保ち，食事など，生活習慣に偏りが起きないよう保護者への指導を行う．

2) 運動機能と介入方法[1]
発達の経過を評価する．ときとして一つの段階に留まることもあるが，ささやかなきっかけで次段階へと進む．ゆっくりであっても段階を経ることが重要である．また，独歩獲得以降も歩容，姿勢，扁平足など継続してフォローが必要となるので，経過観察を続ける．介入としては，①筋緊張低下が原因となる姿勢の不安定性を補う，②平衡機能成熟を促すことで運動機能の向上を促す．具体的には，四つ這い位，座位，立位姿勢における関節の安定性を評価する．足部アーチのつぶれ，膝関節のロック，外反膝，股関節外転など，特徴的なアライメント不良が観察される場合は，徒手的に修正し，正しい姿勢保持が維持できるよう促す．また平衡機能に対しては，各姿勢で意図的にバランスを崩し，外乱に対する反応を促す．

運動発達の各段階でダウン症候群児の状態を観察し介入方法を決定する．

以下に具体的な介入例を示す．

a. 腹這い移動可能であるが四つ這い移動が不能
股関節が不安定であるために，四つ這い位で股関節が外転し骨盤が落下してしまう．この場合，股関節の不安定性を補うことを目的に，股関節を両側から支え四つ這い位とする．この状態で前方のおもちゃで遊ばせるなどし，姿勢保持を促す（図3）．

b. 四つ這い可能だがつかまり立ち不能
股関節の不安定性と平衡反応未熟が原因で，起立ができない．この場合，股関節・骨盤を支えることで前方台に手をついた膝立ち位を取らせる（図4）．

c. 立位保持不能
平衡反応の未熟さ，および足底部触覚過敏などが原因で立位が保持できない．この場合，まず足底をしっかり床に着けた椅子座位姿勢をセラピストの膝上などで取らせる．姿勢が安定するようであれば，さらに上肢を操作して左右，前後にバランスを崩し反応を促す（図5）．

3．染色体に起因する疾患

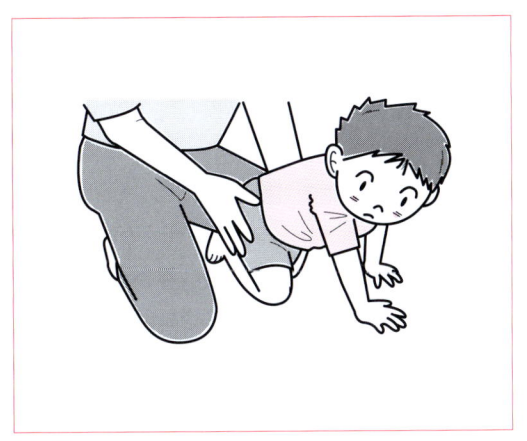

図3　四つ這い位操作

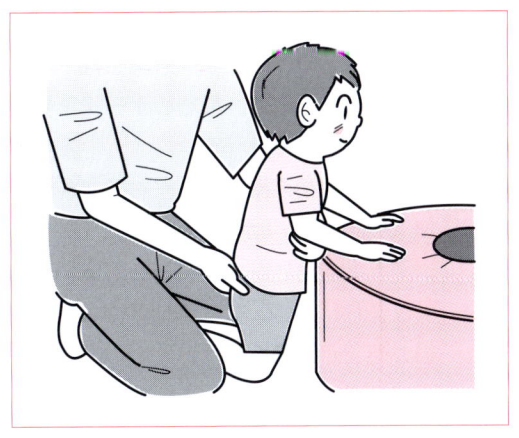

図4　膝立ち位操作

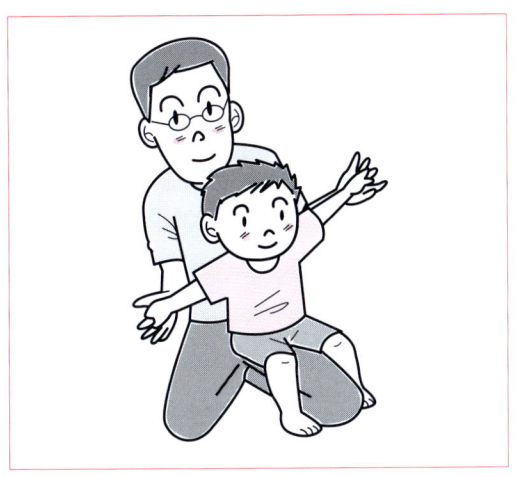

図5　椅子座位でのバランス練習

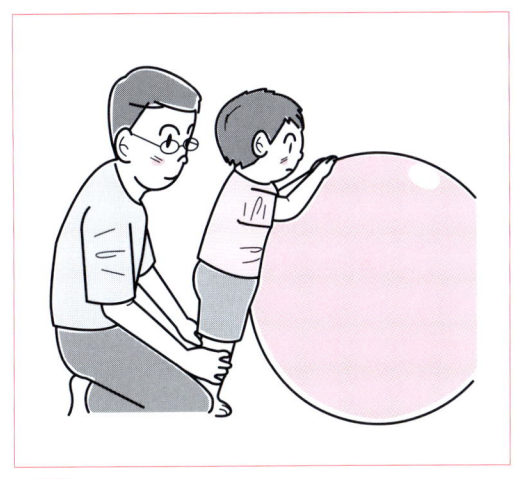

図6　つかまり立ち位操作

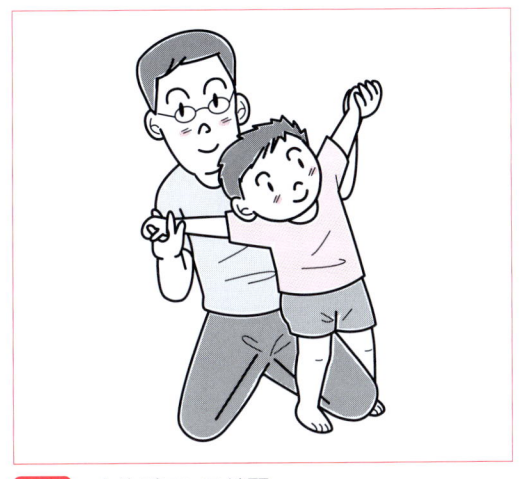

図7　立位バランス練習

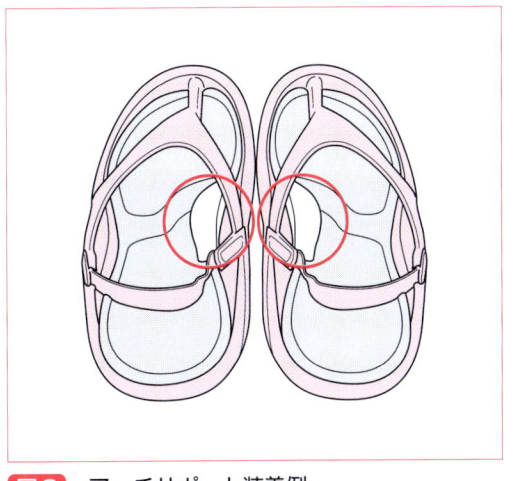

図8　アーチサポート装着例
土踏まずに小さなパッドを貼り，アーチサポートにしている

235

d. つかまり立ちが可能だが不安定，独歩不能

　平衡反応の未熟さと，筋緊張低下による股関節・膝関節・足関節の不安定から立位が安定しない。この場合，前方のボールを保持した立位などとし，膝関節を操作して下肢アライメントを改善させる（図6）。

　さらに両手を操作して左右・前後にバランスを崩し反応を促す（図7）

3）足部アーチサポートの活用[2,3]

　ダウン症候群児には顕著な足部アーチのつぶれが観察される。この状態は体格が成長しても改善しにくい。アーチサポートは下腿筋の発達に伴い形成されるが，筋緊張低下があり，筋力向上が困難な体質があるため，成長しても改善しない場合が多い。独歩獲得後は裸足で遊ばせることで，下肢筋の向上を目指す。これとともに，日常使用する靴にアーチサポートを装着することで，歩行時の足関節負荷を軽減する。アーチサポートを装着することは，立位時足底を刺激し，アーチの成熟を促す効果もある（図8）。

（新田　收）

文　献

1) 新田　收 責任編集：理学療法フィールドノート 2―運動器疾患―. 南江堂, p234-243, 2008
2) 鈴木　精, 他：扁平足と靴―その治療と限界―. MB ORTHOP 7：49-55, 1994
3) 和田郁雄, 他：小児の扁平足. チャイルドヘルス 7：4-12, 2004

◆ ダウン症候群に対する作業療法介入

1 評　価

　ダウン症候群児は早期にダウン症候群と診断されるケースが多く，作業療法士も生後早い時期からかかわる場合が多い。そのため，作業療法士には乳児期における子どもの生活や生理的機能，育児に関する知識が求められる。また，診断後間もない親は，障害の受けとめや，子どもの将来に対して不安があるため，親の子どもに対する認識や親の気持ちを理解し，育児に前向きになれるよう評価・介入することが大切となる。

1）乳児期・幼児期前半

　医学的診断や保護者からの情報を元にして，生活のリズム，哺乳，摂食，排泄など基本的生活機能の状況や生理的機能を確認する。ダウン症候群児は筋緊張低下や口腔の形態的特徴などから，摂食・嚥下機能に問題を有することが多いので，実際の状況を観察し評価する。

　感覚運動発達では，筋緊張，姿勢運動，姿勢反射・反応などの評価と合わせて，触覚，固有感覚，前庭感覚，視覚，聴覚刺激に対する反応や，遊びや生活活動における自発性を評価する。

　また，合併症として眼科的諸問題（近視，遠視，乱視，眼振），心臓病，頚椎の異常などがある場合は，遊びや生活活動に影響することがあるので，医師より情報を収集し，運動負荷量や活動のさせ方なども評価する[1]。

　さらに，この時期は，家庭での生活環境が子どもの発達に大きく影響する。母子関係や家族のかかわり，子どもが過ごす部屋の環境，おもちゃなども評価する。

2）幼児期後半

　歩行が可能となり，家庭でのしつけや集団のなかでの経験が可能になる年齢では，家庭内外での遊び方，大人や他児とのかかわりなど，生活全般を保護者から聴取し評価する。保育園や幼稚園での生活を考慮して，身辺自立や同年齢の子どもとのやり取り，遊び方，机上活動などの評価を行う。

3）就学に向けて

　筆記用具，ハサミ，定規の使用などの学習関連動作と，教室や家庭における学習活動のための椅子やテーブルの評価を行う。

2 解　釈

　ダウン症候群児に特徴的な筋緊張の低下は，運動発達に影響を与える一つの要因であるが，子どもが姿勢をとることや運動を行うことから得られる触覚，固有感覚，前庭感覚からのフィードバック機構にも着目することで，多様な運動能力の解釈をすることができる（図1）[2]。また，視覚・聴覚刺激に対する反応や手を使った探索行動なども姿勢・運動発達に大きく影響するので，感覚・知覚・認知との関係も含めて，姿勢，運動，活動の状況を解釈する。

　たとえば，椅子の上で胡坐をし，座位を保持しようとするダウン症児がいるが，骨盤が安定するようにお尻の周りをサポートしたり，座面の材質を変えたりすることで，お尻からの感覚フィードバックが明確になると，足を床につけた椅子座位が可能となる場合がある。

　乳幼児期の活動面では，児の自発的な運動が弱かったり，おとなしかったりすると，親か

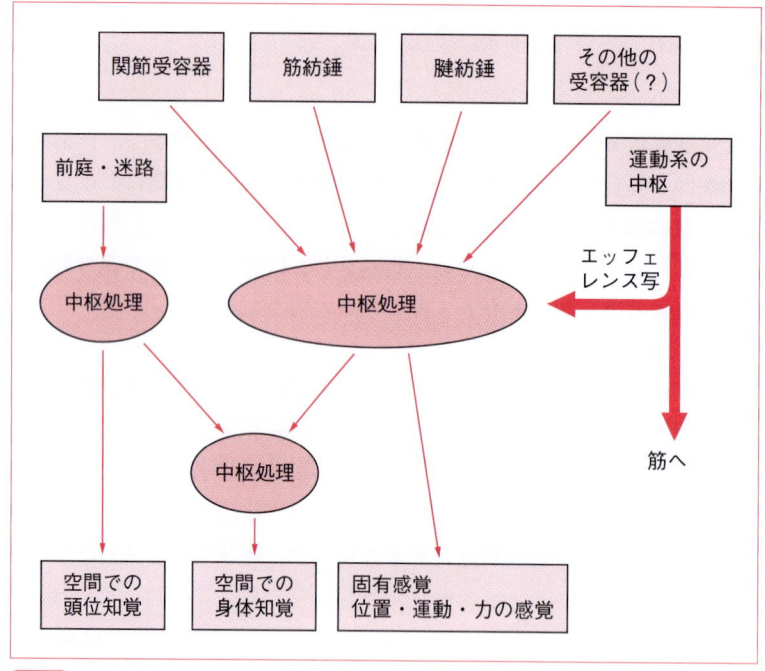

図1 固有感覚の起源
（文献2より）

らのかかわりが少なくなりやすい。そのことが，さらに活動を促すきっかけを乏しくするので，他者のかかわりなども含めて，総合的に活動能力を判断する。

また，動けるようになってきても，おもちゃや遊具への自発的な働きかけや挑戦が少ないと応用的な動作が育ちにくくなる。どのようなおもちゃや遊具，空間構造が子どもに関心を向けさせ，能動的な動きを引き出すのか，また，他の人のどのような働きかけが子どもの活動を促し，成功体験へと結びつくのかなどを判断する。

3 介入方法

A 介入の考え方

1）乳児期，幼児期前半

この時期は，家庭での生活が中心となるため，保護者への育児の具体的な助言が主体になる。

抱っこやおむつ換えなど，毎日繰り返される生活活動の中に，関節や筋緊張に留意して体を動かす機会を作るようにする。また，子どもの興味や関心に合わせて自発的な運動を促すように支援する[3]。

基本的生活活動では，食事活動への支援が中心となる。言語聴覚士や栄養士と連携をとりながら摂食指導，食事姿勢，食事道具の指導を行う。

2）幼児期後半に向けて

歩行が可能となる頃には，興味関心の幅も広がり，自発的な探索行動や模倣動作などもみられるようになる。作業療法における課題も，幼児集団への参加を意識しながら，身辺自立

へ向けたプログラムや応用動作の発達を目指した遊びへと変化させていく。

　食事が一人で可能となったり，衣服の着脱を自分で行おうとしたりするようになると，自立心が旺盛になってくる。やる気を大切にしながらさまざまな生活活動の経験にとり組ませる。また，歩行が可能となると排泄の感覚も育ってくるので，排泄の練習を始める機会も検討する。

❸ 介入方法の具体例

1）摂食・嚥下機能に対する介入

　子どもの手を介助して顔面に触れたり，おもちゃなどを口で探索させるなどして，口腔周辺への感覚刺激に慣れるようにする。

　摂食指導では，口腔運動機能の発達や口腔機能を評価したうえで，言語聴覚士や栄養士と協力して食物形態や口に含ませる食事の量を決定したり，介助方法を指導したりする。必要に応じて食べさせやすいスプーンなどを紹介する。また，摂食時の姿勢は食物の取り込みや嚥下に影響するので，抱っこの仕方，ベビーラックの使用方法，椅子とテーブルを調整する。

2）自分で食べることに対する介入

　スプーンなどの食具を使う前に，手づかみで食べる経験をさせる。直接，手でつかんだ食べ物を口に運び，口に入れる動作を通して，手と口の協調，食具の操作につながる手関節や手指の協調運動発達を促す。

　食事場面以外でも，おままごとや人形に食べさせる遊びなどを通して一人で食べる意識を育てる。また，おもちゃなどを通して，道具操作機能の発達を促す（図2）。

　実際に食具を使って食べる練習では，①椅子やテーブルの調整，②道具の操作能力に合わせた操作しやすい食具の紹介や工夫，③食べ物の形状はスプーンですくいやすくこぼれにくいものから始める，など課題を段階づける。

　また，食事活動は，栄養摂取という意味だけではなく，味わう楽しみやコミュニケーション，社会性を育む場でもあるので，家庭や保育集団の場面で無理なく楽しく食べることができるように支援する。

3）衣服の着脱に対する介入

　衣服の着脱は，姿勢保持や上肢技能の発達の観点から衣服の種類や素材を選択する。最初は動作が対称的なかぶりシャツやズボンの着脱などが行いやすい。模倣動作が不十分な段階では，スモールステップで段階づけ，少しずつ自分でできるように支援する。協調動作が未熟なため指で衣類を把持し続けられなかったり，ボタンはめが困難だったりする場合は，衣類をもちやすくしたり（図3），ボタンの大きさやボタンホールを工夫するなどして動作が容易になるようにする。

　また，遊びを通して衣服の着脱動作につながる感覚運動の発達を促す。たとえば，さまざまな大きさ，伸縮性，肌触りのヘアバンドや腹巻きを準備し，足や腕にはめたり，頭からかぶってくぐりぬけるなど，遊びを通して着替えにつながる触感覚の入力や手足の使い方を経験させる[3]。

　状況に合った服装や身なりを整えることも社会性を育てるうえで大切である。鏡をみせて仕上がりを確認させたり，上手に着ることができたことをほめるなどして意識づける。

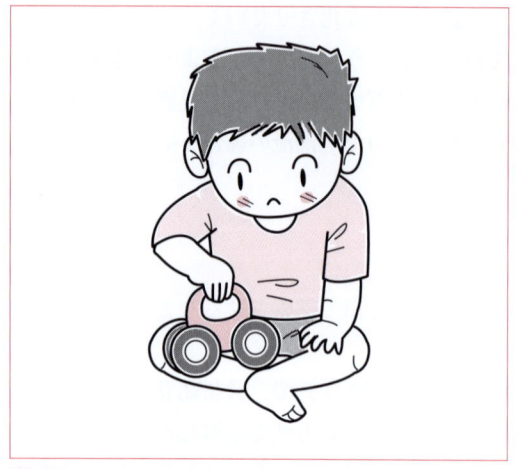

図2　おもちゃ遊び

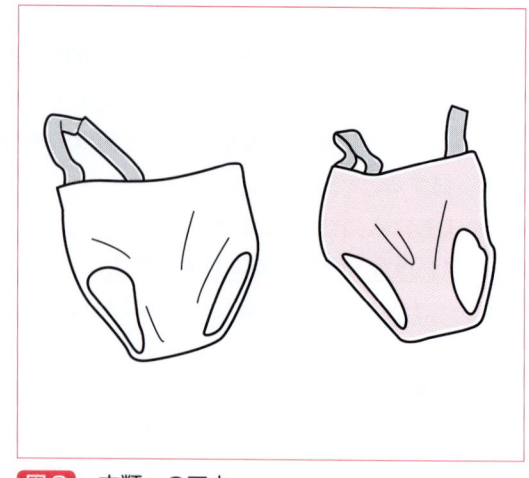

図3　衣類への工夫
把持がしやすいようにパンツに取手をつける

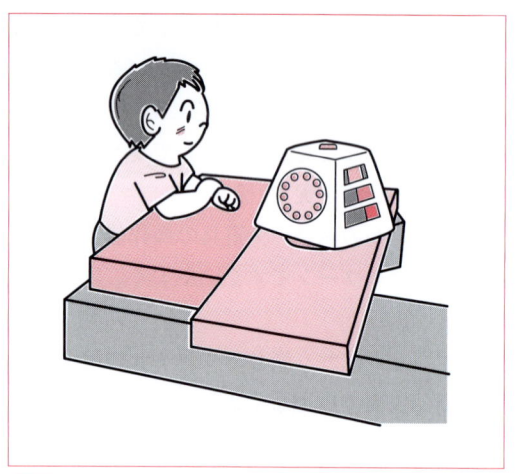

図4　体幹のアライメントを整え，目と手を使う
前腕支持ができるテーブルなどを置いて体幹を安定させ，目と手の協調動作を行う

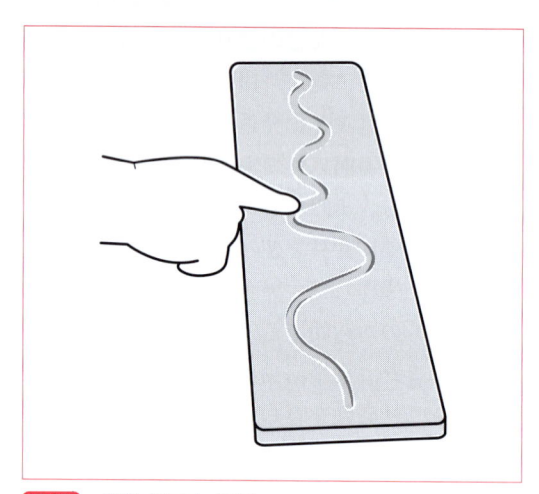

図5　溝を指でなぞる

4）感覚運動遊びに対する介入

①腹臥位（on elbows, on hands）：筋緊張の低下が影響して，頚部が過伸展する場合は前胸部に適度な大きさのロールを置くなどして腹側，背側筋の同時収縮を促す。また，他の人とのかかわりやおもちゃなどの提示を適切な場所から行う。

②座位：みる，他の人とかかわる，手を使う活動のなかで頭頚部，体幹，骨盤体のアライメントが整うように環境を設定する（図4）。

③座位から腹臥位，腹臥位から座位：人の声かけや興味のあるおもちゃなどを利用して，座位から両上肢を支えとして腹臥位になったり，腹臥位から起き上がる練習をする。

④這い這い：四つ這い移動が可能になったら，興味のあるおもちゃなどを利用して，テーブルの下をくぐったり，毛布の下に潜ったり，階段を上る，段差を乗りこえるなどさま

ざまな空間での感覚運動を体験させ，ボディイメージの発達を促す。
⑤立位でのバランス：台などにつかまった立位姿勢から，他の人やおもちゃなどに向かってリーチ動作を促し，前後左右，上下の重心移動の経験を行わせ，バランス能力の発達を促す。また，立位からしゃがむ動作を練習する。
⑥遊具を使ったダイナミックな運動遊び：姿勢が安定し，歩行ができるようになれば，ブランコや滑り台など自発的な遊びのなかで姿勢・運動をコントロールする機会を作る。
⑦視覚，聴覚と運動の協調：線に沿って歩いたり，音楽に合わせて動きのスピードを調節したりするなど，視覚・聴覚と運動を協調する遊びを行う。

5）目と手の機能，学習関連動作に対する介入

筆記用具を使って描く，書く（以下「かく」）といった動作や，ハサミで切るなどの道具の操作は，子どもの興味関心や認知能力に影響されるが，幼児集団への参加や就学に向けて練習の機会を与える。

「かく」といった経験では，導入期はフィンガーペインティングなど，直接手や指でかくものや，スタンプ押しなど簡単な操作で色や形がつく遊びがよい。また，クレヨンや鉛筆でかく場合も，初期は凹凸のある用紙を利用すると触覚・固有感覚的なフィードバックが得られるので動機付けしやすい。

筆記用具も子どもの操作能力に合わせて適切な大きさや形の物を使用する。

また，「かく」ことの感覚運動的な発達では，肩や肘を使った粗大なかき方から徐々に枠の中にかくなど段階づける。迷路やぬり絵あそびなども子どもにとっては楽しい練習になるが，迷路では最初は板に溝を掘り，その線にそって指でなぞったり（図5），ビー玉を溝に入れ指で押して転がしたり，棒でなぞるなど視覚と触覚，運動感覚とを協調させるような遊びからはじめると導入しやすい。

（福山英明）

文　献

1) 池田由紀江 監：ダウン症ハンドブック．日本文化科学社，p3-23，2005
2) 中村隆一，齋藤　宏，長崎　浩：基礎運動学（第6版）．医歯薬出版，p150-152，2003（Schmidt RF ed：Fundamentals of sensory physiology. Springer-Verlag, Berlin, 1986）
3) 久米洋子：ダウン症・知的発達障害への作業療法．はげみ 2・3：23-26，2005
4) 岩崎清隆，岸本光夫：発達障害と作業療法（実践編）．三輪書店，p174-175，2010

4. 先天奇形に起因する疾患

4-1 二分脊椎（概説）

1 二分脊椎の定義および特徴[1]

椎骨は前方に椎体，後方に椎弓があり，椎孔を形成している。椎孔は上下椎骨と連結して脊柱管を形成し，この中を脊髄が通る。二分脊椎は椎弓の先天性癒合不全を総称している。脊柱管は脊髄を保護しているので，椎弓形成不全は脊髄損傷を引き起こし，両下肢の運動麻痺，知覚鈍麻，膀胱直腸障害などの原因となる。運動麻痺，知覚鈍麻は傷害部位より下位に起こる。このため損傷部位が高位にあるほど障害の範囲は広く，神経症状も強い。

また，脊柱管は頭蓋骨と連結しており，脊柱管形成不全は脳機能へも影響し，中枢神経合併症の原因となる。二分脊椎の予後は麻痺の程度や脊柱・足部変形の程度とともに，中枢神経合併症などに影響される。

2 二分脊椎の分類

二分脊椎は，皮膚欠損の有無により顕在性（嚢胞性）二分脊椎（spina bifida cystica）と潜在性二分脊椎（spina bifida occulta）とに分類される。顕在性二分脊椎は，髄膜が体表に露出して瘤を形成し，潜在性二分脊椎は皮膚外に神経・髄膜が露出していない。

顕在性二分脊椎は瘤の内容物によりさらに，脊髄髄膜瘤（myelomeningocele）と髄膜瘤（meningocele）に分けられる。脊髄髄膜瘤は瘤内に神経構造を含んでおり，さまざまな神経症状を引き起こす。脊髄髄膜瘤は中央から左右に開裂して露出しているものが多く，これを特に脊髄裂（myeloschisis）として区別する。脊髄裂は神経症状の程度が強い。

これに対して髄膜瘤（meningocele）は髄膜のみで神経構造を含まない。このため髄膜瘤において神経症状が観察されることは少ない。

潜在性二分脊椎では，椎弓癒合不全のみで神経の異常を伴わない場合も多い。出生時に神経症状のみられる場合と乳幼児期に無症状に経過し，成長に伴って症状が発現するものがある。

3 二分脊椎の原因

ヒトの発生初期，細胞分裂を繰り返し，さまざまな器官が形成される。球状の細胞塊に溝が生じ，これが陥入し管を形成することで消化器の原型となる。このときの内側は内胚葉であり，外側が外胚葉である。さらに外胚葉の中央が肥厚し神経板が形成される。神経板は神経溝となり，その側面は神経ヒダとなる。神経ヒダは徐々に盛り上がり，発生第4週では左右が癒合して神経管が形成される。この神経管は脳・脊髄の原型となっている。このように脊髄は発生初期では細胞塊の外側にあり，やがて体内に取り込まれる。しかし，神経管の癒合不全がある場合，二分脊椎となる（図1）[2,3]。

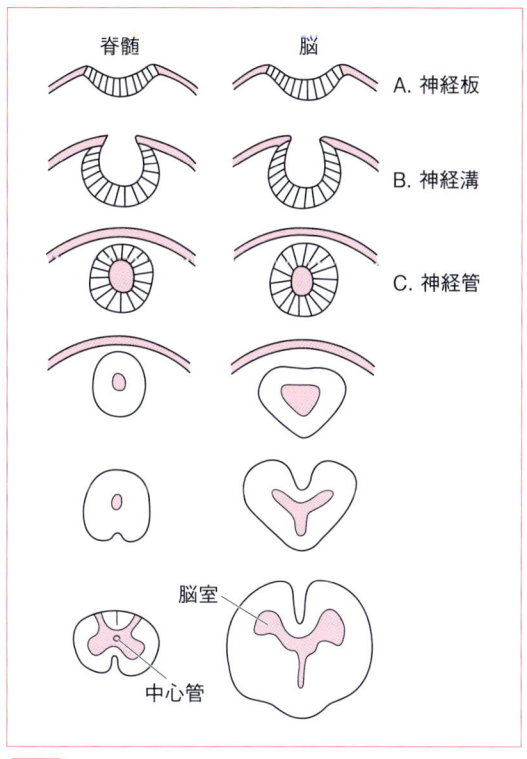

図1 中枢神経系の発生
(文献3より)

4 合併症[1]

二分脊椎の合併症では脊柱の形成不全があるほか、麻痺部位に重度変形が観察される。また脊柱管損傷が脳の状態に大きく影響するため、以下に示すさまざまな中枢疾患を合併する。二分脊椎が単なる脊髄損傷と大きく異なるのはこの点である。

1) 水頭症

脳室腔内に髄液が過剰に貯留し、進行性に脳室が拡大する状態が水頭症である。頭蓋内の髄液循環障害が主たる成因であり、脊髄髄膜瘤には80〜90％に観察される。水頭症が明らかな場合には手術が必要である。水頭症は知的障害の原因となり、水頭症を合併する脊髄髄膜瘤児は、合併しないものに比してIQレベルが低い傾向にある。

2) キアリ奇形

脊柱管損傷が要因となり、延髄・小脳の一部が下垂し、大孔より脊椎管内に嵌入する病態をいう。脊髄髄膜瘤の90％以上に観察される。キアリ奇形は髄液循環をブロックし、二次的に水頭症を引き起こすことがある。また延髄を含めた脳幹や下位脳神経を障害して喘鳴、嚥下困難、無呼吸発作を発症する。

3) 水髄症（脊髄空洞症）

脊髄中心管が髄液貯留によって拡大する状態が水髄症（脊髄空洞症）である。キアリ奇形や水頭症に合併して発生しやすい。水髄症に伴い、筋の萎縮や筋力低下、解離性知覚障害、さらには歩行障害、脊柱・足部変形、背部痛などが観察される。

4）大脳の形成異常

脳梁形成不全，多小脳回症，脳室間橋肥大，神経細胞の配列異常など，大脳形成障害が観察される場合がある。知能障害・てんかん発作の原因となる。

(新田　收)

文　献

1) 岩谷　力，土肥信之，他：臨床リハビリテーション・小児リハビリテーションⅡ．医歯薬出版，p1-16，1998
2) 伊丹康人，金田清志，西尾篤人，他：整形外科MOOK 49 二分脊椎とその周辺疾患．金原出版，p1-29，1987
3) 杉浦和朗：イラストによる中枢神経系の理解〔第3版（カラー版）〕．医歯薬出版，p3，1998

◆ 二分脊椎に対する理学療法介入

1 評　価

二分脊椎の病態・障害は，先天性の脊髄障害として位置づけられ，障害部位に応じた弛緩性運動麻痺・感覚障害・膀胱直腸障害の発現が認められる。下肢を支配する自律神経系の損傷もあり，血行障害や難治性潰瘍の発生もある。脊髄の障害レベルにより二分脊椎を6群に分けたSharrardの分類（表1）[1]は将来の移動能力の予測に有用であるが，それに該当しない場合もあるため残存機能評価を経過とともに定期的に実施すべきである。

残存脊髄節レベルの診断は下肢の大関節の運動と変形から総合的に判断する。筋力の評価については，乳幼児は徒手筋力テストに協力することが難しいため，自発運動の有無やそれらに反射的な筋活動の有無を含めて評価する。また，動きの観察と筋活動の触診，さらに自発運動に抗して保持したセラピストの手に感じる力で筋力を確認する。感覚や筋緊張の評価についても，姿勢や動作，刺激に対する反応を観察する。弛緩性麻痺だけでなく痙縮や伸張反射がみられる複雑な麻痺も多いため，発達検査や姿勢反射，腱反射・皮膚反射・逃避反射などの結果を総合して麻痺の状況を把握する。二分脊椎症児の移動能力には下肢・体幹の筋力，変形や脱臼，関節可動域，平衡機能，褥瘡，全身耐久性，知的能力などの数多くの因子

表1 Sharrardの分類

第Ⅰ群（胸髄レベル）：車いすでの移動が実用的であるが，幼児期から学齢期にかけて，一時期，骨盤帯付長下肢装具での松葉杖歩行が可能となる
第Ⅱ群（第1，2腰髄レベル）：長下肢装具による杖歩行が目標となるが，実生活では車いすと杖歩行の併用が多い
第Ⅲ群（第3，4腰髄レベル）：高位例では，長下肢装具装用によって杖歩行が可能となるが，年長化とともに車いす併用が多くなる。低位例では，短下肢装具装用にて実用的杖歩行が可能で，一部は杖なし歩行が可能となる
第Ⅳ群（第5腰髄レベル）：通常，短下肢装具装用にて自立歩行が可能となるが，歩行開始当初杖を要することもある。装具なしでの歩行も可能であるが，静止困難なことが多い
第Ⅴ群（第1，2仙髄レベル）：ほとんど装具が不要で自立歩行が可能となる
第Ⅵ群（第3仙髄レベル）：健常児とほぼ同様の運動発達を示す

(文献1より)

表2	Hofferによる歩行能力の分類

1. community ambulator：杖や装具を必要とするが，戸外，室内とも歩行可能なもの
2. household ambulator：室内のみ装具使用によって歩行可能であるが，社会的活動には車いすの使用を要するもの
3. non-functional ambulator：家，学校および病院における訓練時のみ歩行可能で，その他は車いすの使用を要するもの
4. non ambulator：移動にはすべて車いすを要するもの

(文献2より)

が関与し，これらには運動・知覚麻痺のレベル，アーノルド・キアリ奇形，水頭症，肥満などが影響を与えている。

歩行能力の評価には，機能的に4段階に分けたHofferの分類が使われている(表2)[2]。

2 解釈

現在の脊髄の障害レベルと運動発達段階を判断し，移動に結びつく基本動作に必要な機能を検討する。麻痺レベルの判断の鍵となるのは腸腰筋，大腿四頭筋，前脛骨筋，下腿三頭筋であり，歩行能力に関連性の高い筋は腸腰筋，大腿四頭筋，下腿三頭筋，中殿筋である。二分脊椎症児では麻痺の存在する足部や下腿部を固定し膝関節の屈伸に依存した歩行を行っていることが多いため，特に大腿四頭筋が徒手筋力テストで4または5であると高い歩行能力が獲得できる。移動の目安はSharrardの分類を用いて1群が車いす，2群では骨盤帯つき長下肢装具による杖歩行と車いす，3群では短下肢装具による杖歩行，4群は短下肢装具による独歩，5群は独歩となる。L3・L4以下の麻痺では装具やクラッチを使用し，実用的な歩行を目指す。

脊柱・下肢変形には，足底接地による安定した直立姿勢を目標として，手術的矯正および装具療法を含めた治療が施される。体幹の変形は体幹筋の筋力低下のみならず，脊柱の形成不全にも関与し，さらに胸郭変形を介して呼吸障害につながることもある。感覚障害は脊髄レベルに応じた知覚鈍麻あるいは脱失がみられ，特に温冷覚の障害が特徴となる。そのため，足部や仙骨部に褥瘡や深い潰瘍を形成することから，麻痺の部分は視診が必要である。

膀胱直腸障害については，神経因性膀胱としての排尿障害があり，排尿方法として叩打・手圧排尿と間欠導尿がある。方法によって排尿姿勢や排尿時の上肢の使い方を考慮する必要がある。

また，水頭症や合併症に伴い知能の低下を認める場合がある。高次脳機能障害の問題は認知や注意の障害として認められ，空間認知や運動企画の障害，上肢運動に拙劣さを生じる場合がある。知能の問題は自立を著しく阻害するため，これらの点から水頭症の適切な治療こそが二分脊椎症児の健やかな発達と自立にかかわってくるといえる。

3 介入方法

1) 介入の考え方

麻痺レベルに応じて目標とされる移動能力がある。その目標に向かって健常児の運動発達に即し，段階的に運動発達を促進するように機能への介入が行われていく。発達に伴い座位

や立位，そして歩行の獲得を目指して運動刺激を与えていく．また，残存筋力を強化し，安定しない関節や変形が予想される部分には必要に応じて装具を利用する．変形や傷の管理・褥瘡・肥満などマイナス因子を抑制し，移動をはじめ生活動作の自立を目指す．家族の協力を得て効率的で効果的なリハビリテーションを行う．

<u>2) 運動機能と介入方法　または　介入の具体例</u>

a. 残存筋力の強化

ポジショニングでは筋活動を促すことと関節可動域を維持することを意識し，背臥位，側臥位，腹臥位，パピーポジションなど，さまざまな肢位をとらせる．腹臥位から興味のあるおもちゃを用いて頭部や体幹を起こし移動を促す．四つ這いやいざりなどを通して体幹筋が使われるように動きを引き出すとよい．ハンドリングでは頭部・体幹のコントロールを目指し，触覚，視覚，聴覚刺激を用いて自発運動を誘発する．定頸から寝返り，座位から立位を促し，姿勢の保持や支持基底面の変化，重心の移動の機会を増やしていく．

b. 変形の予防・関節可動域の維持

出生直時から認められる変形は，脊椎の側弯・後弯，股関節脱臼，膝関節脱臼，内反足が主となる．先天性だけでなく成長に伴い変形が認められ，麻痺レベルが高位であるほど変形が高頻度かつ重度であることが多い．脊椎の側弯・後弯は立位姿勢のバランスに影響を及ぼすだけでなく，女子の場合は自己導尿を自立させるための姿勢保持が困難となる場合がある．

足部には踵足凹足，鷲足，踵足内反などの変形が出現する．変形・拘縮の予防は，継続的な関節可動域練習や徒手矯正を行い，必要に応じてギプスや装具を使用して矯正位を保持する．胸を突き出すなどの特徴的な歩容や左右非対称性がみられるときは，ストレッチなどによる脊柱可動性の維持，適切な座位・立位姿勢の指導，脊柱アライメントを考慮した車いすの使用が必要である．裸足歩行は足部の変形を増加させる可能性があるため，足底板などの使用も検討する．また，座位移動は股関節の可動域制限を生じる可能性があるため，椅子座位やつかまり立ちを増やしていく．また，骨の脆弱性があるため，骨萎縮や骨折にも注意が必要である．

c. 座位保持に対する介入

座位をとる目的は，頭部から体幹の立ち直り反応や平衡反応を促すこと，視野を広げることを経験させることにある．座位開始初期は上肢での支えを要することで手の機能を発揮できないが，両手動作を促すため乳幼児用椅子などを使用するとよい．体幹および殿筋の筋力低下により座位で前方へ倒れやすいときには，ロール状のものを抱きかかえさせると座位をとらせやすい．

d. 立位保持・歩行に対する介入

床上座位から椅子座位へ移行していくため，上肢の支持を介助しつつ徐々に介助を減らし，座位における体幹の抗重力活動を促進させる．上肢の支持なしで座位がとれるようになったら，ロールやバランスボールの上に座らせ，ロールの転がりに合わせて骨盤をスライドさせたり傾斜させたりすることで体幹の立ち直りを促し，重心移動に対応できる骨盤のコントロールを学習させる（図1）．さらに，足底が接地する大きさのロールにまたいで座らせ，段階的に足底に荷重を増やし，下肢での体重支持運動を導入することで，股・膝関節周囲の筋活動を促通し，立位感覚を高める（図2）．陽性支持反応を用いて立位を経験することにより，

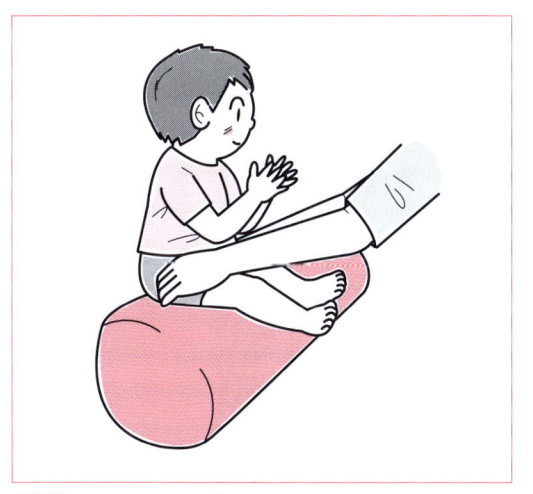

図1 立位保持・歩行に対する介入（1）
ロールの上に座らせ，ゆっくりと骨盤を前後方向に動かし体幹の立ち直りを促す

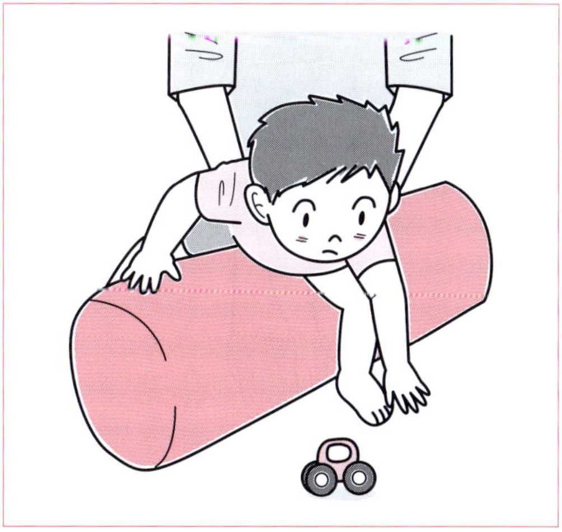

図2 立位保持・歩行に対する介入（2）
足底を床につけ下肢への荷重をさせて立つ準備をさせる．おもちゃをつかって重心移動を促す

ボディーコントロールやバランスの向上，下肢の伸展固有受容器から感覚入力が得られる．四つ這い位は股関節の形成や不安定股の予防に有効であり，膝立ち位や上肢を支持した立位へと進める．つかまり立ちや伝い歩きがみられれば立位での遊びを多く取り入れ，立位感覚を養いつつ歩行器を使った歩行や介助歩行へと進めていく．立位の機会を増やしていく際には，転倒時の外傷に注意し，足部の褥瘡予防にも配慮が必要である．足底接地による安定した直立姿勢を目標として手術的矯正および装具療法を含めて検討する．

e．車いす移動に対する介入

立位歩行が難しい胸椎レベルの麻痺では，脊椎変形を予防し上肢の筋力強化を行う．胸椎からL2レベルまでの麻痺は将来の実用的な移動手段が車いすとなるため，車いす移乗・操作訓練を行い屋外や不整地などでの実用的な車いす移動を獲得する．

側弯は麻痺が胸椎レベルではほぼ全例に，下位腰椎レベルでは約半数に発生する．側弯や脊椎の変形は，座位時に骨盤の傾きを伴うことで荷重が集中し，難治性の褥瘡ができる．また，体幹バランスが崩れると座位が不安定になるため，上肢の支持が必要になり，上肢の自由な使用が制限される可能性があるため，体幹サポートつきやモールド型シートにするなど，座位保持と座圧の分散を考慮したシーティング車いすが必要である．移動能力は，体重の増加や褥瘡などの手術による廃用性の低下，関節拘縮の進行の関与などにより思春期以降に低下し，車いす中心の生活になることがある．

3）補装具の活用

立位のアライメントと下肢の筋力を評価し，膝関節屈曲・伸展筋力が十分かつ立位で膝関節が安定していれば短下肢装具を選択し，不安定であれば長下肢装具を処方する．足関節の底背屈筋力が十分で足部変形もなければ装具は不要であるが，下腿の筋のアンバランスによる変形には注意したい．L4残存麻痺例では股関節屈曲・内転筋は働くが，外転筋・伸展筋の筋力が十分でないため，股関節屈曲拘縮が起こりやすく，関節脱臼も発生しやすい．膝関

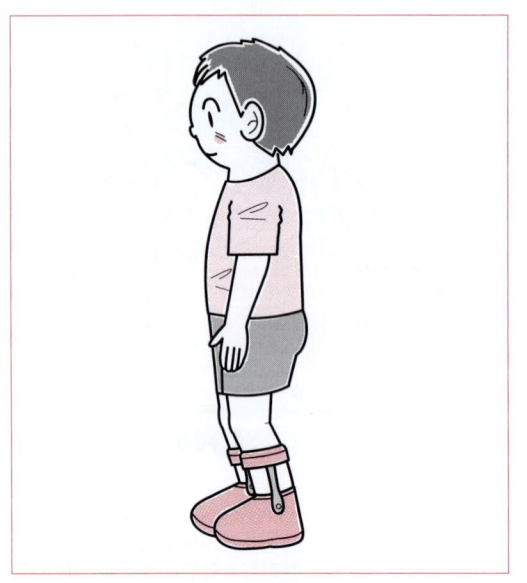

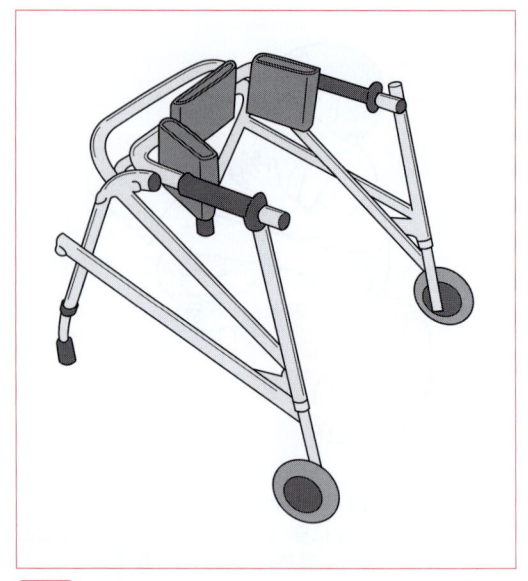

図3 L4残存麻痺立位アライメント
股関節伸展位，膝関節屈曲・足関節背屈位をとる

図4 PCW

節は伸展筋が十分に働くため，屈曲拘縮または過伸展が起こりやすい。足関節底背屈筋がともに弱い，あるいは底屈筋力が弱い場合は，立位において下腿を前傾させて短下肢装具の前面カフに寄りかかり，背屈制限を支持に利用した屈曲姿勢（crouch posture）を呈する（図3）。

　Crouch postureは，いわゆる下肢の屈曲位と体幹の前傾を伴うかがみ込み姿勢を指すことが多いが，股関節の筋力も弱い場合は重心線が股関節の後方を通ることによって股関節伸展モーメントが働き，腸腰筋でロックするために股関節伸展位をとり，膝関節には屈曲モーメントが働き，大腿四頭筋の筋力で膝関節屈曲を制御する。足継手の背屈制限は5°に設定することが多いが，角度の設定は慎重に行い，下腿前面カフや足継手は強固なものとする。装具の適合は，装具内で足が動くことを極力避け，接触面はクッション性のある素材で傷の発生を防ぐ。変形が強固な場合（可動性がない場合）はトータルコンタクトで荷重面の分散を図り，柔軟性がある場合はアライメントを整え支持性のある素材で矯正する。

　高位麻痺では，定頚後の起立保持訓練に立位保持装置を用いる。座位獲得後，立位への移行が遅れるようであれば，麻痺レベルに応じた装具に加えて立位保持のまま移動が可能なdynamic parapodiumやswivel walkerなどの起立保持具を使用して立位訓練を進める。高位麻痺でも骨盤つき長下肢装具やRGO（reciprocal gait orthosis）などを使用し，立位歩行練習を行う。RGOは交互歩行を目指し，股関節屈曲が可能だが対側の股関節伸展がなく歩行の効率が悪い場合に適応する。支持歩行にはPCW（posture control walker）が有用である（図4）。PCWとは，後方支持型歩行器または姿勢制御歩行器のことで，側方と後方が水平バーでコの字型に囲まれており，側方のグリップを握って引きながら歩行する。体重が後方にかかっても後方には進まないため立位を保ちやすく，前方にバーがないことで過度な前傾を防ぎ，体幹の伸展を促すことができる。また，側方に支持があることで，左右への重心移動が行いやすいという利点もある。

4 具体例

　出生後，腫瘤の閉鎖術が行われてから理学療法介入を行う。下肢は弛緩性麻痺のため，股関節屈曲・外転・外旋位をとるので良肢位保持を保ち，可動域練習を行う。

　乳児期では背臥位が可能となった段階で，自発運動を促し観察する。頚部の伸展や股関節の屈曲の抑制のために腹臥位が推奨されるが，嫌がるケースもみられる。定頚が可能となれば，上肢での体重支持能力を高め，体幹の支持性獲得を目的に床での座位練習を始める。寝返り，両手掌支持，座位，四這い位などの発達段階に応じた姿勢をとらせる。脱臼がある場合の可動域練習は愛護的に行う。生活動作や遊びを通して筋力強化を行う。運動機能の発達が著しい時期であるため局所的ではなく全身的に立位化への援助を行う。

　幼児期では，両下肢装具と杖による立位化練習と歩行練習を重点的に行う。つかまり立ちから伝い歩きまでが可能となれば手引き歩行と歩行練習を進める。膝の過伸展や内外反や足関節が不安定なものには装具を使用する。歩行練習はPCWからロフストランド杖歩行に移行し，装具のみでの歩行が可能か検討する。短下肢装具のみで独歩している場合でも，静止して立位を保つことができず，常に動いて立位を保っていることがある。

　この時期では，集団生活を経験させることと同時に身辺自立を目指して排便処理，装具や衣服の着脱ができるように指導する。歩行可能な場合は大腿四頭筋と殿筋の強化を図り歩行耐久性向上を目指し，独歩が可能なものには平地ばかりでなく不整地歩行や段差昇降などの訓練を行う。実用歩行ができない場合は就学前に車いすの操作およびトランスファー指導を行う。

　学齢期では活動が活発になるため，感覚障害のある足部に外傷や装具による傷を作りやすい。また長時間の座位により坐骨部に褥瘡を形成する可能性が高くなる。自己管理や自己導尿が可能になるのもこの時期である。

（信太奈美）

文献

1) Sharrard WJW：Posterior iliopsoas transplantation in the treatment of paralytic dislocation of the hip. J Bone Joint Surg 46-B：426-444, 1964
2) McCall RE, Schmidt WT：Clinical experience with the reciprocal gait orthosis in myelodysplasia. J Pediatr Orthop 6：157-161, 1986
3) 全国PT・OT学校養成施設連絡協議会理学療法部会九州ブロック会 編：小児疾患の理学療法．神陵文庫，p78-81, p113-114, 2000
4) 千野直一, 安藤徳彦 編：リハビリテーションMOOK 小児のリハビリテーション．病態とライフステージへの対応．金原出版, p23-33, 2004
5) 加倉井周一, 初山泰弘, 渡辺英夫 編：装具治療マニュアル（第2版）．医歯薬出版, p99, 1993
6) Eugene E Bleck, Donald A NAGEL 編：身体障害児：教師のための医学アトラス（第2版）．協同医事出版, p313-330, 1986
7) 陣内一保, 安藤徳彦, 伊藤利之 編：こどものリハビリテーション医学．医学書院, p220-231, 1991
8) 栗原まな：小児リハビリテーション医学．医歯薬出版, p193-198, 2006
9) 芳賀信彦：二分脊椎児に対するリハビリテーションの現状．リハビリテーション医学 46：711-720, 2009
10) 三田勝己：二分脊椎症児における大腿四頭筋筋力の分析と歩行能力の推定．リハビリテーション医学 30：54-62, 1993
11) 栗原まな：眼で見る小児のリハビリテーション（改訂第2版）．診断と治療社, p115-119, 2007

◆ 二分脊椎に対する作業療法介入

1 評　価

　二分脊椎は顕在性（開放性）二分脊椎と潜在性二分脊椎の二つに分類される。顕在性（開放性）二分脊椎は脊髄髄膜瘤ともいわれ，神経組織などが皮膚に露出している状態である。合併症には，腎機能障害，膀胱直腸障害，下肢の運動感覚障害，脳奇形，頚部脊髄空洞症，脊椎変形，キアリ奇形，水頭症などがみられることが多い。顕在性二分脊椎児では，生後6週間以内に約90％に水頭症に対する手術が必要になる。脳室腹腔短絡術（VPシャント）と脳室心房短絡術（VAシャント）とがあるが，VPシャント術が行われることが多い。頭痛や嘔吐などの症状がみられた場合にはシャントトラブルの可能性を考え，脳神経外科と連携を図る必要がある。一方，潜在性二分脊椎は，神経組織は皮膚におおわれている状態であり，障害は脊髄レベルに限局される。合併症には，腎機能障害，膀胱直腸障害，下肢の運動感覚障害などがある。潜在性二分脊椎の特徴として，麻痺のレベルに特有な筋力低下と下肢変形，障害レベルに応じた触覚，痛覚の麻痺や鈍麻，膀胱直腸障害，変形拘縮，中枢性障害にみられる知覚—運動障害がある。

　二分脊椎児に対する評価は，顕在性か潜在性か，発症部位，水頭症の有無を確認するところから始まる。二分脊椎は，腰椎や仙椎で発症することが多いため，下肢の麻痺や膀胱直腸障害が生じる。また，発症部位によって，下肢の運動機能障害のレベルが異なり，水頭症を合併している場合には，認知機能や上肢の運動機能に困難さがみられることもあり，中枢神経系の障害として評価する必要があるなど，症状や作業遂行機能の状態が個々に異なる。

　作業療法評価として，筋力検査，運動機能検査（姿勢保持能力，移動・移乗動作能力，排泄動作能力，上肢機能など），感覚機能，認知機能，社会適応機能などを検査バッテリーや観察から評価する。水頭症を合併している場合には，シャント術の有無だけでなく，入院時期と期間も，その後の運動発達や認知発達に影響する可能性があるため確認しておく。また，人的・物理的環境評価（家庭・地域環境評価や就園・就学環境評価）も行う。医療的情報だけではなく，他職種からもできる限り情報を収集する。

　家族から困っていることや希望を聞き取り，可能であれば本人からも意見を聞き取ることで家族の価値（重要だと思う物事）や本人の価値や好きな遊び（興味），役割を把握することが，目標設定をする際やプログラムを考える際に役立つ。知的遅れを伴わない就学児であれば，「小児版・作業に関する自己評価」を活用して評価できる。

　ADLの状況や遊び，学習などの作業遂行状態を評価する。作業遂行機能の把握では，先に挙げたOT評価項目の結果と関連させて評価することが非常に重要である。

　身体機能の評価項目の一部と二分脊椎症児にみられる一般的な状態を参考までに以下に記載する。

　①運動機能：下肢に運動麻痺が現れるが，横断的ではなく左右差がみられる場合が多い。上肢の麻痺はほとんどみられないが，水頭症を合併している場合などでは手指の不器用さがみられることもある。

　②感覚・知覚：麻痺のレベルに応じた感覚の鈍麻や脱失が認められる。自身の身体への意識が希薄になりがちで，褥瘡や怪我のリスクがあるため注意が必要である。

③膀胱直腸障害：排泄機能の未獲得は社会生活の制限につながる恐れがある．また，膀胱が変形し，腎機能障害が生じることもあるため，十分に留意しなければならない．認知機能に遅れのないことが多いため，通常学級に就学することを考えると，排泄の自立が活動や参加に大きく影響する．

2 解　釈

　筋力検査，感覚検査，運動機能検査，上肢機能検査，感覚統合，認知機能などが ADL や集団生活などにどのような影響を及ぼしているか，その関係性をつかむことは，治療計画を立てていく上で必要不可欠である．

　たとえば，就学までに自己導尿を確立することをリハビリテーションゴールとした場合に，自己導尿が未確立なのは，バランス機能が十分でないために便器上での安定座位が保てないためかもしれない．バランス機能が未発達なのは，殿部の感覚が鈍麻であるためであるとしたら，その部分を補う手段を探索する必要があるかもしれない．また，導尿の操作のための手指の巧緻機能が十分でないためであるとしたら，上肢機能訓練が必要になるかもしれない．

　ADL だけでなく，同様に，集団生活，遊び，学習などの場面でも，何がどのように行いにくくなっているのかを十分に観察し，評価結果との関係性を把握して，治療計画や介入方法を見出していく．

3 介入方法

Ⓐ 介入の考え方

　ライフステージを意識した支援プログラムを立てる．

　①幼児期：就学に向け，麻痺のレベルを考慮したうえで，自立可能な ADL の獲得を目指し支援を行う．将来を見据えた ADL の自立に向けた介入が非常に重要である．

　②学童期：学校生活を充実したものにするために環境整備を行ったり，授業の指導方法をアドバイスする．心理的自立や二次障害予防も大切な視点である．

　③青年期以降：就労支援を含め自立生活に向けた支援を行う．

　下肢では麻痺による筋活動不均衡および不良肢位のため，変形・拘縮，側弯や骨折，脱臼，筋活動低下や麻痺による循環障害と感覚障害による長時間の荷重から褥瘡が生じることがあるため，その予防も欠かせない．

　また，介入に向けては，本人と保護者や医師を含めた対象児にかかわる人々がどのように考えているのか，意見を交換しながら決めていくことが望ましい．

Ⓑ 幼児期の介入

1）排泄の自立

　就学先の選択や幼稚園や学校などでの社会生活の制限に大きく影響するため，中長期的に排泄の自立に向けて支援を行う．

　　a．おむつ交換時

　ドライタイムがどのくらいあるのかを観察し，ドライタイムに合わせておむつを外すようにする．ドライタイムがはっきりしていれば間欠導尿を開始する．この頃からカテーテルや導尿行為，消毒などに慣れるようにするとその後の準備となる．

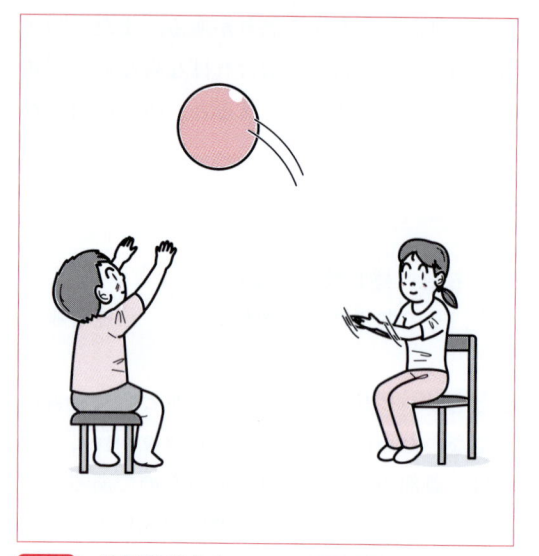

3章. それぞれの疾患における理学療法・作業療法

図1 体幹機能向上のための風船バレー

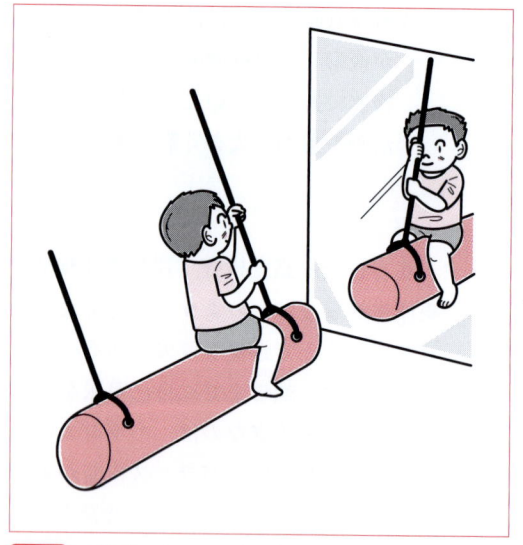

図2 ボディイメージの向上とバランス機能向上のためのボルスタースイング

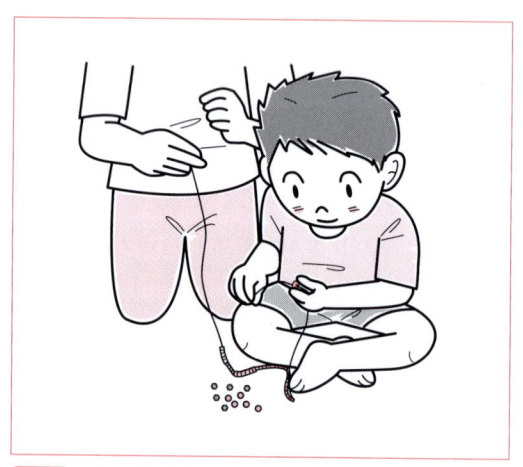

図3 巧緻性向上のためのヒモ通し

b. 自己導尿に向けた支援

①排泄に必要な姿勢の保持の獲得，②カテーテルの操作などの上肢機能の獲得，③導尿の必要性の理解の3点を主に支援する。

①については，体幹機能を向上するため，風船バレーなど体幹同時収縮やバランス機能を促すような運動遊びを行う(図1)。ボディイメージの未確立も関係している場合があるため，鏡をみながらボルスタースイングにまっすぐ座るなど，バランスをとりながら視覚的に情報を補い，ボディイメージの確立を目指す(図2)。このような介入は安定した姿勢保持の継続が難しい場合に必要な体幹同時収縮やバランス機能向上のための介入にもなる。

②については，実際のカテーテル操作の練習のほかに，ヒモ通しやピンセットばさみなどの手先の巧緻性を促す遊びを行う(図3)。

③については，対象児の知的発達機能を評価し，理解できる方法を用いて伝えていく。

c. 尿路感染などのトラブルの予防

洗面台の高さなどを工夫することで手洗いの習慣をつけ，手指を清潔に保つことが重要である。しかし，導尿の回数を増やし，膀胱内の細菌を早めに体外に出すことにより，膀胱変形，膀胱尿管逆流，水腎症・腎機能障害を予防することが間欠導尿の目的であるため，清潔操作のために導尿回数が確保できない場合には，必要以上に清潔操作にこだわる必要はない。

d. 就学に向けて

失禁を減らしていくことが望ましい。排便は，摘便，浣腸，排便用の座薬，洗腸を併用したり，下剤の内服をする。排便障害は個人差が大きく，食事を工夫したり，排便の周期を観察して管理をするなどの個々の工夫が必要である。排便管理には時間がかかることも多いが，工夫を重ね，根気強く取り組むことが大切である。

2) 身体の保護と自己管理

下肢の運動障害，感覚障害から下半身を配慮しにくい場合があり，下肢に傷を作りやすく，下腿部や足部のケアが重要である。靴下などで足部を守ると同時に，自身の身体への意識を促す。

3) 上肢機能

下肢の麻痺のため，移動などのさまざまな生活場面で上肢に依存した運動が中心となるため，上肢の筋力強化も行う。その際は，具体的な実践の場で繰り返し練習を重ねるなど日常生活の場面で筋力・耐久力の強化を図る。

4) 変形・拘縮や脱臼の予防

歩行ができない対象児でも，補助具を用いて一定時間立位を取る時間を設けることも有効である。

5) 自立に向けて

二分脊椎児に限らず，障害児では，過介助になりがちなため，毎日の生活のなかで，意識的にできることは自分で行う習慣をつけていく。また，作業療法ではたとえば下肢装具の着脱練習など，具体的に練習をすることもある。

● 学童期の介入

1) 自己導尿のための環境調整

自己導尿を行うには，洋式便器で適当なスペースが必要であるため，就学のタイミングで，学校に専用のトイレが設置されるようアドバイスを行う。また段差にはスロープを設置するなどの環境整備を行う。

2) 車いすの選択

上肢で引き上げられる高さであるなど，自立して移乗ができる車いすを選ぶ。座面の高さが高くても，フットレストなどを利用して階段状に登っていければ問題はない。車いすに簡単なテーブルが自在につけられると，物を持っての移動が容易となり，家庭でのお手伝い行動（役割の獲得）につながりやすい。また，スポーツタイプの車いすが利用しやすいが，体幹の支持性が低い場合は，変形につながることがあるので，体幹サポートのついた車いすを選択した方がよい場合もある。

3）体重コントロールと活動性の維持

二分脊椎症児では，麻痺による循環障害や活動性の低下により肥満になる場合がある．体重のコントロールや活動性の維持のためにも，趣味活動として身体を動かす習慣をつけられるとよい．

4）衣服の選択への配慮

二分脊椎症児では，上半身が大きく，下半身は細くなり，身体のバランスが不均衡になる．そのため，年齢相応の衣服を選択するのに苦労する場合がある．しかし，就学期から青年期にかけて，外見が注目されることが多くなり，年齢に見合わない外見はいじめの原因にもなりかねない．作業療法ではそのような点にも配慮し，場合によっては保護者にアドバイスする．

5）学習面への支援

水頭症を合併している場合などでは，認知特性による学習の困難をもっていることがあるため，学校の先生に対して指導方法をアドバイスする．

（有川真弓・笹田　哲）

文献

1) 矢谷令子 監：福田恵美子 編：標準作業療法学 専門分野 発達過程作業療法学．医学書院，2006
2) 陣内一保，安藤徳彦 監：伊藤利之，三宅捷太，小池純子，編：こどものリハビリテーション医学（第2版）．医学書院，2008
3) 伊藤利之，小池純子，半澤直美，他編：発達障害児のリハビリテーション―運動発達系障害と精神発達系障害．永井書店，2008

発達障害の評価

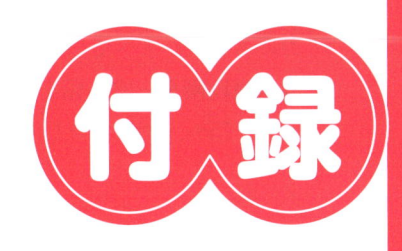

付録

1. 運動発達の評価　　　　　　　256
2. 自閉症の評価　　　　　　　　277
3. 感覚統合の評価　　　　　　　282
4. 知的発達の評価　　　　　　　288
5. 日常生活活動（ADL）の評価　291
6. 遊びの評価　　　　　　　　　294
7. 作業の評価　　　　　　　　　296

1．運動発達の評価

1 DENVER Ⅱ―デンバー発達判定法―

　DENVER Ⅱ―デンバー発達判定法―はデンバー発達スクリーニング検査（DDST）をもとに全面改訂された評価表である（図1）。もともと DDST は1967年に出版され，世界的に利用されている評価表であった。DENVER Ⅱ は1995年にオリジナルが完成し，これを国内使用のために標準化したものである。

　評価項目は「個人-社会」（他者と折り合っていくことや，子ども自身のケアをする能力），「微細運動-適応」（対象物をみて手で拾い上げることや，書く能力），「言語」（言語に耳を傾け，理解し，使用する能力），「粗大運動」（座り，歩き，飛び上がる能力）の4分類で構成されている。DDST に比較して，行動と月齢で整理されており非常にわかりやすい。発達各段階における特徴がすべての子どもに同じ時期に現れるとは限らないことを基本理念としており，各発達段階を一定の幅をもって示している点が特徴となっている。行動の通過率を25％，50％，75％，90％で表している。0～6歳までが評価対象である。

文　献

1-1）清水凡生：DENVER Ⅱ（デンバー発達判定法）とは．小児科臨床 57：135-136, 2004
1-2）特例社団法人日本小児保健協会：DENVER Ⅱ―デンバー発達判定法―，日本小児医事出版社，2009

2 Bobath による「乳児の運動発達表」

　Bobath が Gesell や Illingworth らによる研究成果をもとに月齢と可能な運動について整理したものである（表1）。発達の評価項目は腹臥位・背臥位・座位・立位と歩行・手・反応の6分野によって構成されている。姿勢ごとに発達月齢が整理されていることで，子どもの運動発達の特徴を記録することが可能である。

文　献

2-1）楠和佐子：脳性麻痺のボバース法に於ける評価．理学療法と作業療法，11：181-188, 1977

3 Johnson による運動年齢検査表

　Gesell の研究成果をもとに Johnson が作成した運動年齢検査表は，上肢と下肢の運動発達を分けて評価する（表2, 3）。運動能力は運動年齢（mortor age：MA）で表すことで運動発達を客観的に捉えることが可能である。運動年齢は月齢を示しており，運動年齢（MA）/暦年齢（CA）×100により，運動指数（MQ）を算出することができる。0～6歳までが評価対象である。

文　献

3-1）北原　佶：発達機能評価．米本恭三，他編：JOURNAL OF CLINICAL REHABILITATION（臨床リハ）別冊 リハビリテーションにおける評価 Ver.2. 医歯薬出版，p45-46, 2000

1. 運動発達の評価

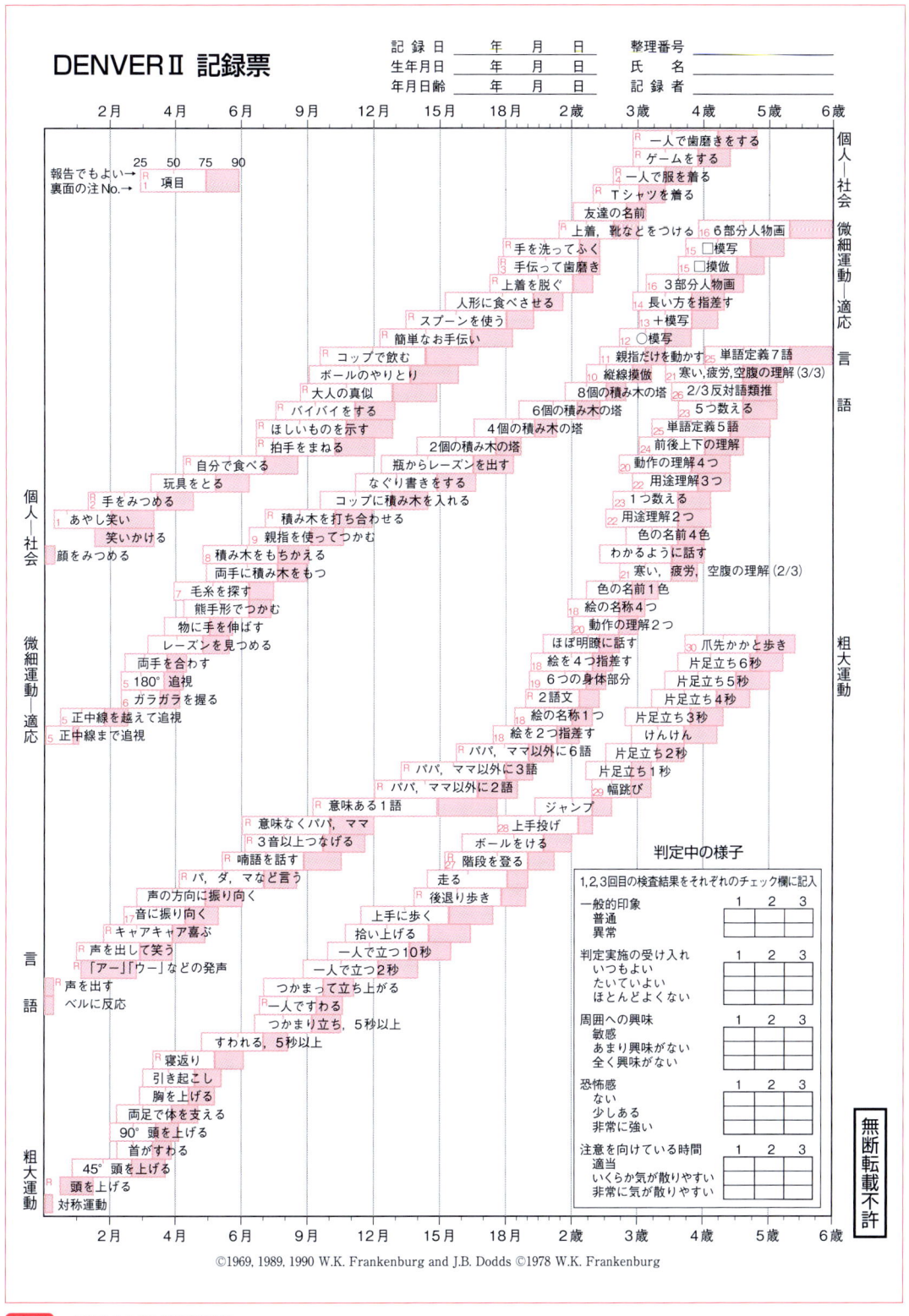

図1 DENVER II 記録票
（文献1-2より）

付録　発達障害の評価

表1　Bobathによる乳児の運動発達表（1）

	腹臥位	背臥位	座位	立位と歩行	手	反応
新生児〜4週	屈曲姿勢。頭は一方向へ向いている。膝は腹の下へきて腰が高くなっている。両手で軀幹を持ち上げると頭がたれ, 肘, 股関節, 膝ともに曲がった状態でたれさがる。	屈曲姿勢。対称性。両下肢屈曲外旋位。下肢他動的に動かされると交叉性伸展反射出現。頚の立ち直り反応。	引き起こし。頭が後ろへ残る。座位 頭が前に落ちる。背中は完全に丸くなる。	自律歩行。初期起立。足の台乗せ反応第一相。（生後10日目より出現）	手をかたく握りしめている。（手指屈曲の緊張性反応）尺側の指程強い。指を開くことに対し抵抗がある。	モロー反射。（第一相）緊張性把握反射。足の台乗せ反応。頚の立ち直り反応。初期起立。交叉性伸展反射。
6週〜8週（2カ月）	6週 間歇的に足を腹の下から蹴り出す。アゴが間歇的に床から離れる。8週 頭は主に中間位をとる。45°まで頭を持ち上げる。両下肢は前より少し外旋位で伸展する。両手で軀幹を持ち上げると頭は体の線と同じ高さになる。膝, 肘は屈曲しているが, 股関節はいくらか伸展している。	頭はほとんど横を向く。安静時に時々非対称性緊張性頚反射様肢位をとる。下肢：前よりも両下肢は伸展し, 交互に足を蹴る。頚の立ち直り反応。交叉性伸展反射が消失してくる。	引き起こし。頭を時々上げ, わずかに前に出すこともある。背中の丸味が少なくなってくる。	両脇を持って立たせる。少しの間頭を上げている。自律歩行消失。初期起立も消失し, 起立不能の段階が始まる。体重負荷ができない。両足を床にきちんとつけられないし, 方向も定まらない。足の台乗せ反応は以後続く。	緊張性把握反射はほとんどなくなり手はしばしば開く。	モロー反射（第二相）はより弱くなる。足の台乗せ反応は以後続く。頚の立ち直り反応。緊張性把握反射は弱まる。頭に働く立ち直り反応が出現しはじめる。交叉性伸展反射は消失。
12週（3カ月）	屈曲位が弱くなり, 腰を平に床につける。前腕に体重をかける。頭を上げ顔を床から45°〜90°くらいにまでできる。両下肢ともに伸展し, 外施位をとる。両足または片足の足蹴りや, 片膝を前に突き出したりもする。両手で軀幹を持ち上げると体の線より少し頭を上げる。	非対称性緊張性頚反射消失。頭は半分横向きで, 正中線の近くにある。両足とも, または交叉性の足蹴り。両下肢は屈曲外旋し, 股関節はいくらか伸展する。足は内反し, 背屈する。両下肢は屈曲する。空中の輪をみつめ端から端まで追視する。人の手の運動を注視する。	引き起こし。頭が少しだけ遅れる。座位 支えて座っているとき, 頭をほとんどまっすぐにできる。背中の丸味がまだ残っている。下肢は屈曲している。	少し体重負荷ができる。	手はほとんど開いている。緊張性把握反射消失。触れるような握りをする。服を引っ張り, ガラガラで遊べる。	モロー反射さらに弱くなる。緊張性把握反射消失。触れるような握りをする。頚の立ち直り反応。頭に働く立ち直り反応が強くなる。非対称性緊張性頚反射様肢位が徐々に消失。

（文献2-1より）

表1 Bobathによる乳児の運動発達表（2）

	腹臥位	背臥位	座位	立位と歩行	手	反応
16週（4カ月）	頭と胸が床より上がり顔が床と垂直になるくらい上げられる。四肢を伸ばして泳ぐように拡げる。両下肢を過伸展し背中が弓なりになる。両下肢の屈曲，外転外旋。片膝の前方への突っ張り。両手で軀幹を持ち上げるとランドウ反応が始まる。脊柱，股関節は伸展するが，下肢は伸展しない。	対称性の姿勢をとり，頭は正中線にあり，両手は真中で合わせる。下肢は静止位では，対称性に屈曲，外転位をとる。両下肢を伸展すると背中が弓なりになる。両下肢屈曲すると，両膝一緒に屈曲し，足底は床につく，または，一方の足を対側の膝の上に乗せる。	引き起こし頭が少し遅れる。座位で体をゆり動かすと，頭がグラグラ動揺する。背中はもはや一様に丸くなく，頚椎は伸ばしている。腕は曲げて前に出し，体が前に倒れそうになる。横には倒れない。伸展しようとしたとき，時々後へ倒れる。（全身性パタン）	時々両下肢を伸展する。爪先立ちで，足指が曲がる。	まだ原始的なつかみ方だが指先が動き始める。把握反応がだんだん消えていく。服を引っ張ったり，何でも引っ張る。腕の台乗せ反応。	把握反応がだんだん消失。頚の立ち直り反応が存在。非対称性緊張性頚反射様肢位がより弱くなる。モロー反射消失。迷路性立ち直り反応が強くなる。ランドウ反応が始まる。腕および足の台乗せ反応。
20週〜24週（5カ月）	20週 前腕で体重支持。両下肢は屈曲して軀幹の下になり，両膝はくっつく。片足または，両足の急速な屈伸運動。 24週 手で体重支持。片方の手で体重を支え，反対の手をおもちゃに伸ばす。腹臥位より背臥位への寝返りができる。両下肢を開き屈曲する。（カエルのような姿勢）	20週 下肢を軀幹の上で曲げる。足を口へもっていく。足指で遊ぶ。だっこに手を伸してくる。 24週 殿部を上げ，足で支え膝を曲げる。（ブリッジ）下肢は腹臥位同様「カエル様肢位」をとる。	20週 引き起こしで頭は遅れない。座位で支えておいて，体をゆすっても頭はグラグラしない。背中はまっすぐ。 24週 引き起こしたとき，頭を床から上げ，下肢は伸展したまま上がる。	24週 立たす機会を与えてやれば，ほとんど全体重を負荷できる。	20週 何でも口に入れる。両手で動作する意識的につかむ。尺側の手のひら全体で握る。（母指は使わない） 24週 瓶を持つ。足を握る。手のひらで握る（手掌握り）。	把握反応は消失。頚の立ち直り反応存在。ランドウ反応が強くなる。（両股，膝関節も伸展）ほとんどの子どもは，非対称性緊張性頚反射が消失。迷路性立ち直り反応および視性立ち直り反応が始まり，強くなる。
28週（7カ月）	片方の手で体重が支えられる。片膝を突き出したり，両下肢を伸展したりする。平衡反応が出てくる。	背臥位より腹臥位への寝返り可能。手などを貸してあげると，自分から引っ張って座る。背臥位のまま，自分で頭を上げることができる。下肢は，片足を対側の膝の上に乗せたり，両下肢を股関節で直角になる程屈曲する。その際，下肢は外旋し膝は屈曲する。	背臥位のままで，自分で頭を上げることができる。支えなしでも手を前につき，背中を伸ばし短時間座ることができる。手を引くと協力して座る。	支え立ちさせると活発に脚を突っ張る。	手のひら全体で握る。（手掌握り）片手を伸ばす。（片手を物に近づける）物の持ちかえができる。ビスケットを自分で食べる。卓上で物をガタガタいわせる。鏡をみると像をみつけガラスをたたく。両手で遊ぶ。母指側よりつかむ。	頚の立ち直り反応が変わり，体に働く体の立ち直り反応が出てくる。上肢の前方への保護伸展反応が始まる。腹臥位での平衡反応が出てくる。

（文献2-1より）

付録　発達障害の評価

表1　Bobathによる乳児の運動発達表（3）

	腹臥位	背臥位	座位	立位と歩行	手	反応
36週〜40週（10カ月）	36週 腹臥位より座ることができる。お腹をつけ後へはいはいできる。下肢は両側とも伸展，はいはいの際には屈曲する。 40週 座位から腹臥位ができる。はいはい姿勢で両下肢を曲げる。はいはいはお腹をつけ腕で体を前に引っ張る。	足蹴り消失。下肢は両側とも伸展し，内転ぎみであり，尖足状態となる。下肢を両側屈曲した際，足関節は背屈する。背臥位を好まず寝がえりをしたり，起き上がろうとする。	36週 支えなしで1分間座っていられる。バランスを失って前かがみになっても，また元の姿勢に戻ることができるが，体を横に曲げることはできない。前方の保護伸展反応があるが側方はない。 40週 少しバランスがくずれるが，しっかりと座っていられる。側方の保護伸展反応がある。何かを引っ張って座ることができる。	家具につかまって立っていられる。何かにつかまって立ち上がる。全体重を負荷できる。足指を伸展し，足底で体重を支える。	36週 干ぶどう大のものを母指と示指の横とでつかむ。（他の指は伸びている）下手なつかみ方。（内側橈側の手指を使うようになる） 40週 母指と示指の先でつかむ。（指先が向い合う）示指で触ろうとする。随意的に離すことができる。両手も，片手も使うことができる。	36週 腹臥位および背臥位での平衡反応，座位での平衡反応も出現し始める。対称性の姿勢様式をとる。（緊張性頸反射消失）体に働く体の立ち直り反応が強くなる。（回旋）ランドウ反応が強くなる側方への上肢の保護伸展出現。 40週 座位での平衡反応。
44週〜48週（12カ月）	44週 手と膝で四つ這い。四つ這い位で体を前後にゆする。四つ這い位で一歩這う。つまり，一側下肢が屈曲し，他側が伸展する。一側の膝と足部は地面についている。 48週 よく足のうらを交互に床につけて這ったり，熊のように這ったりする。四つ這い位では両下肢ともに伸展し，足部は外反している。股関節は90°屈曲している。両手で体幹を持ち上げると四肢体幹ともに強く伸展する。	下肢は伸展位で足は外反する。下肢は大の字に開き，膝の屈曲が少なくなり，外旋，足の外反を保つ。	回旋，上半身をねじったりして，後のおもちゃをつかむ。バランスをくずさない。後方への上肢の保護伸展反応。	44週 （何かにつかまって）立位で片足を上ることができる。 48週 つかまり歩きができる。（両手とも）	44週 入れものにおもちゃを入れたり出したりできる。おもちゃを拾うために落とす。検者におもちゃを渡すが離さない。 48週 上手に指先でつかむ。示指を伸ばして突く。指を伸ばしているときは手首も伸びている。おもちゃを検者に渡すとき離すことができる。（はじめ指全体を広げていたが1歳くらいになるとつかむ物の大きさに応じるように指を広げる。	腹臥位，背臥位，座位での平衡反応。立位でも出現し始める。体に働く体の立ち直り反応は変化する。子どもは座位をとる際，必ずしも寝返りをしなくなる。ランドウ反応は強くなる。上肢の保護伸展反応はすべての方向に出現する。

（文献2-1より）

1. 運動発達の評価

表2　運動年齢（上肢）検査表

月数	検査項目	点数
4	がらがらにぎり（片手で）	4
7	2.5cmサイコロ握り	1
	〃　　を母指を使って	1
	〃　　を他の手に移しかえる	1
10	0.6cmビーズを母指と他の一指で正しくつまみあげる	3
12	ビーズをつまんで5cm径のビンに入れる	1
	3.7cmサイコロ積み（2個）	1
18	〃　　　　　　　（3個）	6
21	〃　　　　　　　（5個）	3
	〃　　　　　　　（8個）	1
24	ページめくり（6ページの中の4ページ）	1
	1.2cmのビーズ通し	1
30	3.7cmサイコロ積み（8個）	3
	クレヨンを握って書く	3
36	3.7cmサイコロ積み（9個）	3
	ビーズをビンの中に（10個・30秒）	3
	〃　　　　　　　（10個・25秒）	3
	電気運筆（輪）	3
48	3ボタン押し（良い手・9個・10秒）	1.5
	〃　　　　（悪い手・8個・10秒）	1.5
	本釘45本立て180秒	3
60	電気運筆（四角）	6
	ビーズをビンの中に（10個・20秒）	6
	糸まき（30秒）	0.6
	本釘45本立て（140秒）	0.7
	本釘5本立て（ピンセットで・60秒）	0.7
	3ボタン電気回路（良い手・10個・10秒）	0.7
66	〃　　　　　　（悪い手・9個・10秒）	0.7
	水平2ボタン電気回路（6個・10秒）	0.7
	垂直2ボタン電気回路（6個・10秒）	0.7
	ハンドル回し（良い手・55秒）	0.6
	〃　　　　（悪い手・60秒）	0.6
	電気運筆（星）	0.6
	糸まき（15秒）	0.6
	本釘5本立て（ピンセットで・35秒）	0.6
	本釘45本立て（130秒）	0.6
72	3ボタン電気回路（良い手・11個・10秒）	0.6
	〃　　　　　　（悪い手・10個・10秒）	0.6
	水平2ボタン電気回路（8個・10秒）	0.6
	垂直2ボタン電気回路（7個・10秒）	0.6
	ハンドル回し（良い手・50秒）	0.6
	〃　　　　（悪い手・55秒）	0.6
	合計得点（運動年齢）	M

表3　運動年齢（下肢）検査表

月数	検査項目	点数
4	よりかかっておすわり（両下肢の位置はどうでもよいが検者が認められる程度壁などによりかかって座っている）	2
	首のすわり（身体をまっすぐにして頭を上げて保つ，頭が前後に傾くようなことがあってもすぐ上げられる）	2
7	おすわり（1分以上）（全然介助なしで座る，床に手をついてもよいが体幹は45°以上傾いてはいけない。頭および脚の位置はどうでもよい）	3
	寝返り（両側へ1回転以上）	1
10	つかまり立ち（30秒以上）（片手または両手で物につかまり立っている，もたれてはいけない）	1
	はいはい（1分間に1.8m以上）（いざりばいでもなんでもとにかく自分で移動すればよい）	1
12	四つばい（15秒間に1.8m以上）（手腿4つを交互に動かして移動，カエルとびは不可）	1
	つかまって立ち上がり（自分で物につかまって立ち上がりそのまま立位を保つ，つかまるものにもたれてはならない）	1
15	歩行と立ち上がり（5,6歩歩いて立ち上がり，また歩き出すことができる）	3
	かけあし（15mころばないで）	1
18	階段を昇る（標準階段15cm 6段をはう，立つ，手すりにつかまるなど，どんな方法でもよいからひとりで昇る）	1
	肘かけ椅子に腰をかける（介助なしで歩いて行ってかけることができる）	1
21	階段を降りる（検者が患者の片手をもちバランスのみを支えてやる）	1.5
	階段を昇る（両手または片手で手すりにつかまって可，肘や腕を手すりにかけてはならない）	1.5
24	走る（普通のランニング）15mを転ばないで	1.5
	階段を降りる（両手または片手で手すりにつかまって可，肘や腕をもたせかけてはならない）	1.5
	両足同時にその場でジャンプ	6
30	両足交互に階段昇降（介助なしで6段）	3
	台よりとび降り（15cm台から両足をそろえバランスを保つ）	3
42	片脚立ち（2秒間，片方できればよい）	6
48	走り幅とび（助走1.8mで30cm以上とび両足同時に地につけてバランスを保つ）	3
	その場とび（15cm以上とびバランスを保つ）	3
54	片脚とび前方へ4回（片方できればよい）	6
60	交互に片脚とび（スキップ）3m以上	2
	片脚立ち（8秒間）片方できればよい	2
	線上歩行（2.5m幅の線上に足底の一部がかかっていればよい）	2
72	30cm台からとび降り，接地の際つま先からつき，バランスを保ちながらかかとを降ろす	6
	目を閉じて片脚立ち（最初一側で立ち，他側に変えるときも目を閉じたま行わねばならない）	6
	合計点数（運動年齢）	M

4 Milani-Comparetiiによる姿勢運動発達検査表

　Milani-Comparetiiによる姿勢運動発達検査表(**表4**)は，姿勢反射の変化と，運動機能の変化が上下に整理されている。姿勢反射は①原始反射(primitive reflex)，②立ち直り反応(righting reaction)，③保護伸展反応(parachute reaction)，④傾斜反応(tilting reaction)の4群に分かれている。表の上段には座位，立位，歩行などの運動発達，下段には姿勢反射の出現が示され，この関連が矢印で示されている。検査結果から運動発達を阻害している原始反射を把握したり，次段階の運度発達に必要な立ち直り反応を知ることができる。0～2歳までが評価対象である。

文　献

4-1) A Milani-Comparetti, EA Gidoni：Routine developmental examination innormal and retarded children. Developmental Medicine and Child Neurology, 9：631-638, 1967
4-2) 聖母整肢園 訳：ボバース講習会テキスト―乳児の運動発達―. 1973

5 遠城寺式乳幼児分析的発達検査法

　遠城寺式乳幼児分析的発達検査は，精神面のみではなく身体的発達も含めた発達状況を分析しようとするものである。検査項目は，移動運動，手の運動，基本的習慣，対人関係，発語，言語理解の6領域に分かれ，発達段階に沿って配列されている。検査結果の整理は，領域ごとの発達年齢をプロフィール表に示すとともに，以下の式から領域別に発達指数(DQ)を算出することができる。発達年齢(DA)/暦年齢(CA)×100＝発達指数(DQ)。0ヶ月から4歳7カ月までが評価対象である。

文　献

5-1) 遠城寺宗徳：遠城寺式・乳幼児分析的発達検査表(九大小児科改訂版). 慶應義塾大学出版会

6 津守式乳幼児精神発達診断法

　津守式乳幼児精神発達診断法(**図2**)は乳幼児の日常生活場面の観察に基づき，発達診断を行おうとするものである。検査項目は対象児の日常生活をよく知っているものであれば，誰であっても容易に観察・評価可能である。質問項目は運動，探索・操作，社会，生活習慣，理解・言語の5領域に分かれている。3冊の分冊となっており0カ月～7歳までが評価対象である。

文　献

6-1) 津守　真，稲毛教子：乳幼児精神発達質問紙 1～12カ月まで. 大日本図書, 1961

1. 運動発達の評価

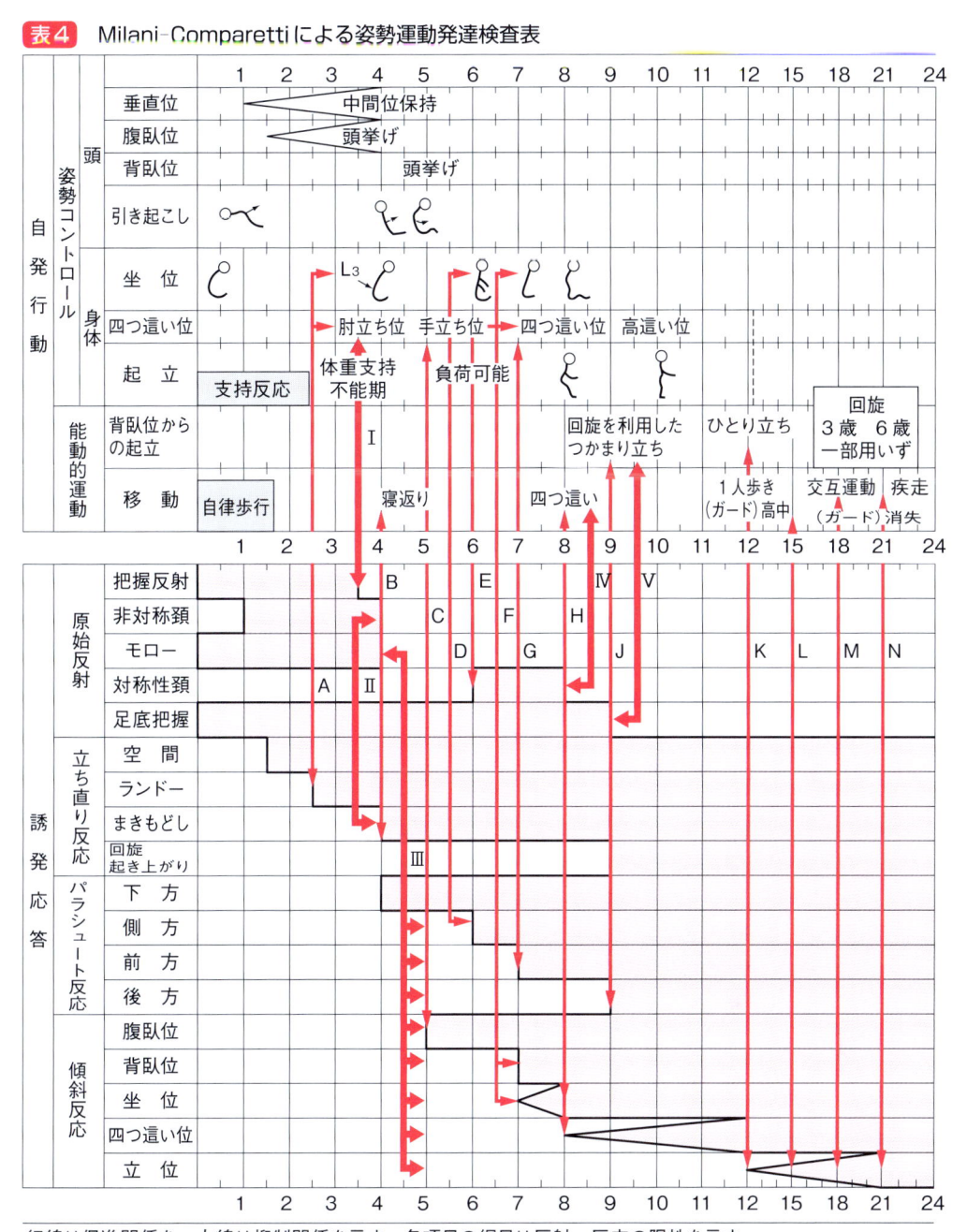

表4 Milani-Comparettiによる姿勢運動発達検査表

		1 2 3 4 5 6 7 8 9 10 11 12 15 18 21 24
姿勢コントロール	頭	垂直位：中間位保持 腹臥位：頭挙げ 背臥位：頭挙げ 引き起こし
自発行動	身体	坐位 L3 四つ這い位：肘立ち位／手立ち位／四つ這い位／高這い位 起立：体重支持不能期／負荷可能
能動的運動		背臥位からの起立：支持反応／回旋を利用したつかまり立ち／ひとり立ち／回旋 3歳 6歳 一部用いず 移動：自律歩行／寝返り／四つ這い／1人歩き（ガード）高中／交互運動（ガード）／疾走消失
原始反射		把握反射 B / E / Ⅳ V 非対称頚 C / F / H モロー D / G / J K L M N 対称性頚 A Ⅱ 足底把握
誘発応答 立ち直り反応		空間／ランドー／まきもどし／回旋起き上がり Ⅲ
パラシュート反応		下方／側方／前方／後方
傾斜反応		腹臥位／背臥位／坐位／四つ這い位／立位

細線は促進関係を，太線は抑制関係を示す．各項目の網目は反射，反応の陽性を示す

（文献4-1, 4-2より）

付録　発達障害の評価

1. 運　動

1・1		寝ていて自由に首の向きをかえる
1・2		裸にさせたとき，入浴のときなど足をぴんぴんさせる
1・3		体にかけてあるもの（毛布，おしめなど）を蹴飛ばす
1・4		膝の上に立たせると，足をつっぱる
2・5		立てて抱いても，首がふらふらしない（立てて抱かれることを好む）
3・6		知らないうちに，体の位置をかえていることがある
3・7		腹ばいにすると，すこしの間，頭をもちあげている
4・8		腹ばいにすると，頭と肩とを上げる（胸を床からはなして）
4・9		腹ばいにすると，手足をばたばた動かす
4・10		あお向きから横向きに寝返りする
4・11		支えて立たせると，足を曲げたりのばしたりする
5・12		腹ばいで，頭をあげたり，おろしたりする
5・13		支えをして，椅子に座らせると，20分ぐらいは座っている
6・14		寝ているより，座る方を好む
6・15		しばらくの間，支えなしで座っている
6・16		腹ばいの姿勢で，はいはいしそうに手足をばたばた動かす
7・17		腹ばいで，手足をばたばたさせて，体をまわす
7・18		ひとりで座っていて，両手に玩具を持って遊ぶ
8・19		あお向きから，うつ向きに寝返りする
8・20		あお向きの位置から，頭をあげて起きあがろうとする
8・21		座っていて，背後にあるものなど，体をねじっていたずらする
8・22		座らせておいても，いつまでも座っていないで，立ちたがる
8・23		すこしの支えで，立っていることができる

図2　津守式乳幼児精神発達診断法（1）
（文献6-1より抜粋）

7 粗大運動能力尺度（GMFM）

粗大運動能力尺度（gross motor function measure；GMFM）はカナダ McMaster 大学において開発され1988年に初版が発表され，1993年に改訂2版が発表された（図3）。GMFMは，運動年齢検査（motor age test；MAT）では動作が可能か否かでしか表せない項目について，段階的に動作の発達の程度を記録できるようになっている。内容はA：臥位と寝返り，B：座位，C：四つ這いと膝立ち，D：立位，E：歩行，走行とジャンプの5領域，88項目により構成されている。評価は0＝全く出来ない，1＝少しだけできる，2＝部分的にできる，3＝完全にできる，の4段階で行われる。平均的な5歳児の粗大運動能力があれば，すべての項目が遂行可能となっている。

文献

7-1) Dianne Russel, et al：近藤和泉，福田道隆 監訳：GMFM粗大運動能力尺度—脳性麻痺児のための評価尺度. 医学書院, p9, p113-117, 2000

8 粗大運動能力分類システム（GMFCS）

粗大運動能力分類システム（gross motor function classification system；GMFCS）はGMFMと同様，カナダの McMaster 大学の CanChild（研究施設）で考案された簡易的に機能レベルを判定する尺度である（表5）。脳性麻痺児を対象としており粗大運動能力尺度である座位（体幹のコントロール）および歩行に重点をおいた，粗大運動能力分類システムであり，脳性麻痺を5つのレベルに分類することが可能である。

文献

8-1) 近藤和泉, 藪中良彦, 楠本敬二：GMFCS-E＆R粗大運動能力分類システム 拡張・改訂されたもの（日本語版）

9 KIDS 乳幼児発達スケール

KIDS 乳幼児発達スケール（図4）は保護者など，対象児の日頃の行動をよく観察している者が，約130項目からなる質問に，日頃の行動と照らし合わせて○×で回答する形式になっている。「操作/手指などの意図的な動き」の項目で巧緻運動の評価が可能である。

文献

9-1) 三宅和夫 監：大村正男, 高嶋正士, 山内 茂 他編：KIDS（キッズ）乳幼児発達スケール〈タイプC〉（第6版）. 発達科学研究教育センター, 1989

付録　発達障害の評価

GROSS MOTOR FUNCTION MEASURE (GMFM)
粗大運動能力尺度
採点用紙

子どもの名前：＿＿＿＿＿＿＿＿＿＿＿＿＿＿＿＿＿　I.D.：＿＿＿＿＿

生年月日　　年　　月　　日　　　評価日　　年　　月　　日

診断　＿＿＿＿＿＿＿＿＿＿＿＿＿　重症度　□　　□　　□
　　　　　　　　　　　　　　　　　　　　　軽度　中等度　重度

評価者の名前＿＿＿＿＿＿＿＿＿＿＿＿＿＿

検査時の状況（例：部屋，衣服，時間，同席者）
＿＿＿＿＿＿＿＿＿＿＿＿＿＿＿＿＿＿＿＿＿＿＿＿＿＿＿＿
＿＿＿＿＿＿＿＿＿＿＿＿＿＿＿＿＿＿＿＿＿＿＿＿＿＿＿＿

GMFMは，観察を通じて脳性麻痺の子どもの粗大運動の変化を経時的に測るために考案され，標準化された尺度である。

*採点基準　　0＝全くできない
　　　　　　1＝少しだけできる
　　　　　　2＝部分的にできる
　　　　　　3＝完全にできる

*特に指示がなければ"少しだけできる"とは，普通10％未満の達成度である。"部分的にできる"とは10％以上，100％未満の達成度である。
採点基準は，一般的な指標である。
しかし，ほとんどの項目で，個別に採点のガイドラインが説明されている。採点にあたっては，それぞれの項目に対するガイドラインを必ず使わなければならない。

Contact address：
日本：近藤和泉　〒474-8511　愛知県大府市森岡町源吾35　独立行政法人国立長寿医療研究センター機能回復診療部　Fax. 0172-36-3827
カナダ：Dianne Russell, Gross Motor Measure Group, Chedoke-McMaster Hospitals, Chedoke Hospital, Building 74, Room 29, Box 2000, Station "A", Hamilton, Ontario L8N 3Z5
Children's Developmental Rehabilitation Programme at Chedoke-McMaster Hospitals, Hamilton, Ontario, Hugh MacMillan Rehabilitation Center, Tronto, Ontario, and McMaster University, Hamilton, Ontario

図3　粗大運動能力尺度（1）
（文献7-1より）

該当する点数に印をつけよ

項目A：臥位と寝返り	点数
1. 背臥位，頭部は正中位：四肢の対称性を保ったまま頭を回旋する	0 □ 1 □ 2 □ 3 □ 1.
2. 背臥位：手を正中にもってきて，両手の指を触れ合わせる	0 □ 1 □ 2 □ 3 □ 2.
3. 背臥位：45°頭をもち上げる	0 □ 1 □ 2 □ 3 □ 3.
4. 背臥位：右の股関節と膝関節の屈曲，全可動域	0 □ 1 □ 2 □ 3 □ 4.
5. 背臥位：左の股関節と膝関節の屈曲，全可動域	0 □ 1 □ 2 □ 3 □ 5.
6. 背臥位：玩具に触るために右上肢を正中線を越えて反対側に伸ばす	0 □ 1 □ 2 □ 3 □ 6.
7. 背臥位：玩具に触るために左上肢を正中線を越えて反対側に伸ばす	0 □ 1 □ 2 □ 3 □ 7.
8. 背臥位：右側に寝返りして腹臥位になる	0 □ 1 □ 2 □ 3 □ 8.
9. 背臥位：左側に寝返りして腹臥位になる	0 □ 1 □ 2 □ 3 □ 9.
10. 腹臥位：頭部を直立させる	0 □ 1 □ 2 □ 3 □ 10.
11. 腹臥位，前腕で身体を支えて：頭部を直立位にし，肘を伸展し，胸も床から離れる	0 □ 1 □ 2 □ 3 □ 11.
12. 前腕支持の腹臥位：体重を右前腕で支持し，対側の上肢を前方へ完全に伸ばす	0 □ 1 □ 2 □ 3 □ 12.
13. 前腕支持の腹臥位：体重を左前腕で支持し，対側の上肢を前方へ完全に伸ばす	0 □ 1 □ 2 □ 3 □ 13.
14. 腹臥位：右側へ寝返りして背臥位となる	0 □ 1 □ 2 □ 3 □ 14.
15. 腹臥位：左側へ寝返りして背臥位となる	0 □ 1 □ 2 □ 3 □ 15.
16. 腹臥位：手足を使って右側へ90°旋回(pivot)する	0 □ 1 □ 2 □ 3 □ 16.
17. 腹臥位：手足を使って左側へ90°旋回(pivot)する	0 □ 1 □ 2 □ 3 □ 17.

A領域の合計点 ☐

項目B：座位	点数
18. 背臥位で，検査者が子どもの手を握って：頭部をコントロールして自分で手を引っ張って座位になる	0 □ 1 □ 2 □ 3 □ 18.
19. 背臥位：右側へ寝返ってから，座る	0 □ 1 □ 2 □ 3 □ 19.
20. 背臥位：左側へ寝返ってから，座る	0 □ 1 □ 2 □ 3 □ 20.
21. マットの上に座り，セラピストに胸部を支えてもらって：頭部を直立位まで持ち上げ，3秒間保持する	0 □ 1 □ 2 □ 3 □ 21.
22. マットの上に座り，セラピストに胸部を支えてもらって：頭部を正中位まで持ち上げ，10秒間保持する	0 □ 1 □ 2 □ 3 □ 22.
23. マットの上に座り，上肢で支えて：5秒間保持する	0 □ 1 □ 2 □ 3 □ 23.
24. マットの上に座って：上肢で支持せずに座位を3秒間保持する	0 □ 1 □ 2 □ 3 □ 24.
25. マットの上に座り，前方に小さなおもちゃを置いて：前方へ体を傾けおもちゃに触り，上肢の支持なしで再び座位に戻る	0 □ 1 □ 2 □ 3 □ 25.
26. マットの上に座って：右後方45°に置いたおもちゃに触り，再び開始肢位に戻る	0 □ 1 □ 2 □ 3 □ 26.
27. マットの上に座って：子どもの左後方45°に置いたおもちゃに触り，再び開始肢位に戻る	0 □ 1 □ 2 □ 3 □ 27.
28. 右側に横座りして：上肢で支えずに，その姿勢を5秒間保つ	0 □ 1 □ 2 □ 3 □ 28.
29. 左側に横座りして：上肢で支えずに，その姿勢を5秒間保つ	0 □ 1 □ 2 □ 3 □ 29.
30. マットの上に座って：腹臥位まで，コントロールして姿勢を低くする	0 □ 1 □ 2 □ 3 □ 30.
31. 足を前に出して，マットの上に座って：右側へ体を回し，四つ這い位になる	0 □ 1 □ 2 □ 3 □ 31.
32. 足を前に出して，マットの上に座って：左側へ体を回し，四つ這い位になる	0 □ 1 □ 2 □ 3 □ 32.
33. マットの上に座って：上肢を使わずに90°旋回(pivot)する	0 □ 1 □ 2 □ 3 □ 33.
34. ベンチに座って：10秒間，上肢や下肢で支えないで姿勢を保つ	0 □ 1 □ 2 □ 3 □ 34.
35. 立位から：小さなベンチに座る	0 □ 1 □ 2 □ 3 □ 35.
36. 床の上から：小さなベンチに座る	0 □ 1 □ 2 □ 3 □ 36.
37. 床の上から：大きなベンチに座る	0 □ 1 □ 2 □ 3 □ 37.

B領域の合計点 ☐

図3 粗大運動能力尺度(2)
(文献7-1より)

項目C：四つ這いと膝立ち		点　数			
38. 腹臥位：前方へ 1.8 m 肘這いする	0☐	1☐	2☐	3☐	38.
39. 四つ這い位：手と膝で体重を支え，10秒間保持する	0☐	1☐	2☐	3☐	39.
40. 四つ這い位：上肢の支えなしで，座位になる	0☐	1☐	2☐	3☐	40.
41. 腹臥位：四つ這い位になる，手と膝で体重を支える	0☐	1☐	2☐	3☐	41.
42. 四つ這い位：右上肢を前方に伸ばして，手を肩のレベルより高く上げる	0☐	1☐	2☐	3☐	42.
43. 四つ這い位：左上肢を前方に伸ばして，手を肩のレベルより高く上げる	0☐	1☐	2☐	3☐	43.
44. 四つ這い位：前方へ 1.8 m 四つ這い，または弾み這いする	0☐	1☐	2☐	3☐	44.
45. 四つ這い位：前方へ 1.8 m 交互性の四つ這いをする	0☐	1☐	2☐	3☐	45.
46. 四つ這い位：手と膝/足をついて，四つ這いで4段階段を登る	0☐	1☐	2☐	3☐	46.
47. 四つ這い位：手と膝/足をついて，四つ這いで後ずさりして4段階段を降りる	0☐	1☐	2☐	3☐	47.
48. マット上に座位：上肢を使って膝立ちになり，上肢で支えずに，10秒間保持する	0☐	1☐	2☐	3☐	48.
49. 膝立ちして：上肢を使って右膝で支持して片膝立ちになり，上肢で支えずに，10秒間保持する	0☐	1☐	2☐	3☐	49.
50. 膝立ちして：上肢を使って左膝で支持して片膝立ちになり，上肢で支えずに，10秒間保持する	0☐	1☐	2☐	3☐	50.
51. 膝立ちして：上肢で支えずに前方へ10歩，膝歩きする	0☐	1☐	2☐	3☐	51.
		C領域の合計点			

項目D：座位		点　数			
52. 床から：大きなベンチにつかまって立ち上がる	0☐	1☐	2☐	3☐	52.
53. 立位：上肢の支えなしに3秒間保持する	0☐	1☐	2☐	3☐	53.
54. 立位：大きなベンチに片手でつかまって右足を持ち上げる，3秒間	0☐	1☐	2☐	3☐	54.
55. 立位：大きなベンチに片手でつかまって左足を持ち上げる，3秒間	0☐	1☐	2☐	3☐	55.
56. 立位：上肢の支えなしで，20秒間保持する	0☐	1☐	2☐	3☐	56.
57. 立位：左足を持ち上げ，上肢の支えなしで，10秒間	0☐	1☐	2☐	3☐	57.
58. 立位：右足を持ち上げ，上肢の支えなしで，10秒間	0☐	1☐	2☐	3☐	58.
59. 小さなベンチに座って：上肢を使わないで立ち上がる	0☐	1☐	2☐	3☐	59.
60. 膝立ち：右片膝立ちになってから立ち上がる，上肢を使わないで	0☐	1☐	2☐	3☐	60.
61. 膝立ち：左片膝立ちになってから立ち上がる，上肢を使わないで	0☐	1☐	2☐	3☐	61.
62. 立位：コントロールして，しゃがんで床に座る，上肢を使わずに	0☐	1☐	2☐	3☐	62.
63. 立位：しゃがみこむ，上肢で支えずに	0☐	1☐	2☐	3☐	63.
64. 立位：上肢で支えずに，床から物をつまみ上げ，立位に戻る	0☐	1☐	2☐	3☐	64.
		D領域の合計点			

図3 粗大運動能力尺度（3）
（文献7-1より）

項目 E：歩行，走行とジャンプ			点	数		
65. 立位，大きなベンチに両手をついて：右側に5歩，横に歩く	0☐	1☐	2☐	3☐	65.
66. 立位，大きなベンチに両手をついて：左側に5歩，横に歩く	0☐	1☐	2☐	3☐	66.
67. 立位，両手でつかまって：前方へ10歩く	0☐	1☐	2☐	3☐	67.
68. 立位，片手でつかまって：前方へ10歩く	0☐	1☐	2☐	3☐	68.
69. 立位：前方へ10歩，歩く	0☐	1☐	2☐	3☐	69.
70. 立位：前方へ10歩，歩いて止まり，180°回転し戻ってくる	0☐	1☐	2☐	3☐	70.
71. 立位：後方へ10歩，歩く	0☐	1☐	2☐	3☐	71.
72. 立位：前方へ10歩，歩く，大きな物を両手で持って	0☐	1☐	2☐	3☐	72.
73. 立位：20cm間隔の平行線の間を，前方へ10歩連続して歩く	0☐	1☐	2☐	3☐	73.
74. 立位：2cmの幅の直線上を，前方へ10歩連続して歩く	0☐	1☐	2☐	3☐	74.
75. 立位：膝の高さの棒をまたぎ越える，右足を先に	0☐	1☐	2☐	3☐	75.
76. 立位：膝の高さの棒をまたぎ越える，左足を先に	0☐	1☐	2☐	3☐	76.
77. 立位：4.6m走り，停止し，戻ってくる	0☐	1☐	2☐	3☐	77.
78. 立位：右足でボールを蹴る	0☐	1☐	2☐	3☐	78.
79. 立位：左足でボールを蹴る	0☐	1☐	2☐	3☐	79.
80. 立位：両足同時に30cm上方にジャンプする	0☐	1☐	2☐	3☐	80.
81. 立位：両足同時に30cm前方にジャンプする	0☐	1☐	2☐	3☐	81.
82. 右片足立ち：60cmの円の中で，右足で10回片足跳びをする	0☐	1☐	2☐	3☐	82.
83. 左片足立ち：60cmの円の中で，左足で10回片足跳びをする	0☐	1☐	2☐	3☐	83.
84. 立位，一方の手すりにつかまって：4段登る，一方の手すりにつかまって，交互に足を出して	0☐	1☐	2☐	3☐	84.
85. 立位，一方の手すりにつかまって：4段降りる，一方の手すりにつかまって，交互に足を出して	0☐	1☐	2☐	3☐	85.
86. 立位：4段登る，足を交互に出して	0☐	1☐	2☐	3☐	86.
87. 立位：4段降りる，足を交互に出して	0☐	1☐	2☐	3☐	87.
88. 15cmの高さの段上に立つ：飛び降りる，両足同時に	0☐	1☐	2☐	3☐	88.

E領域の合計点 ☐

評価の結果は，子どもの"日常の"能力を表していますか？　　　はい☐　いいえ☐

コメント：

図3 粗大運動能力尺度（4）
（文献7-1より）

付録　発達障害の評価

GMFM
総合点

領域	各領域の％点数の計算		ゴール領域 （印をつける）
A. 臥位と寝返り	$\dfrac{\text{A 領域の総計}}{51}=\dfrac{}{51}\times 100=$ _____ ％		A. ☐
B. 座位	$\dfrac{\text{B 領域の総計}}{60}=\dfrac{}{60}\times 100=$ _____ ％		B. ☐
C. 四つ這いと膝立ち	$\dfrac{\text{C 領域の総計}}{42}=\dfrac{}{42}\times 100=$ _____ ％		C. ☐
D. 立位	$\dfrac{\text{D 領域の総計}}{39}=\dfrac{}{39}\times 100=$ _____ ％		D. ☐
E. 歩行，走行とジャンプ	$\dfrac{\text{E 領域の総計}}{72}=\dfrac{}{72}\times 100=$ _____ ％		E. ☐

$$\text{総合点}=\dfrac{\%A+\%B+\%C+\%D+\%E}{\text{領域の数の総計}}$$

$$=\dfrac{++++}{5}=\dfrac{}{5}\times 100=\underline{}\,\%$$

$$\text{ゴール総合点}=\dfrac{\text{ゴール領域と考えられる各領域の％点数の総計}}{\text{ゴール領域の数}}$$

$$=\dfrac{}{}=\underline{}\,\%$$

図3 粗大運動能力尺度（5）
（文献7-1より）

表5 粗大運動能力分類システム（1）

それぞれのレベルの一般的見出し

レベルⅠ：制限なしに歩く
レベルⅡ：制限を伴って歩く
レベルⅢ：手に持つ移動器具を使用して歩く
レベルⅣ：制限を伴って自力移動；電動の移動手段を使用してもよい
レベルⅤ：手動車いすで移送される

各レベル間の区別

- レベルⅠおよびⅡの区別
  レベルⅠの子ども達と青年達に比べて，レベルⅡの子ども達と青年は，長距離を歩くことやバランスを保つことに制限があり，歩行を習得する最初の頃に手に持つ移動手段を必要とすることがあり，屋外や近隣で長い距離を移動するときに車輪のついた移動手段を使用することがあり，階段を上がったり，下りたりするときに手すりの使用を必要とし，走ったり跳躍したりする能力が劣っている。

- レベルⅡおよびⅢの区別
  レベルⅡの子ども達と青年達は，4歳以降は手に持つ移動器具を使用せずに歩く能力がある（ときには使用することを選択するかもしれないが）。レベルⅢの子ども達と青年達は，屋内を歩くために手に持つ移動器具を必要とし，屋外や近隣で車輪のついた移動手段を使用する。

- レベルⅢおよびⅣの区別
  レベルⅢの子ども達と青年達は，一人で座るか，座るために最低限の限定的な外的支持を必要としている，立位での移乗においてより自立しており，手に持つ移動器具で歩く。レベルⅣの子ども達と青年達は（普通支えられての）座位で活動できるが，自力移動は制限される。レベルⅣの子ども達と青年達は，手動車いすで移送されるか，電動の移動手段を使用することがおそらくより多い。

- レベルⅣおよびⅤの区別
  レベルⅤの子ども達と青年達は，頭と体幹のコントロールが非常に制限されており，広範な補完的な技術と身体的介助を必要とする。自力移動は，もし子ども達や青年達がどのように電動車いすを操作するかを習得したときだけに，達成される。

日本語版に対する問い合わせ先

〒474-8511 愛知県大府市森岡町源吾35
独立行政法人国立長寿医療研究センター機能回復診療部　近藤和泉
Tel：0562-46-2311／Fax：0562-44-8518
E-mail：ik7710@ncgg.go.jp

（文献8-1より抜粋）

表5　粗大運動能力分類システム（2）

Gross Motor Function Classification System-Expanded and Revised (GMFCS-E & R)
粗大運動能力分類システム（拡張・改訂版）

2歳の誕生日の前日まで

レベルⅠ：他の姿勢から座位になり，また座位から他の姿勢になり，両手を支持に使わずに床上で座り，物を操作できる。手と膝をついて這い，つかまって立ち上がり，家具につかまって数歩，歩く。18カ月から2歳の間に歩き，歩行補助具を使う必要はない。

レベルⅡ：床上で座位を保持するが，バランスを維持するために手を必要とすることがある。腹部をつけて肘這いするか手と膝をついて四つ這いする。つかまって立ち上がったり，家具につかまって数歩歩いたりする場合がある。

レベルⅢ：腰を支えると床上での座位は保っている。寝返りし腹部をつけて前方へ肘這いする。

レベルⅣ：頭部をコントロールできるが，床上で座るためには体幹を支持してもらう必要がある。寝返って背臥位になり，また寝返って腹臥位になる場合もある。

レベルⅤ：身体的な障害が運動の随意的な制御を制限している。腹臥位および座位で，頭部と体幹の抗重力的な肢位を保持することができない。子どもは寝返りをするのに大人の助けを必要とする。

2～4歳の誕生日の前日まで

レベルⅠ：両手を支持に使うことなしに床上に座り，物を操作する。床上で座位および立位をとること，また座位および立位から他の姿勢をとるのに大人の助けを必要としない。歩くのがもっとも好まれる移動手段であり，歩行補助具は使わない。

レベルⅡ：床上に座るが，物を操作するために両手を使うとバランス保持が困難かもしれない。座位をとる動作および座位から他の姿勢になる動作は大人の助けなしに行う。安定した平面（机など）につかまって立ち上がることができる。手と膝をついた交互性のパターンを使っての四つ這い，家具につかまってのつたい歩き，歩行補助具を使っての歩行などが，状況に応じて移動手段として使われる。

レベルⅢ：しばしば「割り座」（屈曲内旋した股関節と膝の間に座ること）で床上で座位を保持し，座位をとるのに大人の助けを必要とする場合がある。自力による主な移動手段として，安定した平面で腹部をつけて肘這いするか手と膝をついて（しばしば下肢を交互に動かさずに）四つ這いする。安定した平面（テーブルなど）につかまって立ち上がり，短い距離をつたい歩きすることがある。手に持つ移動器具（歩行器）を使い，なおかつ方向を正したり方向転換したりするのを大人に助けてもらって，屋内を短い距離歩く場合もある。

レベルⅣ：姿勢をとってやれば床上で座るが，手を支持に使わなければアライメントとバランスを保持できない。座位と立位に適合機器（座位保持椅子やスタンディング・ボードなど）を頻繁に必要とする。短距離の（室内の）自力による移動は寝返り，腹部をつけた肘這いまたは手と膝をつくが下肢を交互に動かさない四つ這いによって達成される。

レベルⅤ：身体的な障害が随意的な運動の制限と，頭部と体幹の抗重力的な肢位を保持する能力を制限している。すべての領域にわたる運動能力が制限されている。立つことおよび座ることの能力の制限は適合機器（座位保持椅子やスタンディング・ボードなど）や補完的な技術（電動車いすや環境制御装置）を使っても完全には代償されない。レベルⅤでは，子どもは独立した実用的移動能力をもつことはなく，移送される。高度に調整した電動車いすを使って自力移動を達成する子どももいる。

4～6歳の誕生日の前日まで

レベルⅠ：手での支持なしに椅子に座り，また椅子から立ち上がる。床上あるいは椅子上の座位から物につかまらずに立ち上がることができる。子どもは屋内および屋外を歩き，階段を登る。走ったり，跳躍したりする能力が出現する。

レベルⅡ：椅子に座って，両手を自由に使って物を操作する。床から立ち上がって立位をとるし，椅子からも立ち上がって立位をとるが，しばしば手をつくか支えるための安定した平面（机など）を必要とする。手に持つ移動器具を必要とすることなしに屋内を歩き，屋外の平らな地面の上を短距離なら歩く。手すりにつかまって階段を登るが，走ったり跳躍したりすることはできない。

（文献8-1より抜粋）

表5 粗大運動能力分類システム（3）

レベルⅢ：普通の椅子に座るが，手の機能を最大限に発揮するためには骨盤または体幹の支持が必要なことがある。安定した平面（椅子の座面など）を使い，つかまってずりあがるか手で支えて，椅子に座ったり，降りたりする。平らな場所では手に持つ移動器具を使って歩き，大人から補助してもらって階段を登る。長い距離を移動するとき，あるいは屋外の平坦でない場所では移送してもらうことが頻繁にある。

レベルⅣ：椅子に座るが，体幹をコントロールするためと手の機能を最大限に引き出すために体に合わせて作った椅子を必要とする。大人の助けを借りるか，あるいは安定した平面（椅子の座面など）につかまってずり上がるか手で支えて，椅子に座ったり，降りたりする。もっとも高い能力の子どもでは歩行器を使い，なおかつ大人についてもらって短距離歩くが，方向転換したり平坦でないところでバランスを保ったりするのは困難である。近隣を移動する場合は移送される。自力による移動を電動いすによって達成する場合もある。

レベルⅤ：身体的な障害が随意的な運動の制御と，頭部と体幹の抗重力的な肢位を保持する能力を制限している。すべての領域にわたる運動能力が制限されている。立つことおよび座ることの能力の制限は適合機器（座位保持椅子やスタンディング・ボードなど）や補完的な技術（電動車いすや環境制御装置）を使っても完全には代償されない。レベルⅤでは，子どもは独立した実用的移動能力をもつことはなく，移送される。高度に調整した電動車いすを使って自力移動を達成する子どももいる。

6～12歳の誕生日の前日まで

レベルⅠ：家や学校や屋外や近隣を歩く。身体的介助を受けることなく歩道の縁石を昇り降りし，手すりを使わずに階段を昇り降りすることができる。歩行，跳躍などの粗大運動スキルを遂行するが，速度，バランス，および運動協調性は制限されている。個人的選択や環境因子に依存するが，身体活動やスポーツに参加する場合がある。

レベルⅡ：ほとんどの生活環境で歩く。長い距離を歩いたり，平坦でなかったり，傾斜のある地形や人混みの中や狭い場所，物を持ち運ぶときにバランスを取ることの困難さを経験することがある。手すりを持つか，手すりがなければ身体的介助を受けて，階段を昇り降りする。屋外や近隣では，身体的介助を受けたり，手に持つ移動器具を使ったりして歩くか，長い距離を移動するときは車輪のついた移動手段を使うことがある。もっともよくても，歩行や跳躍のような粗大運動スキルを遂行する能力は最小限に限定されている。粗大運動スキルを発揮する能力の制限により，身体的活動およびスポーツへの参加を可能にするための適応が必要な場合がある。

レベルⅢ：屋内のほとんどの生活環境で，手に持つ移動器具を使って歩く。腰かけさせられたとき，骨盤のアライメントとバランスのためにシートベルトを必要とすることがある。椅子から立ち上がったり床から立ち上がったりする姿勢の移行では，一人の人からの身体的介助や支持面を必要とする。長い距離を移動するときは，何らかの形の車輪のついた移動手段を使用する。見守りまたは身体的介助を受けて，手すりを持って階段を昇り降りすることがある。歩行の制限により，身体活動およびスポーツへの参加を可能とするための，手動車いすの自力駆動または電動の移動手段を操作することなどを含む適応が必要になる場合がある。

レベルⅣ：ほとんどの生活環境で，身体的介助または電動の移動手段を必要とする移動方法を使用する。子ども達は体幹と骨盤にコントロールのために体にあわせて作ったシーティングや，ほとんどの移乗で身体的介助を必要とする。家では，床上移動（寝返り，肘這い，四つ這い）をするか，身体的介助を受けて短距離を歩行する，ないし電動の移動手段を使う。もしその中に置かれれば，家や学校で，体を支える装置のついた歩行器を使用することがある。学校や屋外や近隣で，手動車いすで移送されるか，電動の移動手段を使用する。移動の制限により，身体的活動およびスポーツへの参加を可能とするための適応，すなわち身体的介助および/または電動の移動手段を含む適応が必要になる。

レベルⅤ：すべての生活環境において，手動車いすで移送される。重力に抗して頭と体幹の姿勢を維持することおよび上下肢の運動をコントロールする彼らの能力に制限がある。補完的な技術が，頭のアライメント，シーティング，立位，および/または移動を改善するために使用されるが，しかし，そのような機器によって，これらの制限を完全には代償できない。移乗では大人による完全な身体的介助を必要とする。家では，床上の短い距離を移動するか，または一人の大人によって運ばれるかもしれない。シーティングやコントロール装置への広範囲の調整を行った電動の移動手段を使用して，自力移動を達成するかも知れない。移動の制限により，身体的活動およびスポーツへの参加を可能とするための，身体的介助および電動の移動手段を使うことなどを含む適応が必要になる。

（文献8-1より抜粋）

表5　粗大運動能力分類システム（4）

12〜18歳の誕生日の前日まで

レベルⅠ：家や学校や屋外および近隣を歩く。身体的介助を受けることなく歩道の縁石を昇り降りし，手すりを使わずに階段を昇り降りする。歩行，跳躍などの粗大運動スキルを発揮するが，速度，バランス，および運動協調性は制限されている。個人的選択や環境因子に依存するが，身体活動およびスポーツに参加する場合がある。

レベルⅡ：ほとんどの生活環境を歩く。環境因子（例えば平坦でない地面，斜面，長い距離，時間が差し迫っているか，天候，仲間に受け入れられるかなど）および個人的な好みが，移動手段の選択に影響する。学校または仕事場では，安全のために手に持つ移動器具を使って歩く場合がある。屋外や近隣では，長い距離を移動するときに車輪のついた移動手段を使う場合がある。手すりを持つか，手すりがなければ身体的介助を受けて，階段を昇り降りする。粗大運動スキルの遂行の制限が，身体的活動およびスポーツへの参加を可能とするための適応を必要とする場合がある。

レベルⅢ：手に持つ移動器具を使って歩く能力がある。他のレベルの青年に比べて，レベルⅢの身体能力および環境因子と個人因子に依存するが，移動方法により多くの多様性を示す。腰かけさせられたとき，骨盤のアライメントとバランスのために，シートベルトを必要とする場合がある。椅子から立ち上がったり，床から立ち上がったりする姿勢の移行では，一人の人からの介助または支持面を必要とする。学校では，青年は手動車いすを自走するか，電動の移動手段を使用するかもしれない。屋外や近隣では，車いすで移送されるか，電動の移動手段を使用する。見守りまたは身体的介助を受けて，手すりを持って階段を昇り降りすることがある。歩行の制限に対して，身体的活動およびスポーツへの参加を可能とするための手動車いすの自力駆動または電動の移動手段などを含む適応が必要になる場合がある。

レベルⅣ：ほとんどの生活環境で車輪のついた移動手段を使用する。体幹と骨盤のコントロールのために体をあわせたシーティングを必要とする。移乗のために，一人または二人の人からの身体的介助が必要である。立位での移乗に協力するために下肢で体重を支えるかもしれない。屋内では，身体的介助を受けて短い距離を歩いたり，車輪のついた移動器具を使用したり，もしその中に置かれれば体を支える装置のついた歩行器を使用するかもしれない。電動車いす操作をする身体的な能力がある。電動車いすの使用が適切でなかったり，電動車いすが手に入らなかったりしたときは，手動車いすで移送される。移動の制限により，身体的活動およびスポーツへの参加を可能とするための，身体的介助および電動の移動手段などを含む適応が必要になる。

レベルⅤ：すべての生活環境で，手動車いすで移送される。重力に抗して頭と体幹の姿勢を維持するための能力，および上下肢の運動をコントロールするための能力に制限がある。補完的な技術が，頭のアライメント，シーティング，立位，移動を改善するために使用されるが，装置によってそれらの制限が完全に代償されることはない。移乗のために，一人または二人の人からの身体的介助またはリフターが必要である。シーティングやコントロール装置への広範囲の調整を行った電動の移動手段を使用して，自力移動を達成するかもしれない。移動の制限により，身体的活動およびスポーツへの参加を可能とするために，身体的介助および電動の移動手段の使用などを含む適応が必要になる。

（文献 8-1 より抜粋）

1. 運動発達の評価

発達プロフィール タイプC

年齢	①	②	③	④	⑤	⑥	⑦	⑧
7:0		-16	-16	-16			-16 -15	
6:9		-15			-16		-14 -13	-21
6:6	-16		-15		-15 -14		-12	
6:3		-15		-13		-16		-20
6:0		-14	-14	-14				
5:9	-15	-13	-13	-13			-11 -10	-19
5:6	-14	-12	-12	-12	-12	-15		
5:3	-13 -12	-11	-11			-14		
5:0	-11	-10 -9	-10	-11	-11	-13	-9 -8	-18
4:9					-12 -11 -10			-17
4:6		-8 -7	-9	-10	-10 -9	-9 -8		
4:3	-10	-8 -7	-9		-7 -6			-16 -15
4:0		-6 -5	-6	-8 -7	-8 -7	-5 -4		-14 -13 -12
3:9	-9 -8	-4	-5	-6	-6	-3	-7 -6	-11 -10 -9
3:6	-7 -6 -5		-4	-5	-5 -4		-5	-8 -7 -6
3:3	-4 -3 -2	-3 -2	-3 -2	-4 -3 -2	-3 -2	-2	-4 -3 -2	-5 -4 -3
3:0	-1	-1	-1	-1	-1	-1	-1	-2 -1

① 運動　② 操作　③ 言語（理解）　④ 言語（表出）　⑤ 概念　⑥ 社会性（対子ども）　⑦ 社会性（対成人）　⑧ しつけ

総合得点：

図4 KIDS 乳幼児発達スケール（1）
（文献9-1より抜粋）

①　運 動

1	○ ×	でんぐりかえりができる。
2	○ ×	すべり台をあお向けになって，すべり降りることができる。
3	○ ×	転がって動いているボールを捕まえることができる。
4	○ ×	片足ケンケンができる。
5	○ ×	20mぐらいスムーズに全力疾走ができる。
6	○ ×	片足で5秒間くらい立っていられる（動いてもよい）。
7	○ ×	公園にあるジャングルジムの頂上まで登れる。
8	○ ×	つま先立ちで後ろに歩くことができる。
9	○ ×	ブランコに立ち乗りができる。
10	○ ×	スキップができる。
11	○ ×	子ども達だけでリレー遊びができる。
12	○ ×	ボールを3回ぐらいドリブルできる。
13	○ ×	ジャングルジムの中で地面に足を着かずに追いかけっこができる。
14	○ ×	ブランコを立ち乗りで大きくこぐことができる。
15	○ ×	一人でなわとびができる。
16	○ ×	補助輪なしの自転車に乗ることができる。

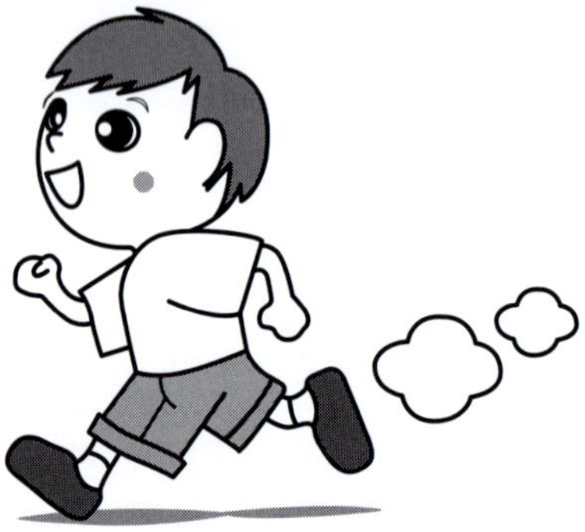

図4 KIDS 乳幼児発達スケール（2）
（文献9-1より抜粋）

2. 自閉症の評価

10 新装版小児自閉症評定尺度（CARS）

新装版小児自閉症評定尺度（childhood autism rating scale：CARS）は，ショプラーによって提唱された自閉症治療教育プログラムで用いられている15項目からなる行動を通して評定する尺度である．15項目の合計得点によって診断する．本評価については複数の会社から手引書が発行されている．

11 日本版 PEP-3 自閉症・発達障害児 教育診断検査（三訂版）

心理教育診断検査（Psychoeducational Profile）の第3版である（図5）．質問紙的ではなく直接遊びを観察しながら診断できる．模倣，知覚，微細運動，粗大運動，目と手の協応，言語解理，言語表出という7つの発達上の重要な側面を的確に捉えることができる．2～12歳が評価対象である．

文 献

11-1）エリック・ショプラー：茨城俊夫 訳：日本版 PEP-3 自閉症・発達障害児 教育診断検査（三訂版），川島書店，2007

12 精研式 CLAC-II

精研式 CLAC（check list for autistic child）-II は，主に自閉症児の ADL 評価を目的に開発されたチェックリストである．評価尺度は，24項目あり，5段階評価である．母親などの療育者との面接場面での資料の一つとすることができる．幼児から13歳が評価対象である．本評価については複数の会社から手引書が発行されている．

13 幼児の社会的スキル尺度

幼児の社会的スキル尺度（図6）は，人間関係を良好にするための社会的行動である社会的スキルを測定する尺度である．対象は幼児である．質問項目は25項目で，社会的スキル領域と問題行動領域の二つの領域から構成される．社会的スキル領域は「主張スキル」，「自己統制スキル」，「協調スキル」の12項目から成る．問題行動領域は「不注意・多動行動」，「引っ込み思案行動」，「攻撃行動」の13項目から成る．得点は「まったくみられない」1点，「少しみられる」2点，「ときどきみられる」3点，「よくみられる」4点，「非常にみられる」5点の5件法にて，領域ごとに社会的スキル総得点と問題行動総得点を算出する．保護者に質問して幼児の社会的スキルを測定できる．

文 献

13-1）中台佐喜子，金山元春：幼児の社会的スキルと孤独感．カウンセリング研究，p237-245，2002

付録　発達障害の評価

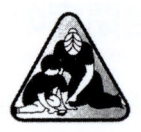

PEP-3
検査結果とまとめの記録用紙 _____

セクション1　個人情報

氏　　名 _____　　女 □　　男 □
検査年月日　　　　　　年　　月　　日　　両親の氏名 _____
生年月日　　　　　　　年　　月　　日　　検査者の氏名 _____
生活年齢　　　　　　　年　　月　　日　　検査者の肩書き _____

セクション2　発達下位検査得点

	粗点	発達年齢	パーセンタイル順位	発達／適応レベル

領域別検査
1. 認知／前言語（CVP）
2. 表出言語（EL）
3. 理解言語（RL）
4. 微細運動（FM）
5. 粗大運動（GM）
6. 視覚―運動の模倣（VMI）
7. 感情表出（AE）
8. 対人的相互性（SR）
9. 運動面の特徴（CMB）
10. 言語面の特徴（CVB）

養育者レポート結果
1. 気になる行動（PB）
2. 身辺自立（PSC）
3. 適応行動（AB）

セクション3　合計得点の記録

合計得点　検査標準得点（SSs）　　　合計標準　パーセンタ　発達／適応　発達
　　　　　CVP EL RL FM GM VMI AE SR CMB CVB　得点（SS）　イル順位　レベル　年齢
コミュニケーション（C）
運動（M）
特異行動（AB）

図5　日本版 PEP-3 自閉症・発達障害児 教育診断検査（三訂版）
（文献11-1より抜粋）

2. 自閉症の評価

| 項目内容 | 幼児の社会的スキル尺度 |

教示

　この質問紙は25項目からなっています。各項目をよく読んで，過去1～2カ月間の園児の行動について思い出してください。

　園児についてその行動が，

　　　まったくみられない……1
　　　少しみられる……………2
　　　ときどきみられる………3
　　　よくみられる……………4
　　　非常によくみられる……5

というように，記入例を参考に書き入れてください（記入例を示す）。

選択肢

1. まったくみられない
2. 少しみられる
3. ときどきみられる
4. よくみられる
5. 非常によくみられる

項目

	まったくみられない	少しみられる	ときどきみられる	よくみられる	非常によくみられる

社会的スキル領域

【主張スキル】

1. 自分から仲間との会話をしかける	1	2	3	4	5
2. 友だちをいろいろな活動に誘う	1	2	3	4	5
3. 不公平なルールには適切なやり方で疑問を唱える	1	2	3	4	5
4. 簡単に友だちをつくる	1	2	3	4	5
5. 不公平な扱いを受けたと感じたら，教師にそのことをうまく話す	1	2	3	4	5

図6 幼児の社会的スキル尺度（1）
（文献13-1より）

項目内容　幼児の社会的スキル尺度

	まったくみられない	少しみられる	ときどきみられる	よくみられる	非常によくみられる
【自己統制スキル】					
6. 仲間とのいざこざ場面で，自分の気持ちをコントロールする	1	2	3	4	5
7. 仲間と対立したときには，自分の考えを変えて折り合いをつける	1	2	3	4	5
8. 批判されても，気分を害さないで気持ちよくそれを受ける	1	2	3	4	5
9. 仲間から嫌なことをいわれても，適切に対応する	1	2	3	4	5
【協調スキル】					
10. いわれなくても教師の手伝いをする	1	2	3	4	5
11. 教室での活動に自分から進んで仲間の手伝いをする	1	2	3	4	5
12. 園にある遊具や教材を片づける	1	2	3	4	5
問題行動領域					
【不注意・多動行動】					
13. 不注意である	1	2	3	4	5
14. 注意散漫である	1	2	3	4	5
15. そわそわしたり，落ち着きがない（多動である）	1	2	3	4	5
16. きまりや指示をまもらない	1	2	3	4	5

図6 幼児の社会的スキル尺度（2）
（文献13-1より）

| 項目内容 | 幼児の社会的スキル尺度 |

	まったくみられない	少しみられる	ときどきみられる	よくみられる	非常によくみられる
【引っ込み思案行動】					
17. さびしそうにしている	1	2	3	4	5
18. 仲間との遊びに参加しない	1	2	3	4	5
19. 他の子どもたちと一緒にいるとき不安そうである	1	2	3	4	5
20. ひとり遊びをする	1	2	3	4	5
21. 悲しそうであったり,ふさぎこんだりする	1	2	3	4	5
【攻撃行動】					
22. 他の子どもがしている遊びや活動のじゃまをする	1	2	3	4	5
23. 人や物に攻撃的である	1	2	3	4	5
24. 他の子どもと口論する	1	2	3	4	5
25. かんしゃくもちである	1	2	3	4	5

(実施時には領域名を取り除く必要がある)

図6 幼児の社会的スキル尺度(3)
(文献13-1より)

3. 感覚統合の評価

14 フロスティッグ視知覚発達検査

　フロスティッグ視知覚発達検査は，フロスティッグ（Frostig）によって開発された，視知覚発達の検査方法である。検査は①視覚と運動の協応，②図形と素地，③形の恒常性，④空間における位置，⑤空間関係の5項目によって構成されている。具体的には①視覚と運動の協応では一定の幅の中に直線を書かせる。②図形と素地ではゴチャゴチャ書かれている図形の中から指定した図形を探させる。③形の恒常性ではさまざまな形の中に隠れている一つの図形を探させる。④空間における位置ではいくつかの図形の中から違う方向や違う位置の図形を探させる。⑤空間関係では2個以上の物の位置関係や自分との位置関係を知覚させることで評価を行う。フロスティッグ視知覚発達検査は器質性の機能障害を測定するものではなく，保育所，幼稚園，小学校低学年の子どもの視知覚能力に困難のある点を発見することを目的としている。4〜7歳11カ月が評価対象である。本評価については複数の会社から手引書が発行されている。

15 南カリフォルニア感覚統合検査（SCSIT）

　SCSITは感覚統合機能の評価に用いられる標準化された検査である。検査は大きく視知覚系検査，体性感覚系検査，運動系検査の三つの系統から構成される。日本感覚統合学会認定講習会で検査習得が可能である。4〜10歳11カ月が評価対象である。

16 日本版ミラー幼児発達スクリーニング検査（JMAP）

　原版は1982年に米国の作業療法士 Lucy J Miller 博士によって発表され，その後日本版が開発された。日本版ミラー幼児発達スクリーニング検査（図7）は，感覚運動，言語，非言語的認知能力など，発達全般にわたる全26項目の評価項目により構成されている。感覚，運動，行動，認知といった幅広く子どもの全般的発達を捉えることができ，課題の通過率を下位5％以下，25％以下，それ以上の3段階に分類する。このことで見逃されやすかった中〜軽度の障害の発見に重点を置いている。検査結果は「総合点」によって算出され，さらに「基礎能力」，「協応性」，「言語」，「非言語」，「複合能力」の5つの領域で発達の偏りを評価できる。2歳9カ月〜6歳2カ月が評価対象である。

文　献

16-1) 日本版ミラー幼児発達スクリーニング検査（JMAP）記録用紙：年齢群Ⅶ．パシフィックサプライ株式会社，1989

3. 感覚統合の評価

	基礎指標	協応性指標	言語指標	非言語指標	複合課題指標
	パーセント値 □	パーセント値 □	パーセント値 □	パーセント値 □	パーセント値 □
	赤 黄 □ □	赤 黄 □ □	赤 黄 □ □	赤 黄 □ □	赤 黄 □ □
	感覚運動能力		知的能力		複合能力

積み上げ		＿＿積み上げ		
積み木構成				＿＿積み木構成
順　列				＿＿順　列
立体覚	＿＿立体覚			
手指判別	＿＿手指判別			
物の記憶			＿＿物の記憶	
パズル			＿＿パズル	
図地判別			＿＿図地判別	
人物画				＿＿人物画
線引き		＿＿線引き		
点線引き	＿＿点線引き	＿＿点線引き		
指-鼻テスト	＿＿指-鼻			
片足立ち	＿＿片足立ち			
足踏み	＿＿足踏み			
線上歩行	＿＿線上歩行	＿＿線上歩行		
背臥位屈曲	＿＿背臥位屈曲			
体軸の回旋	＿＿体軸の回旋			
肢位模倣				＿＿肢位模倣
舌運動		＿＿舌運動		
足の交互反復	＿＿足の交互反復	＿＿足の交互反復		
迷　路				＿＿迷　路
一般的知識			＿＿一般的知識	
指示の理解			＿＿指示の理解	
構　音		＿＿構　音		
文章の反復			＿＿文章の反復	
数の復唱			＿＿数の復唱	

図7 日本版ミラー幼児発達スクリーニング検査
（文献16-1より抜粋）

17 感覚統合と行為検査（SIPT）

　アメリカで開発標準化された，感覚統合機能と行為機能の評価を目的としたSCSITを踏まえた検査尺度である．翻訳された実施マニュアルがなく，検査結果はアメリカに郵送して採点しなくてはならない．4～8歳11カ月が評価対象である．

文献

17-1) Ayres AJ：Sensory Integration and Praxis tests. Los Angeles, Western Psychological Services, 1989.

18 JPAN感覚処理・行為機能検査

　日本で標準化し開発された感覚統合検査である．本検査は，感覚統合障害の評価，治療的介入の効果判定ができるように，4～10歳までの子どもを対象としている．検査項目は，4領域から構成される．①姿勢・平衡反応，②体性感覚，③視知覚・目と手の協調，④行為機能を評価する．検査は，トータルで32の下位検査があり，姿勢・平衡機能6項目，体性感覚7項目，視知覚・目と手の協調4項目，行為機能15項目となっている．日本オリジナルな検査項目も含まれ，遊び心が豊かな構成となっている．

文献

18-1) JPAN感覚処理・行為機能検査
　　　http://www.p-supply.co.jp/riha/japan/index.html

19 日本感覚インベントリー（JSI-R）

　日本感覚インベントリー（Japanese Sensory Inventory Revised；JSI-R）は太田らによって開発され2002年に標準化された質問紙である（図8）．感覚統合障害症候群の一つである感覚調整障害評価を目的としている．前庭感覚30，触覚44，固有受容覚11，聴覚15，視覚20，嗅覚5，味覚6，その他16項目の147項目で構成されている．日常の様子を観察している保護者等がチェックすることで簡便に評価することができる．4～6歳で標準化されている．

文献

19-1) 太田篤志，他：感覚発達チェックリスト改定版（JSI-R）標準化に関する研究．感覚統合研究，9：45-56，2002

19-2) 太田篤志：日本感覚インベントリーサポートセンター．JSI研究プロジェクト事務局（姫路独協大学）
　　　http://www.atsushi.info/jsi/

20 臨床観察（clinical observation）

　姿勢制御・眼球運動・行為機能・両側運動協調といった項目を評価することで，軽微な神経学的徴候の把握を行う（図9）．観察は遊びのなかで実施することができるが，評価に関して，評価者の主観に左右されるため，経次的に変化を追うことに適している．

文献

20-1) 佐藤　剛　監：感覚統合Q＆A．協同医書出版社．p75，1998

JSI-R

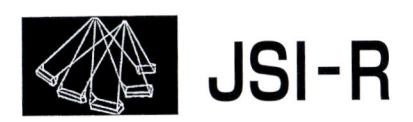

Japanese Sensory Inventory Revised

ID（　　　－　　　）

（ふりがな）
児童氏名：＿＿＿＿＿＿＿＿＿＿＿＿＿＿＿＿　　生年月日：＿＿＿＿＿＿＿＿（　　歳　　カ月）
　　　　　＿＿＿＿＿＿＿＿＿＿＿＿＿＿＿＿　　性別　　　＿＿＿＿＿＿　女　・　男＿＿＿

記入者氏名：＿＿＿＿＿＿＿＿＿＿＿＿＿＿　　児童と記入者の関係：＿＿＿＿＿＿＿＿＿＿

療育機関名：＿＿＿＿＿＿＿＿＿＿＿＿＿＿　　担当者：＿＿＿＿＿＿＿＿＿＿＿＿＿＿＿＿

　　　　　　　　　　　　　　　　　　　　　　記入日：　　　　　　年　　　月　　　日

記入の方法

　この記録は，子どもさんの感覚機能の発達状態を知ることと，これからの療育の方針を立てる上で大切な資料となるものです。各々の項目に対して，できるだけ正確にご記入をお願いいたします。

　記入方法は，各々の質問に対して，お子さんの現在の状態がもっともあてはまる回答を，項目番号右横の空欄に，下記の例に従い，数字・記号で記入してください。

```
0 ： まったくない
1 ： ごくたまにある
2 ： 時々ある
3 ： 頻繁にある
4 ： いつもある
× ： 質問項目にあてはまらない。
      （例えば，項目内容が，お子さんの状態に合わないなど）
? ： わからない
      （例えば，項目内容を，これまで経験したことがないなど）
```

JSI-R　　Japanese Sensory Inventory Revised ver.2002
　　By　　Atsushi Ota, MS, OTR & Reiko Tuchida, MHs, OTR
　　　　　　URL http://www.atsushi.info/jsi/

図8　日本感覚インベントリー（1）
（文献19-2より抜粋）

付録　発達障害の評価

記入法	0：まったくない　　1：ごくたまにある　　2：時々ある　　3：頻繁にある　　4：いつもある 　　　　　　　　　　　　　　　　×：質問項目にあてはまらない　　?：わからない

No.	動きを感じる感覚（前庭覚）
1	転びやすかったり，簡単にバランスを崩しやすい
2	階段や坂を歩くときに慎重で，柱や手すりをつかみ身を屈めるようにして歩いている
3	足元が不安定な場所を怖がる
4	高い所に登ったりすることを怖がる。（階段，傾斜など）
5	安全な高さからでも，飛び降りることができない
6	危険をかえりみず，高い所へ登ったり，飛び降りたりすることがある
7	ブランコなど揺れる遊具で大きく揺らすのを好み，繰り返し何回も行う
8	ブランコなど揺れる遊具を怖がる
9	滑り台など，滑る遊具を非常に好み，繰り返し何回も行う
10	滑り台など，滑る遊具を怖がる
11	非常に長い間，自分一人であるいは遊具に乗ってぐるぐる回転することを好む
12	回転するものにどんなに長く乗っていても目が回らない
13	車にすぐ酔いやすい
14	ジェットコースターのようなスピードのある乗り物や回転する乗り物を非常に好む
15	ジェットコースターのようなスピードのある乗り物や回転する乗り物を怖がる
16	空中に抱きかかえられたり，ほうられることが非常に好きで，繰り返し要求する
17	空中に抱きかかえられたり，ほうられたりすることを怖がる（高い高い，かたぐるまなど）
18	逆さにぶらさがる遊びを好む
19	自分の体の姿勢の変化を怖がる（仰向けにさせられる，逆さにぶらさがるなど）
20	いつも体を硬くしていて，頭，首，肩などの動きが硬い
21	突然，押されたり，引かれたりすることを嫌がる
22	高い所の物を取るとき，頭よりも高い位置に手を伸ばすことを避ける
23	極端に動きが少なく，静的であることがある
24	過度に動きが激しく，活発すぎることがある
25	座っているときや遊んでいるときに，繰り返し頭を振ったり体全体を揺らすなどの癖がみられる
26	床の上でぴょんぴょん跳ねていることが多い
27	理由もなく周囲をうろうろしたり，動き回ったりしていることが多い
28	床の上に，ごろごろと寝転んでいることが多い
29	体がぐにゃぐにゃしていて，椅子から簡単にずり落ちそうな座り方をしている
30	回転物（車のタイヤの回転，換気扇，扇風機など）をみつめることを好む

コメント

図8　日本感覚インベントリー（2）
（文献19-2より抜粋）

臨床観察サマリーシート

氏名＿＿＿＿＿＿＿＿＿＿＿＿＿（男・女）　検査年月日＿＿年＿＿月＿＿日
　検者＿＿＿＿＿＿＿＿＿＿＿＿＿＿＿＿　生年月日＿＿年＿＿月＿＿日＿＿歳＿＿カ月

1. 利き手：書字手（右・左・不定）　ボール投げ（右・左・不定）　家族
2. 利き目：万華鏡（右・左・不定）　紙の穴（右・左・不定）　両手の穴（右・左・不定）

検査項目	非常に劣る	やや劣る	正常	コメント
3. ジャンプ				
ケンケン				
4. ジャンピングジャック				
ケンパー				
スキップ				
ギャロップ				
5. 保護伸展反応				
6. 立ち直り反応				
7. 平衡反応				
8. ATNR				
9. 逆ATNR姿勢				
10. STNR				
11. 腹臥位伸展位				
12. 背臥位屈曲位				
13. 筋トーヌス				
14. 同時収縮　上肢				
頚				
体幹				
15. 眼球運動　追視				
正中線交叉				
輻輳				
サッケード				
16. 前腕交互反復				
17. スローモーション				
18. 母指対立				
19. 手指-鼻運動				
20. 上肢伸展検査				
21. 行為検査　言語指示				
オーラル				
シークエンス				
22. お絵かき　人物画				
他（　　　　）				
23. 書字				
24. 手指機能				
25. 姿勢背景運動				
26. 行動（多動・注意・寡動）				

27. 回転後眼振　　持続時間：左＿＿＿＿＿秒　右＿＿＿＿＿秒
　　　　　　　　振幅・リズム：＿＿＿＿＿＿＿＿＿＿＿＿＿＿＿＿＿＿＿＿
　　　　　　　　子どもの反応：＿＿＿＿＿＿＿＿＿＿＿＿＿＿＿＿＿＿＿＿

図9　臨床観察サマリーシート
（文献20-1より）

4. 知的発達の評価

21 新版K式発達検査2001

新版K式発達検査（Kyoto scale of psychological development）は，子どもの発達状況や行動特性の理解と，発達援助の手がかりを得ることを目的に開発された。京都市児童院（現・京都市児童相談所）で開発と標準化が行われ広く使用されている。評価内容は①姿勢・運動領域，②認知・適応領域，③言語・社会領域の3領域の全328項目であり，領域別と全領域で発達年齢と発達指数を算出することができる。検査ではすべての子どもたちに検査手順が厳密に定められている。判定は検査項目に対する子どもの到達している年齢段階によって行う。苦手な領域があるかなどを観察することで，介入プログラム内容決定の指標となる。0～14歳が評価対象である。本評価については複数の会社から手引書が発行されている。

22 日本版WISC-Ⅲ知能検査法

日本版WISC-Ⅲ（Wechsler intelligence scale for children, third edition）知能検査法は言語性検査6項目（知識・類似・算数・単語・理解・数唱），動作性検査7項目（絵画完成・符号・絵画配列・積木模様・組み合わせ・記号探し・迷路）によって構成されている。検査結果から言語性IQ（VIQ），動作性IQ（PIQ），全検査IQ（FIQ）を算出することができる。IQとは知能指数（inteligence quotient）を指す。検査結果をもとに言語理解（VC）・知覚統合（PO）・注意記憶（FD）・処理速度（PS）を算出することができる。原則として，検査者と子ども以外は検査室には入らず，定められた方法に基づき粗点をつけ，下位項目ごとに評価点をつける。5～16歳11カ月が評価対象である。本評価については複数の会社から手引書が発行されている。

23 日本版WISC-Ⅳ知能検査法

本検査法は，WISC-Ⅲの改訂版であるが大きく変更された。従来の下位検査である言語性IQと動作性IQがなくなり，全検査IQと4つの指標得点を算出するようになった。4つの指標とは，言語理解指標（VCI），知覚推理指標（PRI），ワーキングメモリー指標（WMI），処理速度指標（PSI）である。WISC-Ⅳは15の下位検査からなるが，5つ（絵の概念，語音整列，行列推理，絵の抹消，語の推理）が新しい検査として加わった。これにより知的能力を多面的に分析できるようになっている。対象年齢は5歳0カ月～16歳11カ月である。

24 日本版K-ABC心理・教育アセスメントバッテリー

　日本版K-ABC心理・教育アセスメントバッテリー(Kaufman assessment battery for children)は，1983年にカウフマン(Kaufman AS)らによって開発された，心理教育アセスメント総合バッテリーである。知能検査(ビネー検査，ウェクスラー式検査)と類似した概念で知的能力を測定することも可能である。

　K-ABCの構成は心理尺度としての「認知処理過程尺度」(mental processing scale)と教育尺度としての「習得度」(achievement scale)となっている。さらに認知処理過程尺度は「継次処理尺度：①手の動作・②数唱・③語の配列」(sequential processing scales)と「同時処理尺度：①魔法の窓・②顔かざし・③絵の統合・④模様の構成・⑤視覚類推・⑥位置さがし」(simultaneous processing scales)からなる。検査結果は各下位検査の粗点を算出し，換算表によって，評価点と標準得点に換算される。K-ABCは心理学的観点と教育的観点から子どもに適した教育的働きかけの方向性を提示することが可能である。主な対象は広汎性発達障害児，学習障害児などである。2歳6カ月〜12歳11カ月が評価対象である。

25 グッドイナフ人物画知能検査

　グッドイナフ人物画知能検査(Goodenough draw-a-man intelligence test)は1926年にFL グッドイナフ(FL Goodenough)が開発した人物画から知能の程度を測定する非言語性の検査である(図10)。描画を介在して動作性知能指数(PIQ)を推定するものあり，厳密なIQを算出することはできないが，簡便に知的障害のスクリーニングを行うことが可能である。具体的には，HBまたはBの鉛筆と消しゴムを用意する。画用紙を二つ折りとし，「人を一人描いてください。頭から足の先まで全部です」という指示をする。描き終えたら最初に描出された人間像が 男の子か女の子のどちらを描いたか質問し，男子像の方を採点の対象とする。採点項目は「頭・眼・胴・口・毛髪・腕と足の付け方・耳の位置と割合・指の細部」など50項目であり，50点満点で採点する。描写は1歳半〜3歳が「掻画期(殴り書き期)」，3〜7歳が「象徴画期(図式画期)」，8〜9歳が「写実期」とされており，このことを前提としたうえで採点する。得られた得点から知能年齢(mental age；MA)を求める。3〜10歳が評価対象である。

文　献
25-1) 小林・小野改訂グッドイナフ人物画知能検査. 株式会社三京房，1976

付録　発達障害の評価

得点表 (1)

記入方法：項目毎に＋か－を○で囲む　　　　　　　　　( )の中の記号はGoodenoughによるもの

No.	項目	要領	No.	項目	要領
1 ＋ －	頭(1)	頭が描いてあれば，どんな形でもよい。頭の輪郭がなければ点にならない。	11 ＋ －	まゆまたはまつ毛 (16a)	まゆかまつ毛，またはその両方が描いてあること。
2 ＋ －	眼(7a)	一つでも二つでも眼が描いてあればよい。眼らしいものでもよい。	12 ＋ －	衣服(9a)	衣服があること。裸ではないことがわかりさえすれば，釦やポケット・バンドなどが示されるだけでよい。首と分離した胴体だけでは－。腕が袖から出ていた場合＋。ズボンが判れば＋。
3 ＋ －	胴(4a)	胴があること，どんな形でもよい。横についていてもよい。	13 ＋ －	毛髪B(8b)	頭の輪郭の上に描いたり，植えたようなものより進んで，頭皮の出ていないこと。
4 ＋ －	脚(2)	脚があること。2本あることが必要。2本が密着していることがはっきりしているときは1本でもよい(2本以上4本以下)。	14 ＋ －	首(6a)	頭および胴と区別されるべき頸の部分があること。
5 ＋ －	口(7c)	どんな形でも，また場所はどこでも，口が描いてあること。	15 ＋ －	腕と脚のつけ方B(5b)	腕は両方とも肩，または肩にあたるところについていること。脚は胴の下から出ていること(両脚とも)。
6 ＋ －	腕(3)	腕があること。2本あることが必要，指はなくてもよい。	16 ＋ －	指(10a)	どんな形でもよい。とにかく指が描いてあればよい。
7 ＋ －	毛髪A (8a)	髪の毛がどんな形でもあればよい(1本でもよい)。	17 ＋ －	首の輪郭 (6b)	首の輪郭がはっきりと描出されていること。No.14の場合は線でもよいが，No.17では輪郭が必要(頭部または胴体のどちらかに線が連続していること)。
8 ＋ －	胴の長さ (4b)	胴の長さが幅より大きいこと。両者が同じでは点にならない。また輪郭がなくてはいけない。縦・横の最長部で比較する。	18 ＋ －	脚の割合 (12c)	脚の長さが胴より長く，胴の長さの2倍以下で，脚の幅が長さより小(長い方の脚で割合は算出される)。
9 ＋ －	鼻(7b)	鼻が描いてあること(鼻孔のみのときも＋。したがってNo.9およびNo.44共に＋)。	19 ＋ －	衣服2以上 (9b)	衣服を示すものが二つ以上描いてあること。たとえば帽子とベルト，上衣と靴など透明でなく，明確に身体を被うように描いてあること(連続線で身体か衣服か不明のものは－)。
10 ＋ －	腕と脚のつけ方A (5a)	腕と脚のつけ方がほぼ正しいこと。すなわち両脚両腕が胴から出ている(胴からでていればよい)。	20 ＋ －	両眼の瞳 (16b)	瞳があること(両眼あれば両眼とも存すること)。

図10　グッドイナフ人物画知能検査
　　　（文献25-1より抜粋許可を得て転載）

5. 日常生活活動（ADL）の評価

26 子どものための機能的自立度評価法（WeeFIM）

　機能的自立度評価法（functional independence measure；FIM）は米国で開発され，米国はもとより15カ国以上で使われている。これをもとに「子どものための機能的自立度評価法WeeFIM（functional independence measure for children）」（表6）は，子どもの日常生活活動（activities of daily living；ADL）自立度を評価する目的で開発され，1991年7月にガイドブック第1.5版が完成している。評価項目は運動項目13，認知項目5の18項目によって構成されている。直接観察，養育者からの聴取または両者の併用によって実施される。各項目は課題を完了するために必要な介助量に基づいて7段階スケールを用いて採点する。6カ月～7歳が評価対象である。

文　献
26-1）里宇明元，関　勝，間川博之，道逸和久，千野直一：こどものための機能的自立度評価法（WeeFIM）．総合リハ，21：963-966，1993
26-2）里宇明元：小児における能力低下の評価-WeeFIMとPEDI-リハビリテーション医学41：531-534，2004

27 リハビリテーションのための子どもの能力低下評価法（PEDI）

　子どもの能力低下評価法（pediatric evaluation of disability inventory；PEDI）は特定の技能要素を遂行する能力と機能的活動に必要な介護量を測定する。PEDIはCosterらの「こどもにおける障害の概念モデル」に基づいている。このモデルでは障害の枠組みを「機能障害」，「機能的制限」，「能力低下」，「社会的不利」としており，「機能障害」と「能力低下」の間に「機能的制限」を設定している。測定はセラピストの評価か，家族からの聴取によって行われる。評価項目は「機能的スキル」項目197，「複合的活動」項目20から成り立っており，これらはいずれも「セルフケア」，「移動」，「社会的機能」の3領域に分かれている。「機能的スキル」項目は，能力がある＝1，まだ能力を示していない，不可能である＝0，の2段階で評価する。「複合活動」については活動を行うために必要な介助尺度6段階：0～6と環境調節レベル4段階で評価する。「基準値標準スコア」は暦年齢を考慮した値であり，当該年齢層で期待できる機能技術に対する相対値となっている。平均値は50点に設定されている。「尺度化スコア」は各項目を難易度順に並べたもので0～100点の間に分布し，すべての年齢層の子どもを同一尺度で比較できる。6カ月～7歳6カ月が評価対象である。

文　献
27-1）里宇明元，近藤和泉，問川勝治：PEDI―リハビリテーションのための子どもの能力低下評価法．医歯薬出版，2003

表6　子どものための機能的自立度評価法（WeeFIM）の評価項目および尺度

評価項目	
セルフケア	
食事	咀嚼，嚥下を含めた食事動作
整容	口腔ケア，整髪，手洗い，洗顔
清拭	風呂，シャワーなどで首から下（背中以外）を洗う
更衣（上半身）	腰より上の更衣および義肢，装具の装着
更衣（下半身）	腰より下の更衣および義肢，装具の装着
トイレ動作	衣服の着脱，排泄後の清潔
排泄管理	
排尿	排尿コントロール，器具や薬剤の使用を含む
排便	排便コントロール，器具や薬剤の使用を含む
移乗	
ベッド，椅子，車いす	それぞれの間の移乗，起立動作
トイレ	トイレへ（から）の移乗
風呂，シャワー	風呂桶，シャワー室へ（から）の移乗
移動	
<u>歩行，車いす，はいはい</u>	屋内での歩行，車いす移動，またははいはい
階段	12から14段の階段昇降
コミュニケーション	
理解	日常会話の理解，複数の指示の理解
表出	基本的欲求，考えの表現（音声的，非音声的）
社会的認知	
<u>社会的交流</u>	遊びへの参加，きまりの理解
<u>問題解決</u>	日常生活上での問題解決 　（例）電話をかける，食料品を選り分けしまう
<u>記憶</u>	ゲームやおもちゃの遊び方，休日や誕生日の記憶，詩や歌の記憶，氏名，年齢，性，いないいないばあの真似

評価尺度		
自立	7	完全自立（補装具などを使わずに，通常の時間内で，安全に）
	6	修正自立（補装具などを使用，時間がかかる，安全性に問題）
介助		
部分介助	5	監視または準備（見守り，指示，準備が必要）
	4	最少介助（子ども自身で課題の75％以上）
	3	中等度介助（子ども自身で課題の50％以上）
完全介助	2	最大介助（子ども自身で課題の25％以上）
	1	全介助（子ども自身では課題の25％未満）

＊アンダーラインを引いた項目はFIMを一部子どもに合うように修正してある

（文献26-1より）

表7 改変Barthelインデックス（ADL評価法）

	自 立	一部介助	全介助
身の回り動作			
1. コップで飲む	4	0	0
2. 食事	6	0	0
3. 上半身更衣	5	3	0
4. 下半身更衣	7	4	0
5. 装具・義肢の装着	0	2	0 (非該当)
6. 整容	5	0	0
7. 入浴	6	0	0
8. 排尿	10	5 (ときどき失敗)	0 (失禁)
9. 排便	10	5 (ときどき失敗)	0 (失禁)
移動動作			
10. いすへの移動	15	7	0
11. トイレへの移動	6	3	0
12. 浴室・浴槽への移動	1	0	0
13. 平地約50m歩行	15	10	0
14. 階段昇降	10	5	0
15. 歩けない場合 車いす操作	5	0	0 (非該当)

最高点が100点，最低点は0点

（文献28-1，28-2より）

28 Barthel Index

Barthel Index（**表7**）はADLを①食事，②移乗，③整容，④トイレ動作，⑤入浴，⑥移動，⑦階段昇降，⑧更衣，⑨排便コントロール，⑩排尿コントロールの各項目について，自立，一部介助，全介助の3段階，もしくは，自立と全介助の2段階で評価し，評価結果を10点，5点，0点の点数で集計することによって，自立の程度を把握しようとする。対象年齢の制限は特にない。

文 献

28-1) Granger CV, Albrecht GL, Hamilton BB : Outcome of comprehensive medical rehabilitation ; measurement by PULSES profile and the Barthel Index. Archi Phys Med Rehabil 60 : 145-154, 1979
28-2) Mahoney FI, Barthel DW : Functional evaluation : The Barthel Index. Md State Med J 14 : 61-65, 1965

6. 遊びの評価

29 遊び歴

母親などの保護者に面接をして，子どもの過去の遊び，そして，現在の遊びについて，情報を収集しようとするものである。その時，4つの視点から評価する。それは，材料，動作，人，状況である。「材料」とは，何で遊んでいるのか，「動作」とは，どのように遊ぶのか，「人」とは，だれと遊ぶのか，「状況」とは，どこで遊ぶのかを示している。現在の遊びの発達段階を明らかにし，どこに焦点を当て介入していくか検討する。評価対象年齢は0～16歳までである。

文 献

29-1) Mary Reilly 編，山田　孝 訳：遊びと探索学習—知的好奇心による行動の研究．協同医書出版社，1982

30 遊びの尺度

子どもの遊びの場面を観察して，遊びを「空間の処理」，「物の処理」，「模倣」，「参加」の4領域に分け，4領域ごとに年齢を評定する。そして，4領域の年齢の平均値を算出したものが，遊びの年齢となる。「空間の処理」には粗大運動，場所，探索が含まれる。「物の処理」には操作，構成，興味，目的，注意が含まれる。「模倣」には模倣，空想，劇化，音楽，本が含まれる。「参加」には型，人との協調，言語が含まれる。4領域の年齢を比較して，特に落ち込んでいる領域があるのか検討する。主に6歳までの子どもを対象としている。

文 献

30-1) Mary Reilly 編，山田　孝 訳：遊びと探索学習—知的好奇心による行動の研究．協同医書出版社，1982

31 遊び支援チェックリスト（母親版）

遊び支援チェックリスト（母親版）（表8）は，Kielhofnerの人間作業モデルに準拠し作成された，チェックリストである。評価項目は，①意志のレベル，②習慣化のレベル，③遂行のレベル，そして④環境のレベルに分類されている。意志のレベルは自己認識と価値と興味の10項目，習慣のレベルは習慣と役割の7項目，遂行のレベルは遊びの技能の4項目，環境のレベルに遊びを助成する環境の4項目，合計25項目から構成されている。評定は3段階（＋：観察される，－：観察されない，±：どちらともいえない）で行う。本チェックリストは子どもというよりは母親に焦点を当てており，単に母親に問題があるといった漠然としたものではなく，問題は心理面なのか，それとも技能面なのか，母親のどの側面を支援していけばよいのかの方向性を与えてくれる点で利点がある。

文 献

31-1) 笹田　哲：就学前の精神発達遅滞児に対する母子ダブルシステムによるアプローチ．作業行動研究第4：6-17，1997

表8 遊び支援チェックリスト（母親版）

1. 意 志	評 定
自己認識	
・自分の努力次第で状況を変えていけると思っている	＋・±・−
・遊びに関して成功体験を得ている	＋・±・−
・遊びに関して今後の見通しをもっている	＋・±・−
価値	
・母親という役割に価値をおいている	＋・±・−
・「遊び」を提供していくことは重要であると感じている	＋・±・−
・セラピストを今後の育児に関して参考になる価値ある者とみている	＋・±・−
・助言を積極的に取り入れていこうという態度がみられる	＋・±・−
興味	
・「遊ぶ子」としての役割に興味をもっている	＋・±・−
・セラピストへの興味がある	＋・±・−
・他の母親への関心がある	＋・±・−
2. 習 慣	
習慣	
・子どもと一緒に遊ぶ時間がある	＋・±・−
・育児以外にプライベートな時間をもっている	＋・±・−
・規則正しい生活を送っている	＋・±・−
役割	
・母としての役割を意識している	＋・±・−
・各役割（主婦，妻，勤労者）のバランスがとれている	＋・±・−
・母と子の役割期待が合致している	＋・±・−
・役割葛藤を感じている	
3. 遂 行	
・遊びを援助するための具体的な技能をもっている	＋・±・−
・実際に子どもと一緒に遊ぶことができる	＋・±・−
・職員や他の母親とコミュニケーションすることができる	＋・±・−
・困ったときに問題を解決する技能をもっている	＋・±・−
4. 環 境	
・遊びを提供できるように環境（家庭など）を工夫している	＋・±・−
・母親同士の交流がある	＋・±・−
・夫は協力してくれている	＋・±・−
・夫婦，子ども，姑などの関係がよい	＋・±・−

（＋：観察される，−：観察されない，±：どちらともいえない）

（文献31-1より）

7. 作業の評価

32 コミュニケーションと交流技能評価（ACIS）

日常生活において他人と交流しコミュニケーションをする時の利点と弱点を評価する。評価項目は，①身体性，②情報の交換，③関係性の3領域の20項目によって構成されている。「ジェスチャーをする」，「正しく向く」，「かみ合う」，「主張する」，「協業する」，「関係をとる」などの項目から，他人への影響・社会的交流の展開・技能の他人への影響を観察し，1～4点で採点する。対象年齢は児童以上であり，成人，高齢者も対象となる。

文　献

32-1) Forsyth K 編：山田　孝 訳：コミュニケーションと交流技能評価（ACIS）使用者用手引き．日本作業行動研究会，2007

33 小児版・意志質問紙（PVQ）

意志質問紙（VQ）の小児版であり，意志表示が困難な障害をもつ子どもにも適応が可能である。遊び等日常の生活場面を観察し「目新しいものを探索する」，「問題を解決しようとする」，「技能を練習する」などの行動指標に対して，1～4点で採点する。これにより環境が子どもの意志に与える影響について分析する。2～6歳が評価対象である。

文　献

33-1) Geist R, Kielhofner G 編：山田　孝 訳：小児版意志質問紙（PVQ）使用者用手引き．日本作業行動研究会，2007

34 小児版・作業に関する自己評価（COSA）

作業に関する自己評価（OSA）の子ども版として開発され，子どもが判断しやすいように，ハッピーフェイスや星印が選択肢に用いられている。「自分で服を着る」，「家族と一緒に何かをする」，「宿題をやりとげる」などの25項目で構成されている。これら項目についてどれくらい遂行可能か4点法で採点する。さらにこれらが子どもにとってどれくらい大切かを4点法で評定することで，有能性と重要性に関する子どもの自己認識を把握することが可能である。8～13歳が評価対象である。

文　献

34-1) Kielhofner G：山田　孝，有川真弓 訳：小児版・作業に関する自己評価2.1版（COSA v2.1）使用者用手引き．日本作業行動研究会，2008

索引

あ行

アーチサポート 236
アスペルガー症候群 178
アタッチメント 46
アテトーゼ型 135
——脳性麻痺 129
遊び 41
——支援チェックリスト（母親版） 44, 294
——歴 44, 294
——の尺度 44, 294
——の発達 41
移乗動作 132
意志質問紙 296
意思伝達装置 214
意識障害 210
遺伝（成熟）説 14
息溜め 221
動く重症児 155
産声 32
運動強度 80
運動経験 200
運動処方 79
運動発達 16
——検査 145
運動プログラム 200
遠位型筋ジストロフィー 217
遠城寺式乳幼児分析的発達検査法 19, 22, 36, 262
嚥下 66
——反射 66
オウム返し 168
おもちゃ 106

か行

仮性肥大 216
会話 34
絵画語い発達検査 36
外反膝 230
拡大・代替コミュニケーション 175
学習 104
——関連動作 152
——支援 104
学習障害 86
片麻痺 123
感覚 27
——発達 27
——運動遊び 240
——運動発達 151
——過敏 68
——調整障害 152
——フィードバック 237
感覚統合 56
——障害 58
——と行為検査 284
——の評価 57
——モデル 56
環境（経験）説 14
環境閾値説 14
環軸関節亜脱臼 130
環軸椎脱臼 232
顔面肩甲上腕型筋ジストロフィー 217
キーポイントコントロール 54
キアリ奇形 243
気道の過敏性 71
機能的自立度評価法 291
臼磨運動 67
吸啜反射 67
急性壊死性脳症 204
急性散在性脳脊髄炎 205
急性脳症 204

297

索引

叫喚音　32
胸郭扁平率　159
境界領域知能　86
筋間腱延長術　81
筋緊張低下　234
筋腱解離術　81
筋弛緩薬　87
緊張型　129
緊張性迷路反射　125
グッドイナフ人物画知能検査　26, 289
空間意識　148
空間的概念　171
痙性麻痺　87
痙直型
　──片麻痺　135
　──四肢麻痺　135
　──脳性麻痺　122
　──両麻痺　135
言語発達　32
原始反射　15, 125
コミュニケーション　103, 214
　──と交流技能評価　64, 296
コンサータ　193
ごっこ遊び　41
子どもの発達指数　49
子どもの発達段階　49
子どものための機能的自立度評価法　39, 136, 291
呼吸理学療法　73
　──の評価　72
呼吸を規定する3要素　72
固有受容覚　56, 170
語い獲得　33
誤嚥　66
高機能自閉症　179
口腔運動　70
巧緻運動　15, 19
行動覚醒状態　118
更衣動作　132
咬反射　68
広汎性発達障害　86, 166, 179
骨格筋　15

混合型　122

さ　行

作業機能障害　62
座位バランス　202
三項関係　33
三肢麻痺　123
ジストニー型　129
支持性　146
四肢分離運動　131
四肢麻痺　122
肢帯型筋ジストロフィー　217
姿勢制御歩行器　101
姿勢反射　15
姿勢保持装置　95
視覚　27
　──系検査　31
自己決定　104
自助具　91, 97
自閉症　166
　──スペクトラム　179
社会適応　45
手内操作　21
就学指導委員会　50
就学児健康診断　50
重症心身障害　155
重度障害児用歩行器　101
出血性ショック脳症症候群　205
初語　33
書字に対する介入　140
小児の呼吸器系の解剖と生理学的特徴　71
小児版・意志質問紙　64, 173, 196, 296
小児版・作業に関する自己評価　64, 196, 296
衝動性　191
常同行動　171
常同的　169
食事活動　239
食事動作　132
触覚過敏　234
心室中隔欠損　76
心室中隔欠損症　232

心内膜床欠損症　232
心不全　79
心房中隔欠損　76
伸張反射　123
伸展反応
　——, 後方保護　17
　——, 前方保護　17
　——, 側方保護　17
身体意識　148
身体障害者手帳　215
身辺動作　37
神経筋疾患　74
新生児行動評価　118
新生児集中治療室　113
新生児の分類　49
新装版小児自閉症評定尺度　166, 277
新版K式発達検査2001　22, 36, 288
新版S-M社会生活能力検査　47
スクリーンキーボード　229
ストラテラ　194
スヌーズレン　165
スモールステップ　152, 239
スライド延長術　81
水髄症（脊髄空洞症）　243
水頭症　243
錐体外路障害　130
錐体路　123
髄膜瘤　242
セブンクラッチ　102
正中神経電気刺激療法　212
成長と発達　12
精研式CLAC-Ⅱ　166, 277
精神遅滞　86, 142, 150
　——児　145
整形外科的痙縮コントロール手術　81
脊髄髄膜瘤　242
脊柱管狭窄　130
脊柱変形　228
切離術　83
摂食指導　239
舌突出　68
先天性筋ジストロフィー　217

先天性心疾患　76
染色体　231
選択的脊髄後根遮断術　84
全身的姿勢管理（ポジショニング）　160
前庭覚　56
喘息　74
阻害因子　125
咀嚼運動　68
素行障害　193
粗大運動　15
　——能力尺度　18, 265
　——能力分類システム　18, 265
足関節外反　230
足底把握反射　126
足部アーチ　234
側方ブリッジ　202

た 行

ダウン症候群　230, 237
田中ビネー知能検査Ⅴ　26
立ち直り反応　16
多語文　34
多小脳回症　244
多動　191
体幹筋　146, 170
体性感覚　29, 170
　——刺激　147
対称性緊張性頚反射　125
単肢麻痺　123
短下肢装具　128
段階づけ　152
チームアプローチ　74
知能指数　142
注意欠陥　191
注意欠陥多動性障害　86, 191
重複片麻痺　123
超重症児　155
聴覚　28
聴力検査　31
　——, 条件詮索反応　31
　——, 聴性行動反応　31
津守式乳幼児精神発達診断法　19, 262

索引

対麻痺　122
デンバー発達判定法　18, 22, 36, 47, 256
てんかん　205
低出生体重児　113
トリソミー　231
登はん性起立　216
疼痛　134
頭部外傷　204, 207, 210
頭部の立ち直り反応　16
動脈管開存症　232

な 行

ナースコール　213
喃語　32
二語文　34
二分脊椎　242
──, 顕在性（嚢胞性）　242
──, 潜在性　242
日本感覚インベントリー　195, 284
日本版 PEP-3 自閉症・発達障害児 教育診断検査（三訂版）　166, 277
日本版 K-ABC 心理・教育アセスメントバッテリー　26, 289
日本版 WISC-Ⅲ知能検査法　26, 34, 288
日本版 WISC-Ⅳ知能検査法　288
日本版ミラー幼児発達スクリーニング検査　282
日常生活活動　37, 96
入浴に対する介入　140
乳児嚥下　67
乳児用 Glasgow Coma Scale　206
乳幼児健康診査　50
乳幼児に対する Japan Coma Scale　206
人間作業モデル　62
認知発達　23
脳炎　204
脳室間橋肥大　244
脳症　204, 210
脳性麻痺の定義　10
脳梁形成不全　244

は 行

ハートリーフチェアー　95
ハイリスク児　113
バクロフェン　90
──髄腔内投与療法　84
パソコン　213
肺高血圧　78
排尿　39
発達
──, つまみの　20
──, 握りの　20
──のアンバランス　169
──の原則　12
──の臨界期　13
発達諸説　14
発達障害　10
──の定義　10
発達性協調運動障害　184, 199
反抗挑戦性障害　193
反射性寝返り　54
反射性腹這い　54
反復的　169
ビデオ嚥下造影法　69
非緊張型　129
非対称性緊張性頚反射　125
標準型21トリソミー　231
ファシリテーションテクニック　52
フィードフォワード　200
フェノール　87
フロー状態　41
フロスティッグ視知覚発達検査　282
ブロンボード　96
不随意運動　130
福祉用具　91
福山型先天性筋ジストロフィー　217
輻輳説　14
平衡機能　149
平衡反応　16
──, 後方立位　18
──, 前方立位　18
扁平足　230
ボツリヌス毒素製剤　90

ボディイメージ 152, 154, 201
補装具 126

ま 行

マズローの欲求段階説 45
巻き戻し反応 16
末梢神経縮小術 84
南カリフォルニア感覚統合検査 282
目と手の機能 241
モーターポイント 90
モザイク型 231
モノソミー 231
モロー反射 125
模倣動作 170

や 行

ユニバーサルデザイン 96
遊戯聴力検査 31
誘発 126
幼児の社会的スキル尺度 277
用手的呼吸介助手技 161
陽性支持反応 125
抑制 126
四つ這い位バランス 203

ら 行

リスパダール 194
リハビリテーションのための子どもの能力低下評価法 39, 136, 291
立位バランス 203
両麻痺 122
臨床観察 284

わ 行

ワーキングメモリー 181

欧 文

a model of human occupation (MOHO) 62
ACIS 296
activities of daily living (ADL) 37, 96
attention deficit hyperactivity disorder (ADHD) 86
Barthel Index 39, 293
Becker 型筋ジストロフィー 216
Bobath 概念 53
Bobath による「乳児の運動発達表」 18, 256
borderline mentality 86
Brazelton 118
childhood autism rating scale (CARS) 277
clinical observation 284
conduct-disorder (CD) 193
COSA 296
CPF 220
crouch posture 248
DENVER II 18, 22, 36, 47, 256
developmental care (DC) 113
developmental coordination disorder (DCD) 199
DN-CAS 認知評価システム 26
Dubowitz 神経学的評価法 118
Duchenne 型筋ジストロフィー 216, 225
Emery-Dreifuss 型筋ジストロフィー 217
face rating scale 131
Fallot 四徴症 77, 232
Fontan 型手術 77
functional independence measure for children (WeeFIM) 39, 136, 291
functional independence measure (FIM) 291
general movements (GMs) 117
Glasgow coma scale (GCS) 210
gross motor function classification system (GMFCS) 18, 265
gross motor function measure (GMFM) 18, 265
Hoffer の分類 245
IQ 142
ITB 療法 84
ITPA 言語学習能力診断検査 34
Japanese Sensory Inventory Revised (JSI-R) 195, 284
JMAP 282
Johnson による運動年齢検査表 18, 256
JPAN 感覚処理・行為機能検査 284

索引

KIDS乳幼児発達スケール　22, 48, 265
learning disability (LD)　86
McGill pain questionnaire (MPQ)　131
mental retardation (MR)　86
Milani-Comparetiiによる姿勢運動発達検査表　18, 262
neonatal behavioral assessment scale (NBAS)　118
neonatal intensive care unit (NICU)　113
NYHA心機能分類　78
orthopaedic selective spasticity-control surgery (OSSCS)　81
pediatric evaluation of disability inventory (PEDI)　136, 291
PEDro　52
pervasive developmental disorders (PDD)　86, 166
Piagetによる認知発達の区分　24

posture control walker (PCW)　101, 248
PVQ　296
SCSIT　282
SGマーク　107
Sharrardの分類　244
SIPT　284
spontaneous reaction control (SRC)　101
state　118
STマーク　107
TK式幼児発達検査　47
TOM心の理論課題検査　48
verbal rating scale (VRS)　131
videofluorography (VF)　69
Vojta法　53
WHO肺高血圧症機能分類　78
WPPSI知能診断検査　34
Z延長術　83

知りたかった！
PT・OTのための発達障害ガイド

2012年3月19日　第1版第1刷発行
2024年7月5日　　　　　第5刷発行

編　集	新田　收・笹田　哲・内　昌之
発行者	福村　直樹
発行所	金原出版株式会社
	〒113-0034　東京都文京区湯島2-31-14
	電話　編集 03(3811)7162
	営業 03(3811)7184
	FAX　 03(3813)0288
	振替　00120-4-151494
	http://www.kanehara-shuppan.co.jp/

ISBN 978-4-307-25154-9

ⓒ2012
検印省略
Printed in Japan

印刷・製本／真興社

JCOPY ＜出版者著作権管理機構 委託出版物＞
本書の無断複製は著作権法上での例外を除き禁じられています．複製される場合は，そのつど事前に，出版者著作権管理機構（電話 03-5244-5088，FAX 03-5244-5089，e-mail：info@jcopy.or.jp）の許諾を得てください．

小社は捺印または貼付紙をもって定価を変更致しません．
乱丁，落丁のものはお買上げ書店または小社にてお取り替え致します．

WEBアンケートにご協力ください
読者アンケートに所要時間約3分にご協力いただいた方の中から抽選で毎月10名の方に図書カード1,000円分を贈呈いたします．
アンケート回答はこちらから ➡
https://forms.gle/U6Pa7JzJGfrvaDof8

2023・1

すぐに役立つ臨床での「コツ」や「ヒント」が満載の1冊！

ここがポイント！
整形外科疾患の理学療法 第3版

監修◉**冨士 武史** 医療法人成和会北大阪ほうせんか病院院長

編集◉**河村 廣幸** 森ノ宮医療大学総合リハビリテーション学部理学療法学科教授
　　　小柳 磨毅 大阪電気通信大学医療健康科学部理学療法学科教授
　　　淵岡 聡 大阪公立大学医学部リハビリテーション学科教授

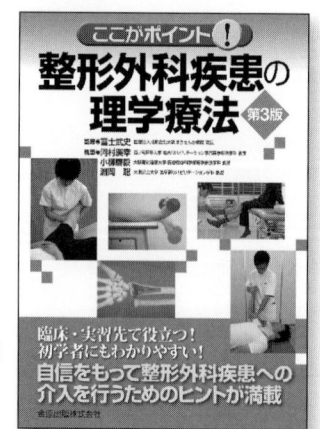

2003年の発刊より、類書にはない臨床で役立つ「コツ」や「ヒント」が好評を博してきた本書が、17年ぶりの改訂となった。最新の内容にアップデートするとともに、より多くの「コツ」と「ヒント」を盛り込むことで、手技に対する深い理解を促すだけでなく学生の興味関心を強く引きつけることも期待できる。また、紙面はフルカラーとなり、格段に見やすく、視覚的に理解しやすいものとなった。

読者対象 理学療法士、養成校の教員・学生

◆B5判　440頁　オールカラー　◆定価7,150円（本体6,500円+税10%）　ISBN978-4-307-75062-2

2020・11

各障害の運動療法を、理論や経験則、エビデンスに基づき徹底解説

|障|害|別|
運動療法学の基礎と臨床実践

編著　**木村 貞治** 信州大学医学部保健学科理学療法学専攻 教授
　　　高橋 哲也 順天堂大学保健医療学部理学療法学科 教授
　　　内 昌之 東邦大学医療センター大森病院リハビリテーション科 技師長

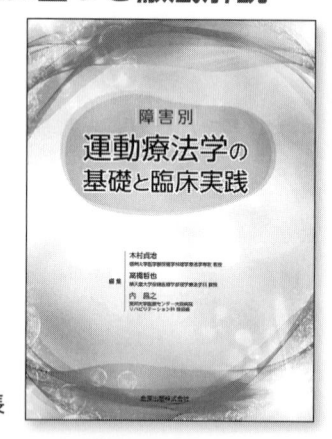

理学療法の治療体系の中でも核となる運動療法は「疾患別」と「障害別」の2階層に区分されるが、本書は「障害別運動療法」に焦点を当て、系統的にわかりやすくまとめたものである。
各障害の運動療法に対し9つの共通項目を立てて網羅的に解説し、一部は動画で実際の動きを確認できるようにした。著名な執筆陣により、理論や経験則、さらに最新のエビデンスを交えた実践方法を紹介。これから臨床現場に出る学生や新人理学療法士必読の書。

読者対象 理学療法士養成校の学生、理学療法士（特に若手）、リハビリテーション医療関係者

◆B5判　580頁　◆定価7,480円（本体6,800円+税10%）　ISBN978-4-307-75060-8

K 金原出版　〒113-0034 東京都文京区湯島2-31-14　TEL03-3811-7184（営業部直通）FAX03-3813-0288
https://www.kanehara-shuppan.co.jp/　金原出版HP 本の詳細、ご注文等はこちらから